常见感染性疾病的实验室诊断

邵明明　编著

U0302636

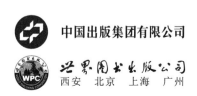

中国出版集团有限公司

世界图书出版公司
西安　北京　上海　广州

图书在版编目（CIP）数据

常见感染性疾病的实验室诊断/邵明明编著.

西安：世界图书出版西安有限公司，2024.8. -- ISBN

978 - 7 - 5232 - 1433 - 6

Ⅰ.R446

中国国家版本馆 CIP 数据核字第 2024PG0667 号

书　　　名	常见感染性疾病的实验室诊断	
	CHANGJIAN GANRANXING JIBING DE SHIYANSHI ZHENDUAN	
编　　　著	邵明明	
责任编辑	王　锐　　高睿婷	
装帧设计	西安非凡至臻广告文化传播有限公司	
出版发行	世界图书出版西安有限公司	
地　　　址	西安市雁塔区曲江新区汇新路 355 号	
邮　　　编	710061	
电　　　话	029 -87285817　　029 -87285793(市场营销部)	
	029 -87234767(总编办)	
网　　　址	http://www.wpcxa.com	
邮　　　箱	xast@ wpcxa.com	
经　　　销	新华书店	
印　　　刷	陕西天意印务有限责任公司	
开　　　本	787mm×1092mm　1/16	
印　　　张	11.5	
字　　　数	247 千字	
版　　　次	2024 年 8 月第 1 版	
印　　　次	2024 年 8 月第 1 次印刷	
国际书号	ISBN 978 -7 -5232 -1433 -6	
定　　　价	80.00 元	

前　言

感染性疾病是全球面临的一大公共卫生挑战，其病原复杂多样，包括细菌、病毒、真菌等。其中，由细菌和真菌引起的感染性疾病在临床工作中比较常见，且随着抗生素的广泛使用，多重耐药菌的出现使得这类疾病的防治难度增大。与此同时，由病毒引起的传染性疾病也频发不止，如流行性感冒、获得性免疫缺陷综合征、新型冠状病毒肺炎等，其高发病率、高传染性和高致死率对人类生命安全构成严重威胁。

为了更全面地应对这一挑战，本书将对临床常见的非传染性感染性疾病和多发性传染性疾病进行系统阐述，共包括五章，涵盖了感染性疾病概述、实验室检测方法、常见细菌性感染的实验室诊断、常见病毒性感染的实验室诊断和常见真菌性感染的实验室诊断等。书中详细介绍了各类疾病的病原学、流行病学、临床表现及具体实验室诊断方法等。其中，针对由细菌和真菌引起的感染性疾病，将重点围绕经典分离培养技术，帮助读者准确识别病原体，为临床治疗提供依据。而对于由病毒引起的传染性疾病，我们将侧重于免疫学和分子生物学检测技术，以便更快速、准确地诊断疾病。

本书的编写旨在为临床医生、从事医学检验工作的专业人员及医学院校的师生提供一本实用的参考书，帮助他们更好地理解感染性疾病和应对感染性疾病的挑战。希望通过本书的介绍，能够提高相关人员对感染性疾病的实验室诊断水平，为疾病的防治提供有力支持。

本书覆盖了常见感染性疾病目前临床常用的诊断技术和最新研究成果，同时注重内容的实用性和可操作性。希望读者能够通过本书对不同感染性疾病实验室诊断获得全面了解，掌握相关知识和技能，为解决实际问题提供帮助。

由于时间紧促，尽管在编写过程中反复校对、多次审核，但书中难免有不足和疏漏之处，望各位读者不吝赐教，提出宝贵意见。感谢您选择阅读本书，希望这本书能成为您在感染性疾病实验室诊断领域的有用工具。

邵明明

2024 年 6 月

目　录

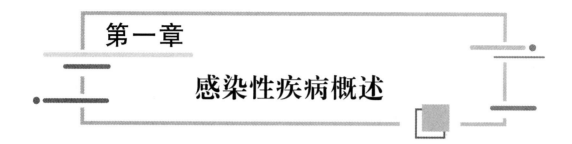

第一章
感染性疾病概述

第一节 感染性疾病的范畴与分类

一、感染性疾病的范畴

感染性疾病(infectious disease)是病原微生物或条件致病性微生物侵入宿主体后,生长繁殖并释放毒素,破坏宿主的组织细胞或导致机体内微生态平衡失调,导致机体损伤和病理改变,引发相应临床表现的一类疾病。有明确的特异性病原体是感染性疾病的重要特征。病原体种类繁多,分类复杂,能够引起人类感染的病原体有 500 种以上,其中临床常见的主要有细菌、真菌、病毒及寄生虫等,这些病原体可分别引起细菌感染、真菌感染、病毒感染及寄生虫感染等感染性疾病。

感染性疾病分为传染性感染性疾病和非传染性感染性疾病。感染与传染的含义并非完全相同。传染病(communicable disease or contagious disease)具有传染性和免疫性等特点,通过一定的传播途径进行播散,在一定条件下可造成流行的一种特殊类型感染病。传染病的病原体来自宿主体外,是指通过一定方式从一个宿主个体到另一个宿主个体的感染。感染不一定具有传染性,而传染实属感染范畴,反之则不能成立。感染病的覆盖范围更广,引起感染的病原体可来自宿主体外,也可来自宿主体内。除了经典的传染病之外,还包括各种未能引起人群中流行的细菌感染、真菌感染、病毒感染及移植患者与免疫缺陷患者等相关的特殊或少见病原体感染等内容。

感染是病原体和宿主之间相互作用、相互斗争的过程。构成感染过程必须具备三个因素,即病原体、宿主和他们所处的环境。在漫长的生物进化过程中,病原体与宿主形成了相互依存、相互斗争的关系。有些微生物、寄生虫与人体宿主之间达到了互相适应、互不损害对方的共生状态,如分布在消化道、呼吸道、泌尿生殖道及皮肤上的正常微生物群,可形成机体的生物屏障,对外来致病微生物起拮抗作用。但是,这种平衡是相对的,当某些因素导致宿主的免疫功能受损,如患有获得性免疫缺陷综合征、应用大剂量糖皮质激素或抗肿瘤药物、放射治疗等，大量应用抗菌药物引起宿主正常微生物群失调，或发生微生物的异位定植(如大肠埃希菌进入泌尿道或呼吸道)，平衡就不复存在而引起宿主损伤，这种情况称为机会性感染。这些共生微生物在特定条件下可成为致病微生物，称为条件致病微生物或机会致病微生物。因此条件致病微生物虽然在正常情况下不致病，但当宿主的免疫功能受损、病原体离开固有寄生部位或滥用抗生素导致菌群失调时，则可导致宿主损伤，引发非传染性的感染性疾病。

二、感染性疾病的分类

感染性疾病在临床中具有高发病率和广泛分布的特点，能够感染机体的各个部位。同时，感染性疾病也是多种器官疾病晚期的主要并发症和致死原因之一，对人类的健康会产生严重危害。感染性疾病有多种分类方式。

(一)按感染病原体分类

感染性疾病的特征之一是有其特殊的病原体，包括病毒、细菌、衣原体、支原体、立克次体、螺旋体、真菌、原虫、蠕虫等。根据其病原体的不同，临床上的感染常分为细菌感染、真菌感染、病毒感染及寄生虫感染。虽然病原体是感染的必备条件，但是否导致感染还取决于病原体的数量、致病力与人体的免疫力，只有在病原体数量大、毒力强、人体免疫力低下时才可能发生感染。

(二)按病原体来源分类

1. 外源性感染 是指患者遭受非本人自身存在的各种病原体侵袭而发生的感染。其病原体来自患者身体以外的地方，如其他患者、外环境等。引起外源性感染的病原体多为致病微生物，如伤寒沙门菌、结核分枝杆菌、霍乱弧菌、肝炎病毒，分别引起伤寒、结核病、霍乱和病毒性肝炎。

2. 内源性感染 是指各种原因导致人体免疫功能下降时，患者受其自身常驻的条件致病菌侵袭而发生的感染。病原体多来自患者体表或与外界相通的腔道黏膜，这些部位存在大量定植或寄生于人体的正常菌群，在正常情况下这些菌群对人体无感染力，并不致病；但在一定条件下，当他们与人体之间的平衡被打破时，就成为条件致病菌或机会致病菌，而造成各种内源性感染。一般有下列三种情况。

(1)宿主免疫功能下降：患者应用大剂量糖皮质激素、抗肿瘤药物及进行放射治疗等，可造成全身性免疫功能降低，此时正常菌群可引起自身感染而导致各种感染性疾病，有的甚至导致败血症而死亡。

(2)寄居部位的改变：如忽视会阴部卫生，大肠埃希菌离开肠道进入泌尿道，或手术时通过切口进入腹腔、血液等，则会发生由大肠埃希菌引起的泌尿系统感染和血流感染。

（3）菌群失调：是机体某个部位正常菌群中各菌种之间的比例发生较大幅度变化引起生态平衡失调的现象。二重感染是菌群失调发生后较为严重的临床表现，即在抗菌药物治疗原有感染性疾病过程中产生的一种新的感染。长期应用广谱抗菌药物后，体内正常菌群因受到不同程度抑菌作用而发生平衡失调，未被抑制者或外来耐药菌乘机大量繁殖而致病。引起二重感染的菌株以金黄色葡萄球菌、革兰阴性杆菌和白念珠菌最为多见。临床表现为鹅口疮、肠炎等消化道感染、呼吸道感染、尿路感染或败血症等。若发生二重感染，除停用原有抗菌药物外，须对标本培养过程中过量繁殖的菌类进行药敏试验，选用敏感药物加以抑制，同时要采取恢复正常菌群的治疗措施。

（三）按感染部位分类

根据感染发生在机体的部位，感染可分为呼吸系统感染、心血管系统感染、消化系统感染、中枢神经系统感染、泌尿生殖系统感染、骨和关节感染、皮肤和软组织感染和血流感染等。各系统常见感染见表1-1。

表1-1 常见各系统或器官感染

感染系统或器官	感染性疾病名称
呼吸系统	上呼吸道感染
	气管炎、支气管炎
	肺炎
	呼吸系统其他感染
泌尿系统	有症状的泌尿道感染
	无症状菌尿症
	泌尿系其他感染（肾、输尿管、膀胱、尿道等）
消化系统	胃肠道感染（食管、胃、大肠、小肠、直肠）
	肝炎
	腹腔内感染（胆囊、胆道、肝、脾、腹膜、膈下组织或其他腹腔内组织）
	婴儿坏死性肠炎
骨和关节	骨髓炎
	关节或滑囊感染
	椎间盘感染
中枢神经系统	颅内感染（脑脓肿、硬膜下感染、脑炎等）
	脑膜炎或脑室炎
	无脑膜炎性椎管内脓肿
心血管系统	动静脉感染
	心内膜炎
	心肌炎或心包炎
	纵隔感染

感染系统或器官	感染性疾病名称
血液	经实验室证实的血液感染 临床败血症
生殖系统	子宫、附件、盆腔感染 外阴切口感染 阴道壁感染 生殖器其他感染（附睾、睾丸、前列腺等）
皮肤和软组织	皮肤感染 软组织感染（坏死性筋膜炎、感染性坏疽、坏死性蜂窝组织、淋巴结炎、淋巴管炎、感染性肌炎） 压疮（浅层和深部组织感染） 烧伤组织感染 乳腺脓肿或乳腺炎 脐炎 婴儿脓疱病
手术部位	外科切口感染 外科切口的深部组织感染

（四）按感染范围分类

全身感染发生后病原菌或其代谢产物向全身扩散，引起各种不同临床表现。

（1）菌血症（bacteremia）：病原菌由原发部位侵入血流到达其他部位，但未在血中大量繁殖，如伤寒沙门菌、结核分枝杆菌、脑膜炎球菌引起的菌血症。

（2）毒血症（toxaemia）：致病菌侵入宿主体内后，只在局部组织中生长繁殖，病原菌不进入血液循环，仅细菌产生的外毒素进入血流。外毒素经血流到达易感的组织与细胞，引起特殊的中毒症状，如白喉、破伤风等疾病。

毒血症通常可表现为全身性持续高热，伴有大量出汗，脉搏细弱或休克。由于血中的外毒素可直接破坏血液中的血细胞，所以往往出现贫血现象。值得注意的是，毒血症的病因不仅包括感染因素，还包括非感染因素，如严重损伤、休克、重症胰腺炎、烧伤、大手术、肠梗阻等病变。这些情况下，虽无细菌感染，但大面积组织破坏产生的毒素，也可引起毒血症。

（3）败血症（septicemia）：指致病菌或条件致病菌侵入血液循环，并在血中生长繁殖、释放毒素和代谢产物，引起机体严重损伤，产生全身中毒症状的急性全身性感染，如金黄色葡萄球菌和化脓性球菌等化脓性细菌或革兰阴性菌所致的败血症。临床主要表现有骤发寒战、高热、心动过速、呼吸急促、皮疹、肝脾肿大和神志改变等一系列严重临床症状，重者可引起休克、弥散性血管内凝血（disseminated intravascular coagulation，DIC）和多脏器功能衰竭等。

（4）脓毒血症或脓毒败血症（septicopyemia）：化脓性细菌引起的败血症可进一步发展为脓毒败血症。此时，化脓性细菌侵入血流后，除在血中大量繁殖外，还通过血流扩散至宿主体内的其他组织或器官，产生新的化脓性病灶。脓毒血症属于病情较重的全身化脓感染之一。最常见的致病菌为金黄色葡萄球菌与表皮葡萄球菌，临床突出的表现是多发脓肿的形成（如肺脓肿、肾脓肿、肝脓肿等）。

（五）按感染结局分类

病原体通过各种途径进入人体，即开始了感染的过程。侵入人体的病原体可被机体清除，也可定植、繁殖，进而造成机体组织的炎症、损伤及其他病理变化。因此可出现不同的感染结局，如病原体被清除、隐性感染、显性感染、持续性感染、细菌携带状态、潜伏性感染等，感染类型可随病原体与宿主双方力量的增减而移行、转化或交替发生。

1. 病原体被清除 细菌侵入人体后，由于毒力弱、数量少，有的被机体的非特异性免疫屏障清除（如在胃酸的作用下，嗜碱的霍乱弧菌可被清除），有的可由机体内的特异性被动免疫（来自母体抗体或人工注射的抗体）中和，也有的被特异性主动免疫（通过预防接种或感染后获得的免疫）清除。

2. 隐性感染 指病原体侵入人体后，只引起机体发生特异性免疫应答，不出现或是仅出现不明显的临床症状、体征及生化改变，亦称亚临床感染。这种感染只能通过免疫学检查发现。大多数流行性传染病以隐性感染为主，隐性感染者一般占人群的 90% 或以上，约为显性感染的 10 倍。

3. 显性感染 又称临床感染。病原体侵入人体后，在病原体数量多、毒力强的前提下，可引起机体产生免疫应答，发生免疫病理反应，导致组织损伤，生理功能改变，随之出现一系列临床病理体征和症状，这种感染称为显性感染。显性感染在感染中仅占小部分。显性感染的过程结束后，病原体被清除，感染者可获得牢固的免疫力，如伤寒；但大部分感染性疾病病后免疫并不牢固，容易再受感染而发病。

4. 持续性感染 指病原体感染机体后，可在宿主体内持续很长时间，短则几个月，长达数年，数十年甚至终生，成为慢性感染状态的传染源。持续性感染根据其特征可分为慢性感染与潜伏感染两种类型，乙型肝炎病毒、丙型肝炎病毒、人类免疫缺陷病毒、EB 病毒、巨细胞病毒等可致慢性感染；单纯疱疹病毒所致的感染、慢发病毒感染如朊粒引起的克罗伊茨费尔特 – 雅各布病和库鲁病等为潜伏感染。

5. 病原体携带状态 即病毒、细菌、真菌等微生物引起显性感染或隐性感染后，未被机体排除而呈携带状态。病原携带者的共同特征是没有临床症状，但能不断或间歇地排出病原体，因而成为感染性疾病的重要传染源。

（六）按感染的环境分类

1. 社区获得性感染 是指在医院外罹患的感染，社区获得性感染通常是在日常生活中不知不觉获得的，如通过与他人接触、呼吸、摄入受污染的食物或水等。社区获得性感染的病原体的种类和敏感性与院内感染有所不同，治疗方案也有差别。

2. 医院获得性感染 又称医院内感染。医院获得性感染，从广义上讲，是指任何人员在医院活动期间遭受病原体侵袭而引起的任何诊断明确的感染或疾病；狭义上讲，是指住院患者入院时不存在，且未处于潜伏期，而在住院期间遭受病原体侵袭引起的任何诊断明确的感染或疾病，不论受感染者在医院期间或是出院以后出现症状。

在医院范围内所获得的任何感染和疾病，其传染源涵盖医院这一特定范围内和在医院时这一特定时间内的所有人员，包括住院患者、医务人员、探视者和陪护家属，但是由于就诊患者、探视者和陪护家属在医院里的时间短暂，而且感染因素较多，其感染常难以确定是否来自医院。正因为这种难确定性，医院内感染的对象狭义地讲主要为住院患者和医务人员。医院内感染的感染时间界定中不包括患者在入院前已开始或在入院时已处于潜伏期的感染，潜伏期不明的感染和发生于住院后和出院后48 h内者，应属医院内感染的范畴，除非流行病学和临床资料能说明此感染系在院外获得。

日趋严重的医院内感染已成为全球关注的公共卫生问题。目前国内外相继进行了医院内感染病原菌及分子流行病学的研究，研究发现条件致病菌和多重耐药菌株在不断出现，引起医院感染的病原微生物中，90%为条件致病菌。目前我国以革兰阴性菌为主，其次为革兰阳性菌，真菌占第三位。革兰阴性菌中以大肠埃希菌、肺炎克雷伯菌、铜绿假单胞菌、其他肠杆菌目和非发酵菌为主；革兰阳性菌中主要是葡萄球菌，且以金黄色葡萄球菌最多见；真菌中白念珠菌感染占首位。医院环境检出的病原菌主要是革兰阴性杆菌，优势菌群有铜绿假单胞菌、肺炎克雷伯菌和大肠埃希菌等。造成医院内感染常见的危险因素如下：

（1）造成机体免疫力下降的原发基础疾病，如糖尿病、肝硬化、肿瘤、血液病、肾功能不全等。

（2）损伤免疫系统的各种抗肿瘤细胞毒药物、免疫抑制剂及放疗等的广泛应用。

（3）引起人体正常菌群失调的广谱、强效抗菌药物的大量、长期应用。

（4）各种创伤性操作，如导尿管、心导管、动静脉插管、气管插管、体外循环、腹膜及血液透析、监控仪器的探头及各种内镜的应用。

（5）环境污染，包括医院中的一切医疗用具、空气、医务人员的手及医疗器械的表面污染。

（6）婴幼儿、老年人、大手术后、危重患者、患慢性基础疾病者、原发疾病严重者等易感人群的存在。

（七）按传染性分类

由病原微生物引起的疾病统称为感染性疾病。其中非传染性感染可由外源性和内源性两条途径发生，如破伤风是由土壤中的破伤风梭菌侵入伤口引起的感染性疾病，此感染源是外源性的；而部分人群在免疫力下降的情况下发生自身正常菌群转化为条件致病菌的感染，即为内源性感染。

除了非传染性感染，另一类传染性较强，可引起宿主间相互传播的疾病称传染病。根据《中华人民共和国传染病防治法》，传染病管理的病种包括甲类传染病、乙类传染病和丙类传染病三类。甲类传染病也称为强制管理传染病，对此类传染病发生后报告疫情的时限，对患者、病原携带者的隔离、治疗方式及对疫点、疫区的处理等，均强制执行。乙类传染病也称为严格管理传染病，对此类传染病要严格按照有关规定和防治方案进行预防和控制，其中，乙类传染病中重症急性呼吸综合征和炭疽中的肺炭疽，采取甲类传染病的预防、控制措施。丙类传染病也称为监测管理传染病，对此类传染病要按国务院卫生行政部门规定的监测管理方法进行管理。

截至 2023 年 9 月 20 日，我国法定传染病共 41 种，其中甲类传染病 2 种，乙类传染病 28 种，丙类传染病 11 种，见表 1-2。

表 1-2 法定传染病分类

类别	传染病名称
甲类传染病	鼠疫、霍乱
乙类传染病	猴痘、新型冠状病毒感染、重症急性呼吸综合征、获得性免疫缺陷综合征（艾滋病）、病毒性肝炎、脊髓灰质炎、人感染高致病性禽流感、麻疹、流行性出血热、狂犬病、流行性乙型脑炎、登革热、炭疽、细菌性痢疾和阿米巴痢疾、肺结核、伤寒、沙门菌病、流行性脑脊髓膜炎、百日咳、白喉、新生儿破伤风、猩红热、布鲁氏菌病、淋病、梅毒、钩端螺旋体病、血吸虫病、疟疾、人感染 H7N9 禽流感
丙类传染病	流行性感冒、流行性腮腺炎、风疹、急性出血性结膜炎、麻风病、流行性斑疹伤寒和地方性斑疹伤寒、利什曼原虫病（黑热病）、棘球蚴病、丝虫病、除霍乱、细菌性和阿米巴性痢疾、伤寒和副伤寒以外的感染性腹泻病、手足口病

上述规定以外的其他传染病，根据其暴发、流行情况和危害程度，需要列入乙类、丙类传染病的，由国务院卫生行政部门决定并予以公布。《中华人民共和国传染病防治法》还规定任何单位和个人发现传染病患者或者疑似传染病患者时，应当及时向附近的疾病预防控制机构或者医疗机构报告。

第二节 感染性疾病的流行病学

感染性疾病的流行病学是现代流行病学的重要组成部分。由于科学的进步及流行病学者的努力，感染性疾病流行病学取得了很大的成就，各国常见的感染性疾病的发病率和病死率均不同程度地下降。但从全世界卫生状况来看，在多数国家，感染性疾病仍是发病和死亡的主要原因，也是各国重要的卫生问题。已控制的感染性疾病还会死灰复燃，如结核病、性传播疾病、病毒性肝炎等。新的感染性疾病还会出现，如 2002 年严重急性呼吸综合征（severe acute respiratory syndrome，SARS，非典型肺炎）在全球的暴发流行、2012 年西尼罗病毒在美国流行、2013～2014 年人感染 H7N9 型禽流感在中国肆虐、2014～2015 年埃博拉病毒在非洲夺走超过 1 万人的生命，还有 2019 年底开始暴发的肆虐全球的新型冠状病毒疫情，都再次证实感染性疾病不会随着社会经济发展而自动消除，每个国家都受益于其他国家感染性疾病的控制成功；反之，也会由于其他国家的感染性疾病失控而受到威胁。

感染性疾病的流行过程就是传染病在人群中发生、发展和转归的过程。流行过程的发生需要有三个基本条件，包括传染源、传播途径和易感人群。这三个环节必须同时存在，若切断任何一个环节，流行即告终止。流行过程本身又受自然因素、社会因素和个人行为因素的影响。

一、流行过程的三个基本环节

（一）传染源

传染源是指病原体已在体内生长繁殖并能将其排出体外的人和动物。主要为患者、隐性感染者、病原携带者和受感染的动物。他们作为传染源的重要性在不同的传染病中有所不同，有时患者是重要传染源，有时带菌者是重要传染源。

1. 患者 在大多数传染病中是重要的传染源，但在患病的不同时期的患者，其传染性的大小可以不同。一般情况下，以发病早期的传染性最大，因此时排出病原体的数量多，而且往往不为人注意，从而感染周围人群的机会也较大。病愈后病原微生物也随着消失，如细菌性痢疾（简称菌痢）、流行性感冒、麻疹等。某些传染病在潜伏期即具有传染性，如甲型肝炎及戊型肝炎、水痘等。因此，为制订传染病散播的隔离时间，应参照其有关传染期。急性患者借其症状（如咳嗽、吐及泻等）而促进病原体的播散；慢性感染患者可长期排出病原体，成为长期传染源。

2. 病原携带者 按病原携带时间可分为潜伏期病原携带者、病后病原携带者和健康病原携带者，在后者中可能也夹杂一部分隐性感染病例。某些传染病中，病原携带者成为重要传染源，如伤寒、流行性脑脊髓膜炎、细菌性痢疾（简称菌痢）、乙型病毒性肝炎等病原携带者。这些病原携带者主要是病后病原携带者和健康病原携带者，称暂时病原携带者。病原携带超出了3个月的患者称慢性病原携带者，慢性病原携带者不显出症状而长期排出病原体，在某些传染病（如伤寒、菌痢）中有重要的流行病学意义。病原携带者作为传染源的意义取决于排出病原体的数量、携带时间、携带者的职业、人群生活环境和卫生习惯等。

3. 隐性感染者　在某些传染病中，如流行性脑脊髓膜炎（简称流脑）、脊髓灰质炎等，隐性感染者在病原体被清除前是重要的传染源。隐性感染者虽无临床症状，但体内有病原微生物繁殖，并通过一定途径将病原体排出体外。

4. 受感染动物　以动物为传染源传播的疾病，称为动物源性传染病。这类传染病主要有狂犬病、布鲁菌病、鼠疫、流行性乙型脑炎（简称乙脑）、肾综合征出血热、地方性斑疹伤寒等。在作为传染源的动物中，以啮齿类动物最为重要，其次是家畜、家禽。有些动物本身发病，如鼠疫、狂犬病、布鲁菌病等；有些动物不发病，表现为带菌者，如地方性斑疹伤寒、恙虫病、乙脑等。以野生动物为传染源的传染病，称为自然疫源性传染病，如鼠疫、森林脑炎、肾综合征出血热等。这些病的动物传染源的分布和活动受地理、气候等自然因素的影响较大，且存在于一定地域性，并具有较严格的季节性。一般来说，动物源性传染病的患者，传染性不强，因通常并不存在人－人互相传染途径，即人感染后不再传染给别人，所以作为传染源的意义不大。

（二）传播途径

病原体从传染源排出后，经过一定的方式再侵入其他易感者，所经过的途径称为传播途径。凡对病原体的传播起作用的一切因素，如水、食物、手等，均称为传播因素。每一种传染病的传播途径不一定相同，同一种传染病在各个具体病例中的传播途径也可以不同，同一种传染病也可以有一种以上的传播途径。病原体排出体外的持续时间有长有短，因而不同感染性疾病有不同的感染期。

1. 呼吸道传播　病原体存在于空气中的飞沫或气溶胶中，易感者吸入时获得感染，如麻疹、流感、结核病和严重急性呼吸综合征等。

2. 接触传播　易感者与被病原体污染的水或土壤接触时获得感染，如钩端螺旋体病、血吸虫病和钩虫病等。伤口被污染，有可能患破伤风。日常生活的密切接触也有可能获得感染，如麻疹、白喉、流行性感冒等。不洁性接触（包括同性恋、多个性伴侣的异性恋及商业性行为）可传播人类免疫缺陷病毒（HIV）、乙型肝炎病毒（HBV）、丙型肝炎病毒（HCV）、梅毒螺旋体、淋病奈瑟菌等。

3. 血液、体液传播　病原体存在于携带者或患者的血液或体液中，通过应用血制品、分娩或性交等传播，如梅毒、乙型病毒性肝炎、丙型病毒性肝炎和获得性免疫缺陷综合征（简称艾滋病）等。

4. 消化道传播　病原体污染食物、水源或食具，易感者于进食时获得感染，如伤寒、细菌性痢疾和霍乱等。

5. 虫媒传播 被病原体感染的吸血节肢动物，如按蚊、人虱、鼠蚤、硬蜱和恙螨等，于叮咬时把病原体传给易感者，可分别引起疟疾、流行性斑疹伤寒、地方性斑疹伤寒、莱姆病和恙虫病等。根据节肢动物的生活习性，往往有严格的季节性，有些病例还与感染者的职业及地区相关。

6. 母婴传播 上述传播途径均属于水平传播，母婴传播属于垂直传播，即有血缘关系的亲代将携带的病原体传播给下一代，如 HIV、HBV 等。母婴传播又包括宫内感染胎儿，产程感染新生儿和生后哺乳密切接触感染婴幼儿。通常把发生在产前的传播称为宫内感染。乙型肝炎病毒的垂直传播易形成免疫耐受，是造成我国大量 HBV 慢性感染的重要原因之一。

7. 医源性感染 指在医疗工作中人为造成的某些传染病的传播。一类是指易感者在接受治疗、预防、检验措施时，由于所用器械受医护人员或其他工作人员的手污染而引起的传播，如乙型肝炎、丙型肝炎、艾滋病等；另一类是药品或生物制品受污染而引起的传播，如输注因子Ⅷ曾引起艾滋病。

(三)人群易感性

对某种传染病缺乏特异性免疫力的人称为易感者，易感者在某一特定人群中的比例决定该人群的易感性。当易感者在某一特定人群中的比例达到一定水平，若又有传染源和合适的传播途径时，则很容易发生该传染病流行。某些病后免疫力很牢固的传染病(如麻疹、水痘、乙型脑炎)，经过一次流行之后，需待几年当易感者比例再次上升至一定水平时，才会发生再一次流行。这种现象称为传染病流行的周期性。在普遍推行人工主动免疫的情况下，可把某种传染病的易感者水平始终保持很低，从而阻止其流行周期性的发生。职业、性别、年龄的不同，使传染病流行的易感人群也有所差别。6 个月以内的婴儿由于母亲传递的免疫力依然存在，喂养及防护较好，可避免许多病原体的感染。由于野外活动或作业较多，故自然疫源性疾病一般多见于男性。钩端螺旋体病则是以农业人口为主的传染病。

构成传染病流行过程的三个基本环节仅创造了流行条件，并不等于流行已经形成；只有在自然因素、社会因素和个人行为因素这些外界环境条件的影响下，这三个环节相互连结，流行才会发生。

二、影响流行过程的因素

(一)自然因素

自然环境中的各种因素，包括地理、气象和生态等，对传染病流行过程的发生和发展都有重要影响。寄生虫病和由虫媒传播的传染病对自然条件的依赖性尤为明显。传染病的地区性和季节性与自然因素有密切关系，如我国北方有利什曼原虫病

（又称黑热病）地方性流行区，南方有血吸虫病地方性流行区，疟疾、流行性乙型脑炎（简称乙脑）的夏秋季发病率较高等都与自然因素有关。自然因素可直接影响病原体在外环境中的生存能力，如钩虫病少见于干旱地区。自然因素也可通过降低机体的非特异性免疫力而促进流行过程的发展，如寒冷可减弱呼吸道抵抗力，炎热可减少胃酸的分泌等。某些自然生态环境为传染病在野生动物之间的传播创造了良好条件，如鼠疫、恙虫病和钩端螺旋体病等，人类进入这些地区时亦可受感染，称为自然疫源性传染病或人畜共患病。

（二）社会因素

社会因素包括社会制度、经济状况、生活条件和文化水平等，对传染病流行过程有重大影响。新中国成立后，社会制度使人民生活、文化水平不断提高，施行计划免疫，已使许多传染病的发病率明显下降或接近被消灭。由于改革开放、市场化经济政策的实施，在国民经济日益提高的同时，因人口流动、生活方式、饮食习惯的改变和环境污染等，有可能使某些传染病的发病率升高，如结核病、艾滋病、疟疾等。这些都说明社会因素又作用于自然因素而影响流行过程。

（三）个人行为因素

人类自身不文明、不科学的行为和生活习惯，也有可能造成传染病的发生与传播，这些行为和习惯往往体现在旅游、打猎、集会、日常生活、豢养宠物等过程中。因此，个人旅游应有的防病准备、公共场合的卫生防范、居家卫生措施、自身健康教育均显示其重要性。

综上所述，传染病的流行必须具备流行过程的三个基本环节，并受到自然因素、社会因素和个人行为因素的影响。

第三节　感染性疾病的诊断与治疗

一、感染性疾病的诊断

感染性疾病与其他疾病的诊断要素基本相似，特殊性在于其有相应的病原体。及早做出正确诊断，可给疾病的有效治疗和预防控制提供依据。诊断主要从以下方面进行综合分析。

（一）临床资料

临床表现是诊断的重要线索，但确诊常需结合其他资料综合分析判断最终得出结论。全面准确的临床资料来源于详实的病史采集、细致的查体及病情的发展。

1. 详实的病史采集　包括询问诱因及发病时间，了解起病缓急，有无前驱症状，所有症状的起始时间、程度、性质及演变过程，尤其要弄清症状之间的主次关系，对诊断具有重要的参考价值：①以发热起病者，询问开始时间、发热程度和变化的规律，了解发热是否伴随发冷、出汗，其程度如何。例如，寒战、高热、大汗是疟疾的典型症状，畏寒、高热、无汗有患伤寒可能。②以出疹为主者，出疹的时间、部位、顺序及伴随症状有助于诊断。③以腹泻为主者，了解大便的次数、性状、量，是否伴有里急后重及腹痛，并询问既往腹泻史及与此次发病的关系。④以黄染或肝脾大为主者，应注意询问发热、乏力、消化道症状及大小便颜色的改变等，既往饮酒史、家族肝炎病史也有助于诊断及鉴别诊断。⑤有头痛、呕吐、神志改变等颅内压升高表现者应考虑中枢神经系统感染。

2. 全面、细致的体格检查 对诊断至关重要。阳性体征要有详细的描述，同时要注意具有鉴别诊断价值的阴性体征。感染性疾病的临床表现可分为三大类。

(1)特征性表现：具有确诊意义。例如，麻疹，根据早期的柯氏斑、上呼吸道卡他症状和充血性斑丘疹，临床诊断基本确立。发热伴双侧腮腺的非化脓性肿痛，流行性腮腺炎也能确立。

(2)重要临床表现：虽有重要的诊断价值，一旦出现常高度怀疑某种感染病，但不能据以确诊。例如，脓血便伴里急后重要考虑细菌性痢疾，尿频、尿急、尿痛则应考虑泌尿道感染。有发热，"三红"（颜面、颈、上胸部充血潮红），"三痛"（头痛、腰痛、眼眶痛）表现，腋下有搔抓样出血点应高度怀疑肾综合征出血热。

(3)一般性表现：是多数感染性疾病所共有的，如发热、头痛、全身不适、疲乏无力、食欲减低等感染中毒症状。

3. 病情发展的特点 感染性疾病的病程发展有一定规律性，不少疾病的病程都有其特点，密切动态观察临床变化及病情演变经过，对于确诊有较大意义。例如，"寒战、高热、大汗"虽然不是疟疾所特有，如果为间日或三日发作，临床首先考虑疟疾的诊断。

感染病的临床表现是病原体和机体相互作用的结果。病原体的毒力、数量，感染途径及人体的免疫功能状态的差异均可导致临床经过和临床表现的不同。不同病原体，或者非感染病侵犯同一系统、器官时也可有相似的甚至相同的临床表现，如多种病毒引起的中枢神经系统感染均有类似的症状和体征，多种病原体引起的肠道感染及溃疡性结肠炎、结肠癌等均可引起脓血便等。然而，细菌性痢疾起先常为水样或稀黏液便，后出现脓血便而粪便减少，常伴里急后重。

(二)流行病学资料

流行病学资料包括发病季节、地区、患者年龄、性别、职业、接触史、家庭或集体有无类似发病情况、旅居地区史等，对感染病的诊断有很大参考价值。既往病史和预防接种史有助于了解患者的免疫状况。有生食鱼、肉、蟹及蝲蛄史，对于寄生虫病的诊断比较重要。输血史、不良生活方式对经血液、体液为主要传播途径的疾病有一定的提示作用。旅行史的询问有助于旅行相关感染疾病的诊断。

1. 地区性　有些感染病呈世界性分布，如流感、菌痢等。另一些则有严格的地区性，如日本血吸虫病流行于我国长江流域及其以南的区域，与中间宿主钉螺的存在有关。如果从未到过该流行区域，即使患者临床表现相像，根据流行病学史可基本除外该病的诊断。登革热主要流行于广东、广西、海南、台湾地区。所以了解自然疫源地、地方性感染病的分布，对于诊断颇为重要。

2. 季节性　肠道感染病主要在夏秋季流行，呼吸道感染病主要发生在冬春季，虫媒传染病则在夏季高发。例如，流行性脑脊髓膜炎的流行季节为 11 月至次年 4 月；在我国北方地区，乙型脑炎季节性非常明显，为 7 ~ 9 月，如果在冬春季发生的脑炎患者，基本上可以排除乙型脑炎的可能。疟疾虽然也由蚊虫传播，有一定的季节性，但不十分严格，因为它有长潜伏期及复发的特点。

3. 人群分布　各种感染病好发人群的分布与性别、年龄、职业等有关。麻疹、流行性腮腺炎、流行性脑脊髓膜炎（简称流脑）等多见于儿童。血吸虫病多见于农民、渔民。布鲁菌病常见于牧民、饲养员、兽医和皮革加工行业的从业人员。森林脑炎以林区执勤部队、森林勘探员、林业工人居多。儿童手卫生习惯差，肠道感染居多。

预防接种史对于诊断也很重要。有些疫苗全程正规接种后发病的可能性比较小，如白喉疫苗、麻疹疫苗、脊髓灰质炎疫苗等。有些疫苗的免疫效果不持久，如霍乱疫苗、伤寒疫苗、出血热疫苗、肺炎链球菌及流感嗜血杆菌疫苗，即使接种，仍有发病可能。有些疫苗具有型特异性，多种血清型无交叉免疫，如流感疫苗，接种后仍可发生其他型别感染。

（三）实验室检查资料

实验室检查包括一般实验室检查、病原学检查（显微镜检验、分离培养）、免疫学技术检测抗原抗体、分子生物学技术检测核酸等。常规检查为诊断提供初步线索，生化检查及血清学检查提供重要依据，病原学检查可最终确诊。病原体培养结果阳性时，药敏试验可指导临床医师调整治疗方案。多数临床常见细菌和真菌通过染色技术和需氧条件培养可鉴别，而病毒等难培养或不能培养的病原体多通过免疫学或分子生物学检查技术来鉴定。

1. 一般实验室检查　包括血液、尿液、粪便常规检查及生化检查。

（1）血常规：白细胞计数及分类在感染性疾病的诊断中具有参考价值。白细胞总数显著增多常见于化脓性细菌感染，如流行性脑脊髓膜炎、败血症和猩红热等。个别革兰阴性杆菌感染时白细胞总数可能升高不明显甚至减少，如布鲁菌病、伤寒及沙门菌病等。病毒性感染时白细胞总数通常减少或正常，如流行性感冒、登革热和病毒性肝炎等，但肾综合征出血热、流行性乙型脑炎患者的白细胞总数往往增加。原虫感染时患者的白细胞总数也常减少，如疟疾、黑热病等。中性粒细胞百分率常随白细胞总数的增减而增减，但在某些传染病中却有所不同，如肾综合征出血热患者在白细胞总数增加的同时，可见中性粒细胞百分率的减少而淋巴细胞百分率增加，并有异型淋巴细胞出现。如发现中性粒细胞百分率增加甚至出现幼稚细胞而白细胞总数不高，常提示严重感染。传染性单核细胞增多症患者的淋巴细胞增多并有异型淋巴细胞出现。蠕虫感染患者的嗜酸性粒细胞通常增多，如钩虫、血吸虫和并殖吸虫感染等。嗜酸性粒细胞减少则常见于伤寒、流行性脑脊髓膜炎等患者。

（2）尿常规：泌尿系感染时尿常规检测有重要意义。肾综合征出血热患者尿中有蛋白、红细胞、包涵体，特别是出现膜状物时有较特异的诊断意义。胆红素、尿胆原的检测有助于黄疸的鉴别。

（3）粪常规：细菌感染引起的腹泻，粪便中通常可检见红细胞、白细胞、脓细胞及吞噬细胞，如黏液脓血便常见于细菌性痢疾患者。而病毒所致腹泻以粪便形态异常为主，常查不出血细胞。检查出寄生虫卵对肠道寄生虫病有确诊意义。

（4）生化检查：可以初步判定感染主要累及的器官及损伤程度，评价病原体及产物对机体的影响。血液生化检查有助于病毒性肝炎、肾综合征出血热等的诊断。

2. 病原学检查

（1）显微镜检查：许多病原体有特殊的形态学表现，不染色直接镜检即可观察，如霍乱弧菌的流星样运动、丝状真菌的菌丝和孢子等。无菌部位查见细菌具有诊断价值，如急性泌尿道感染的患者尿液中可见细菌和白细胞。病毒也可经无染色技术在电子显微镜下直接检测。

不同的染色方法适用于不同种类病原体的观察。脑膜炎患者的脑脊液和瘀点刺破涂片，常可见到在细胞内的革兰氏染色阴性肾形双球菌；结核患者痰液直接或浓集后涂片抗酸染色检出抗酸阳性菌有诊断意义；脑脊液离心沉淀物经墨汁染色后可初步识别新生隐球菌；怀疑疟疾、黑热病和丝虫病，吉姆萨染色不仅能明确病原体，而且可通过不同的形态学特点判定感染种类。

（2）分离培养病原体：除病毒、衣原体和立克次体外，多数细菌和真菌等病原体都可用无生命的培养基培养和分离，如大肠埃希菌、金黄色葡萄球菌、铜绿假单胞菌、白念珠菌和黄曲菌等。临床实验室最常见的细菌培养是指用人工方法，提供细菌生长繁殖所需的营养和最适生长条件，如温度、湿度及气体环境等，使细菌生长繁殖；细菌的分离是指将临床标本或其他培养物中存在的多种细菌通过一定方式使之分开，形成由一个细菌繁殖而来的肉眼可见的细菌集落，即菌落，供继续鉴定菌种，为进一步确定感染性疾病的元凶及药物敏感性提供依据。由于培养的局限性及时间较长，大多数情况下可根据其他检查开始经验性治疗，后根据培养结果进行调整。

（3）特异性抗原检测：可较快地提供病原体存在的证据，特别是在病原体分离培养不成功或病原体难以检测的情况下帮助诊断，如乙型肝炎病毒抗原的检出即可提供明确诊断依据，其诊断意义往往较抗体检测更为可靠。常用于检测血清或体液中特异性抗原的免疫学检查方法有凝集试验、酶联免疫吸附试验、酶免疫测定、荧光抗体技术、放射免疫测定和流式细胞术等。

(4)特异性核酸检测：分子生物学技术由于具有特异性强、灵敏度高的优点，现已广泛用于感染性疾病的研究和诊断。目前常用于检测特异性核酸的技术包括核酸杂交、聚合酶链反应、基因芯片技术和基因测序等，这些技术的应用使得细菌及病毒的鉴定、耐药基因的检测、分子流行病学调查变得更加准确、简便和快速。

3. 特异性抗体检测　又称血清学检查。在传染病早期，特异性抗体在血清中往往尚未出现或滴度很低，而在恢复期或病程后期则抗体滴度有显著升高，故在急性期及恢复期双份血清检测其抗体由阴性转为阳性或滴度升高 4 倍以上时有重要诊断意义。特异性 IgM 型抗体的检出有助于现存或近期感染的诊断，特异性 IgG 型抗体的检出还可以评价个人及群体的免疫状态。特异性抗体检测方法很多，其中酶标记技术具有特异性强、灵敏度高、操作简便、重复性好等优点，因此最为常用。蛋白印迹法的特异性和灵敏度都较高，常用于艾滋病的确定性诊断。

4. 其他检查　包括支气管镜检查、胃镜检查和结肠镜检查等内镜检查，超声检查、磁共振成像、计算机断层扫描和数字减影血管造影等影像学检查，以及活体组织检查等。鲎试验检测血清内毒素有助于革兰阴性菌感染的诊断。近年来，各种系统生物学技术包括基因组学、转录组学、蛋白质组学、代谢组学、生物芯片技术、生物信息学技术，以及一些新发展的成像技术和手段已开始应用于感染性疾病的研究工作，并使病原体检测进一步向高通量、自动化、标准化的方向发展。

二、感染性疾病的治疗

感染病的发生、发展和转归是机体与病原体相互作用的结果。有关感染病的治疗中病原治疗是首要措施，但治疗应坚持综合治疗的原则，坚持治疗、护理与预防并重，病原治疗与对症支持治疗并重的原则。

机体、病原体、药物之间的相互关系及三方的实际情况决定抗感染治疗的难易程度。心理等其他因素在疾病的治疗中也发挥着重要作用，所以治疗时必须综合考虑各方面因素，设计全面个体化治疗方案。

(一)一般治疗

1. 隔离和消毒　按其所患传染病的传播途径和病原体的排出方式及时间，隔离可分为空气隔离、飞沫隔离、接触隔离等，并应随时做好消毒工作。

2. 护理　保持病室安静清洁，空气流通，光线充沛，温度适宜，使患者保持良好的休息状态。对休克、出血、昏迷、窒息、呼吸衰竭、循环障碍等患者有专项特殊护理。舒适的环境、良好的护理对提高患者的抗病能力，确保各项诊断与治疗措施的正确执行都有非常重要的意义。

3. 饮食　要保证热量供给、补充营养素，增加抗病能力。根据病情可给予流质食物(简称流食)、半流质食物(简称半流食)、普通膳食等。有些疾病的患者需要特殊饮食，如伤寒患者需要无渣、高能量、高维生素易消化流食或半流食，慢性结核病的高蛋白、高维生素饮食。重症患者需鼻饲。

（二）病原治疗

病原治疗也称特异性治疗，具有清除病原体，根除或控制传染源的目的。常用药物有抗生素、化学制剂和血清免疫制剂等。

1. 抗菌药物　是指具有杀菌或抑菌活性的各种抗生素及化学合成抗菌药。主要供全身应用，部分也可用于局部。

（1）抗菌药物的分类：①按来源可分为抗生素（如青霉素 G、红霉素、庆大霉素等），半合成抗生素（如氨苄西林、头孢唑啉、利福平等），化学制剂（如磺胺类、喹诺酮类药物等）；②按作用可分为繁殖期杀菌剂（如青霉素类、头孢菌素类等β-内酰胺类），静止期杀菌剂（如氨基糖苷类、多粘菌素类），速效抑菌剂（如四环素类、氯霉素类与大环内酯类），慢效抑菌剂（如磺胺类）。

（2）作用机制：抗菌药物的作用机制为干扰细菌的生化代谢过程，包括抑制细菌细胞壁合成（如青霉素类和头孢菌素类），影响细胞膜的通透性（如多粘菌素和短杆菌素），抑制蛋白质合成（如氨基糖苷类、四环素类和氯霉素），抑制核酸代谢（如萘啶酸和二氯基吖啶），抗叶酸代谢（如氨甲蝶呤）。

（3）抗菌药物的使用原则：合理选用抗菌药是重要而复杂的问题。涉及被感染的机体、抗菌药和致病菌三者间的相互作用。应及早确立病原学诊断，熟悉选用药物的适应证、抗菌活性、药代动力学和不良反应，结合体外抗菌药物敏感试验结果合理用药。

2. 抗病毒药物　为对病毒感染相对缺乏专属性的药物。现有的抗病毒药只是病毒抑制剂，不能直接清除病毒。但随着病毒分子生物学和病毒宿主细胞相互作用机制的深入研究，抗病毒药将有新的发展。

（1）抗病毒药物的分类：①按病毒类型可分为以下三类。广谱抗病毒药物（利巴韦林、干扰素），抗 RNA 病毒药物（奥司他韦、金刚烷胺），抗 DNA 病毒药物（阿糖腺苷、阿昔洛韦）。②按作用可分为以下五类。抗流感病毒及呼吸道病毒药物（如盐酸金刚烷胺、奥司他韦），抗疱疹病毒药物（如阿昔洛韦），抗巨细胞病毒药物（如羟甲基阿昔洛韦），抗肝炎病毒药物（如干扰素类和核苷类似物等），抗人类免疫缺陷病毒药物（如齐多夫定、双脱氧胸苷）。

（2）抗病毒药物的作用机制：①与病毒竞争细胞表面受体，阻止病毒吸附如肝素或带阴电荷的多糖等。②阻碍病毒入胞脱壳，如金刚烷胺能抑制流感病毒的脱壳而预防流感。③阻碍病毒生物合成，如干扰 DNA 聚合酶，阻抑 RNA 聚合酶的活性及蛋白质的合成。此外，某些药物可被病毒基因编码的酶磷酸化，该磷酸化合物为病毒 DNA 聚合酶的底物，二者结合发挥抑制酶的作用，阻止病毒 DNA 的合成，如阿昔洛韦。④增强宿主抗病能力的物质，如 IFN-α 能激活宿主细胞的某些酶，降解病毒的 RNA，抑制蛋白的合成。

3. 抗真菌药物 由于抗生素、激素和免疫抑制剂的大量应用，肿瘤患者的放疗、化疗，艾滋病患者的增加及人口老龄化等原因导致免疫系统功能低下者增多，真菌感染也随之增加。目前常用的抗真菌药物的分类及机制如下所述。

（1）氮唑类：第一代、第二代咪唑类代表药物有咪康唑和酮康唑，三唑类代表药物有氟康唑、伊曲康唑、伏立康唑等，是抑制真菌药物，高度选择性抑制真菌的细胞色素 P450，导致真菌细胞损失正常的甾醇。氟立康唑用于治疗曲霉、镰刀菌、足放线病菌及耐药念珠菌所引起的严重感染。

（2）棘白菌素类化合物：由天然微生物中提取出的新型脂肽类抗真菌药物，通过抑制 β-1，3-D-葡聚糖合成酶，使细胞生长周期停滞，细胞壁完整性被破坏，导致细胞溶解。由于人体细胞缺乏细胞壁，棘白菌素对人体细胞没有毒性，是迄今为止安全性最高的抗真菌药物。棘白菌素类药物对念珠菌有杀菌活性，对曲霉为抑菌作用，对新生隐球菌、毛孢子菌属无效。临床常用药物有卡泊芬净、米卡芬净、阿尼芬净。

（3）多烯类抗真菌药物：能与麦角固醇形成复合物并分裂真菌原生质膜而导致膜的渗透性增强，使其细胞质内容物泄漏，最终导致真菌细胞死亡。代表药物有两性霉素 B。抗真菌活性谱广，属杀真菌剂，是侵袭性深部真菌感染的首选药物，但具有显著的神经、血液、肝及肾毒性。

（4）烯丙胺类化合物：可逆地抑制角鲨烯环氧酶，从而导致细胞内角鲨烯的累积，进而阻碍新的固醇合成并且降低了膜麦角固醇的浓度。其代表性的化合物是特比萘芬。

（5）嘧啶类化合物：为时间依赖性抗真菌药物。代表药物为氟胞嘧啶。

4. 抗原虫及蠕虫药物 原虫及蠕虫感染的病原治疗常用化学制剂，如甲硝唑、吡喹酮和伯氨喹等。氯喹是控制疟疾发作的传统药物，自从发现抗氯喹恶性疟原虫以来，青蒿素类药物受到广泛关注。阿苯达唑、甲苯达唑是目前治疗肠道线虫病的有效药物。乙胺嗪及呋喃嘧酮用于治疗丝虫病。吡喹酮是最主要的抗吸虫药物，对血吸虫病有特效。

（三）对症治疗

对症治疗的目的在于降低消耗、减轻损伤、减少痛苦、调节各系统功能及保护重要脏器。例如，高热时采取物理降温，戴冰帽保护脑实质，抽搐时镇静，颅内压升高时脱水，心力衰竭时强心治疗，严重毒血症时给糖皮质激素等。对症治疗使患者度过危险期，为进一步治疗赢得时间，促进康复。

（四）支持治疗

支持治疗的目的在于维持机体内环境的稳定，提高机体的抗感染能力。支持治疗包括基础、营养、器官功能支持治疗等。

1. 基础支持治疗 根据各种感染病的不同阶段采取合理的饮食，补充营养，维持水、电解质平衡，输注新鲜血浆、凝血因子等，增强患者体质和免疫功能。

（1）饮食：保证一定的热量供应，根据不同的病情给予流食、半流食等，并补充各种维生素。对进食困难的患者，通过喂食、鼻饲或静脉补给必要的营养品。

（2）补充液体及盐类：适量补充液体及盐类对有发热、吐泻症状的患者甚为重要，可维持患者水、电解质和酸碱平衡。

（3）给氧：危重者如有循环衰竭或呼吸困难出现发绀时，应及时给氧。这些措施对调节患者机体的防御和免疫功能起着重要的作用。

2. 营养支持 最大限度地保证机体的能量需求及细胞代谢所需的物质。维持组织、器官的结构及功能。营养支持包括肠道内营养和肠道外营养。一般应首选肠内营养，有利于门静脉循环、肠动力和肠道激素分泌，也对肠屏障有保护作用。对于肠内营养耐受较差者，可用肠外营养补充其不足，联合使用肠内营养及肠外营养。主要营养素包括碳水化合物、脂肪乳剂、氨基酸、维生素和微量元素。

3. 器官支持治疗 感染性疾病可对组织、器官的功能产生影响。通过针对病原体的治疗和一般对症支持治疗，大多数很快康复。重症感染时，相应感染组织器官的功能存在障碍，进一步可导致多器官功能障碍综合征（multiple organ dysfunction syndrome，MODS），包括急性肾衰竭、心力衰竭、肝衰竭、凝血功能紊乱、急性呼吸衰竭及脑损伤等。器官支持治疗目的在于提供暂时的功能替代以维持正常的生理活动。器官支持治疗常用的技术包括①呼吸支持技术：是针对各种原因导致的呼吸功能不全或衰竭而采取的系列治疗，包括氧气治疗、人工气道的建立与管理、机械通气技术、气道净化技术、气溶胶吸入技术等。②血液净化技术：不但可清除小分子的毒素，还可清除部分中大分子的炎症介质，在全身炎症反应综合征、脓毒症和MODS治疗中起到免疫调节的作用。③人工肝支持技术：是目前治疗肝衰竭不可或缺的重要手段之一，其原理是借助机械、化学或生物反应装置，暂时辅助或部分代替严重病变的肝脏功能，清除体内各种有害物质，为肝细胞再生、自体肝脏功能恢复或肝移植争取时间。

（五）免疫治疗

机体的免疫状态常常对疾病的转归起重要作用。低下的免疫力可使感染蔓延，易继发感染。过强的免疫可导致组织损伤。多数情况下，感染会削弱免疫功能，造成免疫系统的紊乱。特异性免疫治疗也是治疗感染性疾病的一个重要方面，因为感染的发生是病原体和人体相互作用的结果，这在缺少病原治疗手段的时候尤为重要。例如，抗毒素用于治疗白喉、破伤风、肉毒中毒等外毒素引起的疾病，治疗前需做皮肤试验，因其属于动物血清制剂，容易引起过敏反应，对抗毒素过敏者必要时可用小剂量逐渐递增脱敏方法。干扰素等免疫调节剂可调节宿主免疫功能，用于乙型肝炎、丙型肝炎的治疗。胸腺素作为免疫增强剂也在临床使用。免疫球蛋白作为一种被动免疫制剂，通常用于严重病毒或细菌感染的治疗。

（六）中医中药治疗

中医学对感染病病因的论述基于"风、寒、暑、湿、燥、火"六淫学说，辨证论治是治疗的总原则，整体调整是指导思想。中医中药在治疗感染病方面积累了丰富的经验，前人留下了数以万计治疗各种感染病的方剂及大量记载有关药物功能作用的文献，有许多在两千年来一直被广泛运用。现代大量的药理实验证明：中药治疗感染病往往有一些综合性的作用，不仅是对病原体有一定的抑制或杀灭作用，而且有解热镇痛、减轻病理损害、调整免疫功能、改善血液运行、清除毒素等方面的综合性作用。

（七）心理治疗

心理障碍影响免疫功能，一般认为是通过心理－神经－内分泌－免疫的复杂网络而产生作用。神经－内分泌－免疫三大系统可通过神经介质、激素和细胞因子传递信息，形成整体调节网络。精神刺激直接作用于大脑皮质后，传导至下丘脑、垂体，直接或间接经末梢的效应激素作用于免疫系统。心理障碍使机体免疫功能下降，病原微生物容易侵入并致病。同时，患感染病后又存在一定的心理因素，如急性起病者由于短时期内还没有完全接受患病的事实，感染后机体的不适和痛苦又可使患者产生焦虑、烦躁、沮丧的情绪，甚至对治疗产生抵触。慢性感染者特别是一些病毒感染病如艾滋病、慢性乙型肝炎和慢性丙型肝炎，由于病程长、治疗费用较大、社会歧视等因素对治疗丧失信心，产生悲观情绪，影响治疗效果。因此，心理因素在感染性疾病的治疗过程中也占有重要地位。

（八）康复治疗

某些感染病，如病毒性脑炎、脊髓灰质炎等可引起后遗症，需要采取针灸治疗、理疗、高压氧治疗等康复治疗，以促进机体恢复。

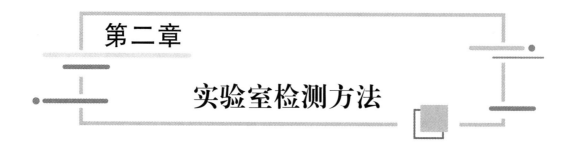

第二章

实验室检测方法

第一节　微生物学检查

一、细菌形态、培养和鉴定

(一)形态学检查

形态学检查是鉴定细菌的重要手段，有助于细菌的初步鉴别，也是决定采用何种生化检测的重要提示。有时通过形态学检查可得到初步诊断，如痰中的抗酸杆菌和泌尿生殖道分泌物中的淋病奈瑟菌等。

细菌体积微小，大小以微米(μm)为测量单位，人肉眼的最小分辨率为 0.2 mm，故观察细菌形态需用光学显微镜放大几百到上千倍才能看到。生物显微镜放大倍数是物镜放大倍数乘以目镜放大倍数，观察细菌染色标本须用放大 1000 倍(10×100)左右的油镜；不染色标本观察细菌动力可用高倍镜放大 400 倍(10×40)左右。

1. 不染色标本的检查　不染色标本中的病原体无色透明，根据折光率，观察其特殊的形态和运动状态具有诊断意义。在临床上，有时通过不染色标本的动力检查可对某些病原菌做出初步鉴定。例如，疑似霍乱患者，可取其米泔水样便，制成压滴或悬滴标本，高倍镜或暗视野下观察细菌动力，若见穿梭样运动的细菌，则同法再制备一标本片并加入 O1 群霍乱弧菌抗血清，若细菌的活跃运动现象消失，称之为制动试验阳性，可初步推断为"疑似 O1 群霍乱弧菌"。另外，螺旋体由于不易着色并有特征性的形态特点，亦可用不染色标本作暗视野显微镜观察。

常用方法有压滴法、悬滴法和毛细管法。

(1)压滴法：用接种环挑取细菌培养液或细菌生理盐水悬液 1～2 环，置于洁净载玻片中央，覆上盖玻片，于油镜下观察。注意菌液要适量，不可外溢，并避免气泡产生。有鞭毛的细菌，在显微镜下可见细菌自一处游动至他处的运动，鞭毛类型不同,其运动形式也有所不同,以此可进行初步判断。

(2)悬滴法:于洁净的盖玻片中央滴一小滴菌液,在一凹玻片四周均匀涂抹一薄层凡士林。将其凹面朝下对准盖玻片中央并盖于其上,然后翻转,用镊子轻压,使盖玻片与凹窝边缘粘紧,使凡士林密封其周缘,以防止菌液挥发变干,于油镜下观察。镜下观察时,先用低倍镜,调成暗光,对准焦距后以高倍镜观察,不可压碎盖玻片。有动力的细菌可见其从一处移到另一处,无动力的细菌呈布朗运动而无位置的改变。螺旋体由于菌体纤细、透明,需用暗视野或位相显微镜观察其形态、活动。

(3)毛细管法:主要用于观察厌氧菌的动力。先将待检菌接种在适宜的液体培养基中,经厌氧过夜培养后,以毛细管(长 60 ~ 70 mm,管径 0.5 ~ 1.0 mm)接触培养物,使菌液进入毛细管中,用火焰封闭毛细管两端,将毛细管固定在载玻片上,镜检。

2. 染色标本的检查 通过对标本进行涂片和染色,可观察细菌的形态、大小、排列、染色特性,以及荚膜、鞭毛、芽孢、异染颗粒等结构,有助于细菌的初步识别或诊断。除此之外,染色标本还可将细菌按照染色反应加以分类鉴别。例如,革兰染色法可将细菌分为革兰阳性和革兰阴性两大类。抗酸染色可以鉴别抗酸菌和非抗酸菌。所以染色标本检查法对细菌的鉴定起着非常重要的作用。

(1)细菌涂片的制备:

1)涂片:从肉汤增菌液中取一小滴菌液于洁净玻片上,稍加涂散;或先加一小滴生理盐水于玻片上,再于半固体斜面或平板上挑取菌苔或菌落,将挑取的菌苔或菌落均匀涂布于盐水中。多个标本可在同一张玻片上制作涂片。有的细菌培养物在玻片上不易黏附,常需加入少量无菌血清一起涂片。涂片的厚薄要适当,以菌液呈均匀、半透明为宜。临床标本如脓、痰、分泌物等可直接涂片。

2)干燥:室温自然干燥。

3)固定:将已干燥的细菌涂片有菌膜的面向上,以中等速度过火焰 3 次。有特殊目的时也可用冷冻固定法或化学固定法。

固定的目的包括①杀死细菌,凝固细菌蛋白和其他结构,使染料易于着色;②改变细菌对染料的通透性,以利其进入细胞内(染料通常难以进入活菌细胞);③使细菌附着于玻片上,不至于在染色过程中被水冲掉;④尽可能保持细菌的原有形态和结构。

(2)革兰染色:是细菌学检验最常用的一种染色方法,共包括 4 个步骤。

1)初染:第一液初染剂(结晶紫)染色 1 min,水洗。

2)媒染:第二液媒染剂(碘液)染色 1 min,水洗。

3)脱色:第三液脱色剂(95% 乙醇)脱色 10 ~ 30 s 至无紫色脱落为止,水洗。

4)复染:第四液复染剂(苯酚复红或沙黄)染色 30 s,水洗。自然干燥后镜检。
革兰染色的结果:革兰阳性菌呈紫色,革兰阴性菌呈红色。需要注意的是,

①染色结果常受操作者的技术影响，尤其是容易过度脱色，往往阳性染成阴性。②在同一载玻片上，需用已知金黄色葡萄球菌及大肠埃希菌做革兰阳性及阴性对照。③染色关键在于涂片和脱色，涂片不宜过厚，固定不宜过热，脱色不宜过度。④菌龄为 18 ~ 24 h 为佳。

（3）抗酸染色：主要用于检查临床标本中的结核分枝杆菌等抗酸菌，共包括三个步骤。

1）初染：涂片上滴加苯酚复红液，用火焰加热至产生蒸汽，约 5 min（应防止染液蒸干），水洗。

2）脱色：加入第二液脱色，轻轻摇动玻片，至涂片无红色脱出或略呈粉红色时为止，水洗。

3）复染：第三液复染 30 ~ 60 s，水洗。自然干燥后镜检。

抗酸染色的结果：抗酸杆菌呈红色。需要注意的是，①每张玻片只能涂 1 份标本，不可将 2 份或 2 份以上的标本涂在同一张载玻片上，以免染色过程中因冲洗而使菌体脱落，造成阴性和阳性结果混淆。②为防止交叉感染，标本应先灭菌后再涂片染色。③脱色时间需根据涂片厚薄而定，厚片脱色时间可适当延长，至无红色为止。

（4）瑞氏染色：用于血液中的细胞染色，也可用于血培养瓶阳性报警培养物，当革兰染色见不到细菌时，可以用瑞氏染色确定有无细菌。

1）血涂片自然干燥后，用蜡笔在两端画线，以防染色时染液外溢。随后将玻片平置于染色架上，滴加染液 3 ~ 5 滴，使其盖满血涂片，大约 1 min 后，滴加等量或稍多的磷酸盐缓冲液，用洗耳球轻轻混匀。

2）染色 5 ~ 10 min 用流水冲洗，待干。

瑞氏染色的结果：细菌形态清楚、着紫色，但是瑞氏染色涂片不能辨别病原菌的革兰染色属性，可根据革兰染色背景判断是革兰阳性菌还是阴性菌。需要注意的是，①血涂片干透后固定，否则细胞在染色过程中容易脱落；②冲洗时应以流水冲洗，不能先倒掉染液，防止染料沉着在血涂片上。冲洗时间不能过久，以防脱色。如血涂片上有染料颗粒沉积，可滴加甲醇，然后立即用流水冲洗；③染色过淡可以复染，复染时应先加缓冲液，然后加染液。染色过深可用流水冲洗或浸泡，也可用甲醇脱色。

（5）鞭毛染色：

1）将细菌在肉汤培养基中传代 6 ~ 7 次。

2）在斜面培养基中加入灭菌生理盐水 2 ml，将已传代的肉汤培养菌液接种于斜面琼脂与液体交界处，置 35 ℃孵育箱 7 ~ 16 h（变形杆菌则放置于 22 ~ 25 ℃孵育箱中）。

3）用接种环自交界处取出 1 环菌液，轻放在盛有 3 ~ 4 ml 灭菌蒸馏水的小碟表面，使细菌自由分散，浮在表面，静置于孵育箱 4 ~ 5 min。

4）自该液面取 1 环菌液，置于洁净的载玻片上，在 37 ℃孵育箱内自行干燥，不能用火焰固定。

5)滴加鞭毛染液染色 0.5~1.0 min，清洗(勿用力太猛)。自然干燥后镜检。

鞭毛染色的结果：菌体与鞭毛均染成红色。需要注意的是，①载玻片高度清洁；②取新鲜的细菌培养物；③制片仔细，染色结果好坏与细菌传代、涂片制备过程及染液是否新鲜等密切相关；④涂片边缘的细菌较少，且相互分开，鞭毛容易观察，因此镜检时应从涂片的边缘开始，逐渐移向中心。

(6)芽孢染色：

1)石炭酸复红法：①取待检菌涂片，自然干燥后在火焰上固定；②滴加石炭酸复红染液，然后弱火加热，染液出现蒸汽约 5 min，冷后冲洗；③用 95% 乙醇脱色 2 min，冲洗；④碱性亚甲蓝复染 0.5 min，冲洗，待干后镜检。最终芽孢呈红色，芽孢囊和菌体呈蓝色。

2)孔雀绿法：①取待检菌涂片，自然干燥后在火焰上固定；②滴加 5% 孔雀绿于涂片上，弱火加热，染液出现蒸汽 15~20 min；③冷后冲洗，直至流出的水中无染色液为止；④0.5% 番红(或石炭酸复红)复染 5 min，冲洗，待干后镜检。最终芽孢呈绿色，芽孢囊和菌体呈红色。

(7)荚膜染色：

1)待检菌涂片，自然干燥后在火焰上固定。

2)滴加结晶紫溶液，在乙醇灯上稍微加热至出现蒸汽为止。

3)用 200 g/L 的硫酸铜溶液洗去涂片上的染液。

4)用吸水纸吸干后，镜检。

荚膜染色的结果：菌体及背景呈紫色，菌体周围有一圈未着色的透明带。

(8)阿尔培异染颗粒染色：

1)初染：在已固定的涂片上滴加第一液染剂(甲苯胺蓝和孔雀绿的乙醇溶液)，染 3~5 min，水洗。

2)复染：第二液染剂(碘化钾溶液)染 1 min，水洗。自然干燥后镜检。

阿尔培异染颗粒染色结果：菌体呈绿色，异染颗粒呈蓝黑色。需要注意的是，①玻片高度清洁；②染剂需新鲜配制，无沉淀物；③注意与标本中的其他杂质相区别。

(9)墨汁负染色：

1)标本(脑脊液)离心取沉淀涂片，在标本涂片处滴加 1 滴印度墨汁或国产优质墨汁，标本与墨汁的比例以 1:1 或 2:1 为宜。

2)加盖玻片(轻放以防止气泡产生)，轻轻压一下，使标本与墨汁混合液变薄。

3)在低倍镜下寻找有荚膜的菌细胞，转高倍镜或油镜确认。

墨汁负染色的结果：新生隐球菌可见宽厚透亮的荚膜，细胞壁明显，有时有出芽现象，背景为黑色。

(10)荧光染色：最常用的荧光染料有吖啶橙、金胺O、荧光抗体，该技术优点是敏感性高、特异性好，快速、简单。

1）吖啶橙染色：标本涂片经甲醇固定后风干，浸入吖啶橙染液中，2 min 后水洗风干，用荧光显微镜检查（选用 515 nm 激发光镜检）。染色原理为吖啶橙与细菌或真菌的 DNA 结合后菌体发绿色荧光，与细菌或真菌的 RNA 结合后菌体发橙色荧光。观察菌体为橙色或橙黄色示该细菌为活性状态，当细胞凋亡时，染色呈致密浓染的绿色荧光或见橙黄色碎片。

2）金胺 O（或金胺 O - 罗丹明）染色：①涂片加热固定后滴加金胺 O（或金胺 O - 罗丹明）染液，30 min，水洗；②用第 2 液（盐酸乙醇）脱色 3 min，直至涂片无黄色为止，水洗；③滴加第 3 液（过锰酸钾复染液）复染 2 min，水洗，干后镜检。最终，在荧光显微镜下抗酸菌呈亮黄色，背景及其他细菌呈暗黄色。

3）荧光抗体染色：菌液或痰标本直接涂片，待干固定，加荧光染液染 2 ~ 3 min（室温低可延长染色时间），水洗，加复染液染 30 s，水洗，干燥。高倍镜镜检。经荧光素染色的细菌，或荧光素标记的荧光抗体与相应抗原的细菌、病毒结合形成的复合物，在荧光显微镜下发出荧光。

（二）细菌的分离培养

1. 无菌操作技术 细菌在自然界中分布广泛，无处不在，无论是人和动物的皮肤、黏膜，还是室内外的空气和尘埃中都存在各种细菌。这些细菌随时都有可能混入实验材料中污染实验物品，干扰鉴定和实验结果的分析，有时甚至导致错误的判定。同时，临床细菌检验的标本来自患者，大多数含有病原菌，具有传染性，因此，必须严格按照技术操作规程操作，防止病原菌污染实验室环境，造成实验室感染。

（1）基本要求：

1）微生物室技术操作者应有无菌观念，严格进行无菌操作，不得让周围环境中微生物混入检验材料，更不得将检验标本及病原菌污染工作环境及操作者本人。

2）细菌室尤其是无菌室必须装有供空气消毒的紫外线灯，每天开始工作前，照射 30 min。

3）工作人员应穿工作服、戴帽子、口罩，修剪指甲、洗手，并做好实验前的各项准备工作。

4）细菌检验用的材料和器皿须预先消毒灭菌，如培养皿、培养基、试管、吸管等。

5）所有带菌检验操作均应在生物安全柜中进行，操作中禁止谈话或旁观。

6）无菌物品必须存放于无菌包内或无菌容器内，无菌包外注明物品名称，有效期以 1 周为宜，并按有效期先后顺序排放。无菌物品和非无菌物品应分别放置。无菌物品一经使用或过期、潮湿应重新进行灭菌处理。

7）取无菌物品时须用无菌持物钳（镊），不可触及无菌物品或跨越无菌区域，手臂应保持在腰部以上。无菌物品取出后，不可暴露过久，若未使用，也不可放回无菌包或无菌容器内。如怀疑污染，则不得使用。

8）如不慎将带菌材料污染台面和其他物品时，应及时妥善处理。一般用0.5%次氯酸钠或过氧乙酸消毒剂覆盖1 h后洗去。手足被污染时，以聚维酮碘洗涤消毒。

9）实验用具用完后一律放回原处，已污染的用具应立即用5%石炭酸或含氯消毒液进行消毒，或高压灭菌。

10）每天工作前后要进行清洁消毒工作，实验室台面用消毒抹布擦拭；用消毒拖布拖地面；禁止在实验室内饮食、化妆和吸烟。检验完毕，应物归原处，打扫干净实验室。最后以消毒液浸泡双手并且洗净后方可离开实验室。

（2）无菌技术：是指在执行医疗、护理操作过程中，防止一切微生物侵入机体和保持无菌物品及无菌区域不被污染的操作技术和管理方法。经过物理或化学方法灭菌后，未被污染的物品称无菌物品。经过灭菌处理而未被污染的区域，称为无菌区域。未经灭菌或经灭菌后被污染的物品或区域，称非无菌物品或区域。

1）临床细菌学检验的每一项技术操作，均应在无菌条件下进行，即在无菌室、生物安全柜、安全罩或超净工作台内进行，并在乙醇灯或煤气灯火焰旁进行。注意在生物安全柜内操作不能有明火存在，需用电热灭菌器来灭菌接种环或针。

2）从培养试管（瓶）取培养物或移种于另一培养管（瓶）时，在开启试管口（瓶口）或关闭前，均应将管口（瓶口）在火焰上通过2～3次，以杀灭可能污染的或从空气中落入管口（瓶口）的杂菌。在开启试管塞或瓶塞时，应用小指和手掌小鱼际肌侧手掌夹住塞子，不得任意放置，操作完毕，将试管口（瓶口）及塞子火焰上通过1～2次后，塞回原试管口（瓶口）。

3）操作过程中，若不慎发生无菌吸管、滴管下部触及未消毒的手或物品时，应弃去，不得使用。

2. 接种基本条件

（1）接种工具：接种环（针）是细菌学检验常用的工具之一，正确使用接种环（针）是微生物检验人员必备的基本技能之一。接种环（针）由三部分组成。环（针）部分以白金丝为最佳，因白金丝传热、散热快而且不易生锈，经久耐用。但白金丝价格昂贵，不宜常规大量应用，因此，实验室常用镍丝或300 W左右的电炉丝代替。一般接种环直径为2～4 mm。接种针长50～80 mm，其一端固定于金属柄上，金属柄的另一端为绝缘柄。

接种环（针）在用前和用后均须进行灭菌。常用乙醇灯或煤气灯，外层火焰温度高，内层火焰温度低。近年来，随着生物安全柜的广泛应用，适合在其中使用的电热式接种环（针）灭菌器也已普遍应用。应用乙醇灯或煤气灯时，要注意在灯的合适部位烧灼接种环（针），以防气溶胶产生。接种环（针）的正确灭菌很关键，否则，接种环（针）所带的菌会因为快速受热而形成气溶胶喷溅，污染台面，可引起严重实验室污染或造成工作人员自身感染。

带菌接种环(针)的正确烧法有以下两种。①热传导法：从环的根部(靠近柄部)开始烧，通过热传导让接种环(针)上带的菌慢慢受热，直至干燥，最后放在外焰上彻底灭菌。最后垂直接种环，轻轻在火焰上过几下柄部。②从焰心或内焰开始法：该部位温度低，带菌的环或针直接置于此不会引起气溶胶喷溅。待菌完全干燥后再移至外焰部位彻底灭菌。其余步骤同上。

(2)培养基：按性状分为固体、半固体和液体培养基；按用途分为基础培养基、营养培养基、选择培养基、鉴别培养基和特殊培养基。

1)基础培养基：含有细菌生长所需基本营养成分的培养基，常用的有肉浸液(俗称肉汤)、普通琼脂平板等。广泛用于细菌的检验，也是配制其他培养基的基础成分。

2)营养培养基：在基础培养基中加入血液、血清及生长因子等一些特殊成分，便可形成供营养要求较高和需要特殊生长因子的细菌生长繁殖的营养培养基，最常用的是血琼脂平板和巧克力色琼脂平板。

3)选择培养基：含有抑制标本中非目的菌生长的抑制剂，选择性地促进目的菌生长的培养基。例如，SS琼脂平板中的胆盐能抑制革兰阳性菌，枸橼酸钠和煌绿能抑制大肠埃希菌，从而有利于沙门菌和志贺菌的分离。选择培养基多为固体平板培养基。

4)鉴别培养基：利用细菌分解糖类和蛋白质的能力不同及代谢产物的差异，在培养基中加入特定作用底物和指示剂，观察细菌生长过程中分解底物所释放的不同产物，通过指示剂的反应不同来鉴别细菌。例如，糖发酵管、克氏双糖铁琼脂(KIA)等。也有一些培养基将选择和鉴别功能结合在一起，在选择的同时起一定的鉴别作用，如SS琼脂平板、伊红亚甲蓝(EMB)琼脂平板、麦康凯(MAC)琼脂平板等。

5)特殊培养基：包括厌氧培养基、细菌"L"型培养基等。前者是培养专性厌氧菌的培养基，除含有合适的营养成分外，还加入还原剂以降低培养基的氧化还原电势，如庖肉培养基、硫乙醇酸盐培养基等，并在液体培养基表面加入凡士林或液状石蜡以隔绝空气。后者是针对细胞壁缺损的"L"型细菌，由于胞内渗透压较高，故必须采用高渗低琼脂培养基。

(3)培养箱：

1)普通培养箱：自动调节培养温度(一般为35～37℃)，用于培养普通需氧或兼性厌氧菌。

2)二氧化碳培养箱：自动调节CO_2浓度(一般为5%～10%)和培养温度，用于分离培养嗜血杆菌和奈瑟菌等生长时需CO_2的苛养细菌，尤其是初次分离培养。如果没有二氧化碳培养箱，也可用烛缸法代替。

3)厌氧袋：用一种透明、不透气的塑料袋作为厌氧容器，内置化学吸氧装置(如连二亚硫酸钠和碳酸氢钠，或产H_2、CO_2的化学试剂和催化剂钯粒，或商品化产气条)和厌氧指示剂。放入接种好的平板后，立即启动化学吸氧装置，如加水或将化学物质混合使其发生化学反应，或从酸性硫酸铜溶液中快速取出钢丝绒、钢末或碎钢屑放入袋内并迅速密封袋口，使袋内在短时间内达到厌氧状态。打开装有产气条的铝箔袋的袋口，将其放入厌氧袋内，即可直接快速吸收厌氧袋内的 O_2，快速达到厌氧状态，可产生适量的 CO_2，供厌氧菌生长所需。再将厌氧袋置于 35～37 ℃培养箱，观察培养基上有无菌落生长，继而做耐氧试验和化学鉴定。

4）厌氧罐（盒）：用透明、不透气的玻璃罐或塑料盒作为厌氧容器。内置化学吸氧装置（如连二亚硫酸钠和碳酸氢钠，或产 H_2、CO_2 的化学试剂和催化剂钯粒，或黄磷、钢丝绒、铁粉等）、厌氧指示剂。其化学吸氧装置（产气袋）无须加水和催化剂，打开装有产气条的铝箔袋的袋口，将其放入板条盒内，即可快速吸收罐内的 O_2，快速达到厌氧状态，并产生适量的 CO_2。放入接种好的平板后，立即启动化学吸氧装置（如加水、启动生化反应，或点燃黄磷，或放入从酸性硫酸铜溶液中取出的钢丝绒、钢末或碎钢屑，或直接放入刚启口的产气袋），并迅速盖紧罐盖，使厌氧罐在短时间内达到厌氧状态，再将厌氧罐置于 35～37 ℃培养箱内孵育。

5）厌氧手套箱：是一套附有手套，可直接进行全套操作，包括培养基预还原、厌氧菌标本接种、分离培养、生化鉴定和体外药敏试验等的厌氧菌培养系统，由手套操作箱（含孵育箱）、传递箱、空气压缩机、控制板及气体瓶等部件组成。手套操作箱的正面为透明有机玻璃板或塑料板，板上安装两个不透气橡胶手套，可通过手套直接在操作箱内进行各种操作。

（4）设施和设备：为避免在接种过程中污染环境和环境中的细菌污染培养物，一般细菌的接种应在特定的接种环境中进行。接种环境主要包括生物安全柜、无菌室或接种罩。目前绝大部分实验室都采用生物安全柜进行标本的接种。

生物安全柜是为处理原代培养物、菌毒株及诊断性样本等具有已知或潜在感染性的实验材料时，避免操作者、实验室环境暴露于操作过程中可能产生的感染性气溶胶和溅出物而设计的。生物安全柜中的高效空气过滤器（high efficiency particulate air filter，HEPA）可以截留 99.97% 的直径为 0.3 μm 的颗粒，而对于更大或者更小的颗粒则可以截留 99.99%。因此在临床微生物检验常规工作中，对于可能产生气溶胶的操作，如样本接种、阳性瓶转种、菌株分纯、菌悬液调制和采血管开盖等，均应在生物安全柜内进行。生物安全柜必须由专业人员安装，安装前需选择合适的位置，不应置于实验室出入口、人员流动多的地点或过于狭小的空间。安装完成后需由专业人员定期进行校准、维护。

3. 接种和分离方法 在常规工作中，一般根据待检标本的性质、培养目的及所用培养基的种类，选用不同的接种方法和分离方法。

（1）平板划线分离法：是细菌分离培养的基本技术，微生物检验人员必须熟练掌握。通过平板划线分离，可使标本中混合或混杂的细菌沿划线在琼脂平板表面分离，得到分散的单个菌落，便于观察细菌菌落形态及特征，同时获得纯的菌种，以便进一步鉴定。有时候遇到平板表面有水分，可将平板开盖倒置于温箱中30 min后再接种和分离。这有利于脑膜炎奈瑟菌、嗜血杆菌等细菌生长。最常用的平板划线分离方法有以下几种。

1)连续划线分离法：主要用于含菌量不太多的标本中细菌的分离培养。其方法为用灭菌的接种环挑取接种物，在平板的1/5处轻轻涂抹，然后再用接种环或拭子在琼脂平板表面作曲线连续划线接种，直至划满平板表面。

2)分区划线分离法：该法主要用于含菌数量多的标本如粪便、脓液、痰液等或混合细菌的分离培养。先将标本涂布于平板1区并做数条划线，在2、3和4区依次用接种环划线。每划完一个区域，应将接种环烧灼一次，冷却后再划下一区域。每一区域的划线仅接触上一区域的划线交接1～3次，使菌量逐渐减少，以获取单个菌落。

(2)斜面接种法：该法主要用于菌株的移种，以获取纯种进行鉴定和保存菌种，也可用于菌种的传代。方法为用灭菌接种环(针)从平板上挑取单个菌落或培养物，从培养基斜面底部向上划一直线，然后从底部向上作连续曲线接种。某些试验可用无菌吸管或滴管吸取标本，滴于斜面上端，让其自然流布，最后置于35～37 ℃培养。

斜面培养一般形成均匀一致的菌苔，如表面不均匀往往表示培养物不纯。斜面培养一般可观察表面、透明度、湿润度和色泽等特征。

(3)穿刺接种法：该法主要用于半固体培养基的接种。适用于保存菌种、厌氧培养和观察细菌的动力等。方法是将接种物用接种针垂直刺入培养基的中心直达试管底部，但不能完全穿到管底；若接种醋酸铅琼脂，则应沿管壁刺入。接种后接种针应沿穿刺线退出。

(4)液体接种法：该法主要用于肉汤、蛋白胨水、糖发酵管等液体培养基的接种。从平板挑取菌落或由培养管取培养物，在试管内壁与液面交接处轻轻研匀，并蘸取少许培养基液体调和，使细菌混合液扩散于培养基中。操作时应保持试管口接近火焰。

(5)倾注平板法：该方法主要用于牛乳、饮用水、尿液及院内感染监测等标本的细菌计数。将标本经适当稀释后，取1 ml或0.1 ml，置于无菌平皿内，倾入已溶化并冷却至50 ℃左右的适合培养基15 ml，混匀，待凝固后，倒置平板，于35～37 ℃孵育24 h后，计数培养基内菌落数，乘以稀释倍数，即可计算出被检物中的细菌数。平板上生长的菌落也可借助相关仪器进行自动计数。

(6)涂布法：该法可用于标本中细菌计数，目前多用于纸片扩散法药物敏感性试验时细菌接种。用无菌"L"型玻璃棒或棉签蘸取一定浓度的菌液在平板上反复涂抹均匀，使接种菌液均匀分布于琼脂表面，经培养后即可观察。如做纸片扩散法药敏试验，则在涂布菌液后的平板上贴各种含药纸片，孵育一定时间后即可观察抑菌情况。

4. 培养基的选择

(1)根据感染部位选择：除外传染性疾病，引起感染的病原菌大多为感染病灶附近或周围环境中的微生物菌群。如果患者发生菌血症或败血症，致病菌可经血流造成其他组织或器官的感染。因此，了解人体正常微生态的相关数据，对推测可能造成感染的微生物种类是十分重要的。

(2)根据标本镜检结果选择：在微生物检验工作中，涂片镜检不仅仅是常规检验项目，而且应当作为整个检验程序的关键步骤来执行。镜检结果不仅能够为随后进行的接种程序提供培养基种类选择的依据，而且可以在最短时间内报告给临床医生，对临床医生经验用药(初诊患者)或调整用药(治疗中的患者)起着指导性的作用。对标本进行涂片镜检是一项技术性要求很高的工作，应该由有经验的技术人员进行操作。

5. 培养方法和条件

(1)需氧培养法：系指需氧或兼性厌氧菌等在普通大气环境下的培养方法，又称为普通培养法，是目前微生物室最常用的常规培养方法。将已接种好的各种平板、斜面和液体培养基等置 35 ~ 37 ℃培养箱内(大气环境)孵育 18 ~ 24 h，一般需氧或兼性厌氧菌即可在培养基中生长。生长缓慢的细菌或真菌，根据其生长特征需要培养 3 ~ 7 d，甚至 1 个月。

(2)二氧化碳培养法：某些细菌，如肺炎链球菌、脑膜炎奈瑟菌、嗜血杆菌、布鲁菌、军团菌等菌的培养，尤其初次分离时，必须置于 5% ~ 10% CO_2 环境中培养才能良好生长。常用的方法有以下几种。

1)二氧化碳培养箱法：通过二氧化碳培养箱自动调节 CO_2 气瓶中 CO_2 进入培养箱的量、并能自动控制湿度和温度，设定好 CO_2 的浓度和温度即可使用，培养物置于培养箱内，即可获得 CO_2 培养环境。

2)烛缸法：将已接种好细菌的琼脂平板或试管放入容量为 2000 ml 的干燥器内(为了隔绝空气，缸盖及缸口涂以凡士林)，于缸内放入一段点燃的蜡烛(勿靠近缸壁，以免烤热缸壁而炸裂)，加盖密闭。缸内燃烛于 0.5 ~ 1.0 min 后因缺氧而熄灭，此时缸内 CO_2 含量为 5% ~ 10%。需要注意的是，点燃的蜡烛应放置于烛缸中稍高于培养物位置上。烛焰以超过最上面平皿为宜。将烛缸置于 35 ~ 37 ℃培养箱中培养。

3)化学法：常用碳酸氢钠－盐酸法。按每升容积加入碳酸氢钠 0.4 g 与浓盐酸 0.35 ml 的比例，分别将两者置于容器内，将已接种好标本的培养基连同放了上述两种试剂的容器一同置于玻璃缸内，盖紧缸盖后倾斜容器，使盐酸与碳酸氢钠接触而生成二氧化碳。将玻璃缸置于 35 ~ 37 ℃培养箱中培养。

4)气袋法：选用无毒透明的塑料培养袋，将接种好标本的平板放入袋内，尽量去除袋内空气后将袋口密封。折断袋内已置的二氧化碳产气管产生二氧化碳，数分钟内即可获得需要的二氧化碳培养环境。将气袋置于 35 ℃培养箱内孵育。

（3）微需氧培养法：微需氧菌如弯曲菌在大气中及绝对无氧环境中均不能生长，在含有5%氧气、10%二氧化碳和85%氮气的气体环境中才可生长，将标本接种到培养基上，置于上述气体环境中，35 ℃进行孵育即为微需氧培养法（有气罐法和气袋法）。需要注意的是，在"烛缸法"中比普通大气环境生长较好的细菌，实际上并不都是真正需要二氧化碳的细菌。其中部分细菌实际上是在微需氧环境中生长较好，如肺炎链球菌、某些链球菌、李斯特菌等。

（4）厌氧培养法：培养厌氧菌时，须将培养环境或培养基中的 O_2 除去，或将氧化型物质还原，以降低其氧化还原电势，厌氧菌才能生长。

1）庖肉培养基法：此种培养基中的肉渣含有不饱和脂肪酸及巯基等还原性物质，能吸收培养基中的氧和使氧化还原电势下降，同时在液面覆盖一层无菌凡士林或液体石蜡，以隔离空气中的游离氧继续进入培养基，形成良好的厌氧条件，并可根据凡士林上移与否，判断该菌是否产气。方法是将庖肉培养基在水浴中煮沸10 min，冷却。接种厌氧菌于庖肉培养基内。于培养基液面上加灭菌的石蜡或熔化的凡士林 1～2 ml，隔绝空气。35 ℃孵育 24～48 h，观察厌氧菌生长情况。观察细菌产气则应该用凡士林进行封盖。

2）厌氧袋法：厌氧袋，是一种特制不透气的塑料袋，袋中放有气体发生小管、催化剂小管（内放钯粒）和厌氧环境指示剂（亚甲蓝）。接种好的平板放入袋中，排出袋中气体，卷叠好袋口，用弹簧夹夹紧，然后折断气体发生小管中安瓿，使发生反应产生 CO_2、H_2 等。在催化剂钯的作用下，H_2 与袋中剩余 O_2 生成 H_2O，使袋内环境达到无氧。约半小时左右，再折断含亚甲蓝液安瓿（亚甲蓝在无氧环境中无色，在有氧环境中变成蓝色），如指示剂不变蓝，表示袋内已成无氧环境，此时即可放35 ℃温箱孵育，24～48 h 后，观察厌氧菌生长情况。新一代的厌氧气体发生袋不用再加催化剂。

3）厌氧缸法：将接种了标本的琼脂平板或试管置于带有活塞的密封缸内。缸内同时放有冷触媒钯粒 10～20 粒、已煮沸去氧的亚甲蓝指示剂 1 管。用真空泵通过活塞抽去缸内的空气充入 N_2，反复 2～3 次，再充入85% N_2、10% CO_2 和5% H_2 的混合气体。置密封缸于35 ℃孵育 24～48 h 后，观察厌氧菌生长情况。

4）厌氧手套箱法：用透明硬塑料制成密闭的厌氧手套箱，外接厌氧气瓶，箱内用抽气换气法保持厌氧状态。整个培养过程，包括培养基制作、标本接种、孵育、观察结果等，均通过箱上安装的橡皮手套在箱内操作和处理，使培养物始终处于无氧环境中，不与空气接触。此法分离厌氧菌效果最佳。

（三）细菌的鉴定

细菌鉴定是将未知细菌按其生物学、血清学和分子生物学等特征，与已知的菌种进行比较之后放入系统中某一适当位置的分析过程，即确定未知细菌的分类单位（科、属、种、亚种或血清型）的过程。若与已知细菌相同即采用已知细菌的名称，不同者按命名原则确定一个新名称。本节着重介绍细菌的微生物学鉴定方法。

1. 细菌鉴定的基本原则与思路 准确的细菌鉴定涉及许多知识，从事临床微生物检验工作的技术人员，只有全面掌握细菌分类学基础知识、细菌分类等级及命名原则等相关知识，才能胜任这一工作。在常规鉴定细菌时，微生物检验人员应根据细菌的主要特征，通过正确的鉴定思路、步骤、可靠的手段及工具得到正确的鉴定结果。

（1）细菌鉴定基本原则：

1）必须用细菌纯培养物做鉴定：不同的细菌生化反应结果不同，而在表示结果时，是以阳性和阴性为依据，一旦采用不纯的混合细菌做试验，阴性和阳性结果混淆在一起，结果将无法判断，导致鉴定错误或失败。因此，纯培养是鉴定细菌前至关重要的技术，分纯包括分离和纯化两个步骤。分离是指利用分区划线技术将混合在一起的两种或两种以上细菌彼此分开以得到单个菌落的过程；纯化是指将单个菌落连续划线以获得大量培养物，以便用来进一步鉴定细菌、进行药敏试验或进行其他研究。分离细菌必须在一整块平板上进行。分离和纯化尽量不用选择性培养基，避免由于选择性抑制的掩盖，使得培养物不纯而影响后续试验结果。

2）鉴定试验或系统的选择：鉴定细菌应根据细菌的生理生化特性，尽可能结合多种因素综合判断。临床实验室由于各种原因不可能做很多试验，因此，选择适宜常规工作的试验项目应可靠合理。

鉴定试验的选择应以既能完成鉴定又能使试验项目尽可能少为原则。一般应考虑以下因素：①选择有鉴别价值和可靠的试验。选择鉴别试验，一种是阳性反应，一种是阴性反应。如果一项试验，各种细菌都阳性或阴性，或者可阳性也可阴性（不定的反应），该试验就无鉴别价值，不能用来做鉴别试验。所谓有鉴别价值的试验，一般指阳性反应的阳性率须大于90%，阴性反应的菌株阳性率应小于10%。②选择快速简便的试验。因为是常规实验室，选择鉴定试验应以简单、方便、快速为原则。例如，氧化酶、触酶、凝固酶试验等应为鉴定首选试验。鉴定一株细菌如果特异性方法很多，则只选择其中一种或两种试验项目即可，多选则会浪费人力物力。例如，鉴定 B 群链球菌 CAMP、马尿酸盐试验均阳性，一般选择简便的 CAMP 作为首选试验。常规鉴定选用复合培养基很方便，如三糖铁/双糖铁、尿素－靛基质－动力（MIU）等，一项试验可以观察几种试验结果，节省人力、物力。由质粒或噬菌体介导的试验是可变的，这种试验用于鉴定可靠性较差。现已有许多种成套商品试剂盒用于临床微生物学实验室的细菌常规鉴定。每个制造商提供的商品试剂盒在设计时都考虑了特定的条件，包括细菌的分群（不同的菌种数据库）、试验的条件等，必须按要求选择合适的鉴定系统和正确使用试验条件，才能得到准确的鉴定结果，如用葡萄球菌鉴定系统来鉴定肠杆菌目细菌，则会得到错误结果。

3）在相同实验条件下，进行质量控制，可将模式菌株或参考菌株与分离菌株同时进行对比试验，以保证鉴定的准确性。

4) 如果鉴定失败，应分析原因，包括试验选择是否正确、使用的数据库是否正确、方法是否可靠、分离菌株是否是纯培养等。通常容易发生错误的是细菌形态、革兰染色反应和动力等常规试验。

(2) 细菌鉴定基本思路和步骤：鉴定细菌需要做多项试验以获得该菌基本特征，将其与已知细菌特性进行比较，完成一个鉴定过程。细菌鉴定常按科、属、种逐步鉴定下去。为了使细菌鉴定过程简单明了，可采用一些简便的流程和方法。常用双歧索引法可将临床上常见的细菌初步分到科 (群)、属，再结合表解法、数字编码法、概率鉴定法和血清学方法等进一步鉴定到种、亚种或血清型。近年来，细菌自动化分析仪及 API 等手工鉴定系统的广泛应用，使得细菌鉴定变得方便快捷，但无论采用何种方法，细菌鉴定基础知识、基本技能及传统的鉴定方法还应该掌握，许多时候用仪器鉴定还需要辅以手工结果才能正确鉴定到种。因此，传统的手工鉴定方法是参考标准，必须掌握。细菌鉴定的步骤如下。

1) 通过分离、纯化获得待鉴定细菌的纯培养物，记录菌落形态、培养特性等特征。

2) 通过涂片及革兰染色镜检，确定细菌革兰染色性、菌体形态 (球菌、杆菌或螺形菌)。

3) 根据革兰染色性和菌体形态，辅以氧化酶、触酶、动力、鞭毛染色、氧化发酵 (O - F) 等试验，对鉴定细菌进行初步分群或科 (属)。

4) 可选择手工法、商品化鉴定系统或仪器法进行鉴定。手工法通常按照科、属、种逐步鉴定下去，应用最小数量的试验，逐步缩小鉴定范围，把知识、经验等运用于每一鉴定步骤，直至最终获得鉴定结果。

2. 形态与染色　观察细菌的形态与染色性对细菌鉴定十分重要。细菌可分为球形、杆形和螺形三种形态，根据革兰染色和显微镜下形态，可将细菌分为革兰阳性球菌、革兰阴性球菌、革兰阳性杆菌、革兰阴性杆菌等。抗酸染色对于分枝杆菌和放线菌鉴定、芽孢染色对于芽孢杆菌鉴定和鞭毛染色 (观察鞭毛的位置和数量) 对鉴定某些非发酵菌等均非常重要。因此，常规鉴定工作中需掌握有关细菌染色方法和学会观察辨别菌体形态，并了解相关影响因素。

(1) 标准染色法对细菌的要求：菌龄影响染色的结果，一般要求对孵育 18 ~ 24 h 的细菌进行染色，若孵育 24 h 或 48 h 以上，革兰阳性菌会部分或全部转变为阴性反应。

(2) 对制片的要求：用于染色的玻片应清洁干净。常规工作中可将玻片清洗干净后浸泡在 95% 酒精中，随用随取，用干净纱布擦干净后方可使用。涂片过于浓厚，用标准方法进行革兰染色时，可能会脱色不足，常易导致假阳性结果，菌量过大也不利于菌体排列方式的观察。因此，革兰染色制片时菌量不宜太多、也不宜太少，涂片薄厚应均匀一致。

抗酸染色直接用于痰标本时，可以适当增加标本涂片的厚度，以提高检出率。

但每张玻片只允许涂一份标本，不宜将两份或两份以上的标本涂在同一张玻片上，以免染色过程中因冲洗而使菌体脱落，导致阴阳结果不分。若制备电镜标本，固定前用明胶处理可防止荚膜脱水收缩。

涂片应自然干燥后再固定。使用加热固定时将玻片通过火焰 3 次即可，固定温度不宜过高，以玻片背面接触手背不烫为准，否则可使细菌形态改变。切勿将湿片用火焰加热，以防因温度过高使菌体变性而影响染色效果。

（3）对染色的要求：染色成功的关键在于脱色步骤。革兰染色脱色液常用 95% 乙醇，因为该脱色液脱色容易掌握。如果使用丙酮乙醇脱色，应适当缩短脱色时间，并立即水洗。脱色时玻片上若有水分，则脱色力强，易形成假阴性。因此脱色前应去掉玻璃片上的残留水分，常用滤纸吸干后再脱色。滤纸不得重复使用。

抗酸染色不能使用染色缸，以免着色的抗酸菌可能脱落于染色液或脱色液缸中，连续使用可造成其他阴性标本假阳性结果。抗酸染色脱色时间应根据涂片薄厚而定，厚涂片可适当延长，以几乎无红色液体流下为度。

染色时，革兰染色要用金黄色葡萄球菌和大肠埃希菌作为革兰阳性和阴性对照菌。抗酸染色阳性对照菌宜选用结核分枝杆菌 H37Ra，因为该菌不易获得，在常规工作中也可用卡介苗作为抗酸染色阳性对照菌。

（4）对镜检的要求：镜检时应多观察几个视野，以涂布均匀、分散存在的细菌染色反应和形态为准，因涂片太厚的地方染色性或形态可能不能完全反映真实状况，易致判断错误。

3. 培养特性和生长特征 细菌培养特性及生长特征是细菌生物学特性之一，不同种类细菌可有不同培养特性及生长特征。因此，了解培养特性并观察细菌生长特征对细菌鉴定和鉴别非常有帮助。

（1）培养特性：细菌培养特性包括对氧及二氧化碳等气体的需求、生长温度、生长 pH、对生长因子需求及对盐的耐受性等。不同细菌对气体的需要也有不同，根据对空气中游离氧的需要与否，可将细菌分为需氧菌（必须在有氧的环境中才能生长）、兼性厌氧菌（在有氧和无氧环境中都能生长）、微需氧菌（在 5% 氧气、10% 二氧化碳和 85% 的氮气环境中生长）和厌氧菌（必须在无氧的环境中才能生长）。细菌生长对于氧的依赖性是鉴别细菌的重要特征。有些细菌生长需要一定浓度二氧化碳，如肺炎链球菌、脑膜炎奈瑟菌、淋病奈瑟菌和布鲁菌等在初次分离时需 5% ~ 10% 二氧化碳。

每种细菌都具有确定的生长温度范围及最适生长温度，大多数病原菌的最适生长温度为 35 ~ 37 ℃。某些细菌可在低温或较高温度下生长，借此可帮助鉴别和鉴定某些细菌。

细菌需要在一定的酸碱度环境中，才能生长繁殖。大多数病原菌生长最适酸碱度为 pH 7.2 ~ 7.6。个别细菌只能在一定 pH 的培养基上生长，如霍乱弧菌能在碱性（pH 8.4 ~ 9.2）的环境中生长，结核分枝杆菌能在微酸性（pH 6.5 ~ 6.8）的环境中生长，这些特性也是细菌鉴定依据之一。

嗜血杆菌生长需要氯化血红素（X因子）及烟酰胺腺嘌呤二核苷酸（V因子，NAD）；而某些营养缺陷型细菌，生长需要一个或更多的生长因子，如维生素、氨基酸等。

某些细菌可在高盐环境下生长，因此，对盐的耐受性也可作为细菌鉴别特征，该试验对于弧菌鉴定尤其重要。

（2）生长特征：包括在固体、液体和半固体培养基上的生长特征。

1）细菌在固体培养基上的生长特征：在固体培养基上主要观察菌落特征，包括菌落形态、大小、溶血性、色素产生和气味等。将标本或液体培养物划线接种到固体培养基表面经适宜温度孵育后，单个细菌经分裂繁殖可形成一个肉眼可见的细菌集团，称为菌落（colony）。细菌在固体培养基表面长成密集的一片，称为菌苔。不同细菌形成的菌落、形态和色泽等也不相同，因此，可根据菌落形态初步鉴别细菌。

a. 菌落形态特征：包括菌落形状（露滴状、圆形、菜花样、不规则等）、突起或扁平、凹陷、边缘（光滑、波形、锯齿状、卷发状等）、表面（光滑、粗糙等）、透明度（不透明、半透明、透明等）和黏度等。根据菌落表面特征不同，可将菌落分为以下3型。①光滑型菌落（S型菌落），其菌落表面光滑、湿润、边缘整齐，新分离的细菌大多呈光滑型菌落。②粗糙型菌落（R型菌落），其菌落表面粗糙、干燥、呈皱纹或颗粒状，边缘大多不整齐，R型菌落多为S型细菌变异失去菌体表面多糖或蛋白质形成，R型细菌抗原不完整，毒力和抗吞噬能力都比S型细菌弱，但也有少数新分离的细菌毒力株就是R型，如炭疽芽孢杆菌、结核分枝菌等。③黏液型菌落（M型菌落），其菌落黏稠、有光泽、似水珠样，多见于厚荚膜或丰富黏液层的细菌。

b. 菌落大小：不同细菌在相同的培养基和相同的培养环境中培养相同的时间，其菌落大小各有差异。通常细菌的菌落有大菌落（菌落直径>2 mm）、中等菌落（菌落直径1～2 mm）、小菌落（菌落直径0.5～1 mm）或针尖样菌落（菌落直径<0.5 mm）。一般革兰阴性菌的菌落比革兰阳性菌的菌落大，葡萄球菌的菌落大于链球菌，苛养性细菌经24 h培养通常菌落较小。同一属内不同种细菌菌落大小也有差异，如鲍曼不动杆菌菌落比洛菲不动杆菌菌落大。这些培养特征都可以作为细菌初步鉴别的依据。

c. 菌落溶血特征：在绵羊血或兔血平板上细菌可以产生不同的溶血反应，一般分为α、β、γ溶血。溶血特征是辅助鉴定细菌的特征之一。

α溶血：又称草绿色溶血、甲型溶血或不完全溶血。菌落周围有草绿色溶血环（1～2 mm），镜下可见残存的红细胞。该绿色物质可能是细菌产生的过氧化氢，使血红蛋白氧化成正铁血红蛋白的氧化产物。也有人认为在细菌的氧化还原系统作用下，血红蛋白转化为一种绿色色素。为了便于观察α溶血，有的细菌可放置于冰箱才能出现这种现象。

β溶血：又称完全溶血、乙型溶血或透明溶血。镜下观察，红细胞完全被溶解。菌落周围有 2～4 mm 宽、界限分明、完全透明的无色溶血环。A 群链球菌产生宽阔清晰的溶血环，相对而言，B 群链球菌(无乳链球菌)产生的溶血环较窄。李斯特菌产生更为狭窄的溶血环。

γ溶血：用肉眼观察不到溶血现象。

溶血可发生在菌落下面或菌落周围，有三种方法可以观察溶血特征。一是平板置于光源前面，让光源透过平板观察；二是用接种环或无菌棉签移去菌落，观察长菌区域的溶血情况(如单核细胞增生李斯特菌)；三是用显微镜观察溶血性。一般而言，在厌氧状态下细菌产生溶血较好，因此，常规工作中，接种时可将标本或细菌用接种针穿刺接种于血琼脂内 2～3 mm 处，使细菌被接种到琼脂层深处，35 ℃孵育过夜，可以清晰地观察溶血情况。

d. 色素：有些细菌可产生色素，使菌落或培养基形成颜色，色素可分为脂溶性和水溶性色素两种，水溶性色素可使菌落和周围的培养基出现颜色(如铜绿假单胞菌)，脂溶性色素只在菌落中有颜色(如金黄色葡萄球菌)。颜色有红色、白色、灰白色、黑色、绿色、黄色、金黄色、橙色、柠檬色、棕色、紫色等。不同的细菌可产生不同的色素，大多数产色素的细菌只产生单一色素，少数细菌可产生多种色素(如铜绿假单胞菌)。有些细菌的色素产生很稳定(如金黄色葡萄球菌、铅黄肠球菌、鞘氨醇杆菌等)，有些就很不稳定(如黏质沙雷菌)。这些菌落颜色特征也是鉴定细菌的依据之一。

e. 气味：某些细菌在培养基中生长繁殖后可产生特殊气味，细菌所产生的特殊气味也有助于对该细菌的鉴定。例如，铜绿假单胞菌(生姜气味)、变形菌科(巧克力烧焦的臭味)、金黄杆菌("烂"苹果味)、嗜血杆菌("鼠穴"味)、厌氧梭菌(腐败的恶臭味)、某些芽孢杆菌(腐叶气味)、假丝酵母菌(酵母味)和放线菌(泥土味)等。对细菌产生气味的描述因每个人所处的地域差异(受饮食差异的影响很大)和嗅觉差异的不同而异，不能完全依靠文字描述，须亲身体验和总结。

2)细菌在液体培养基中的生长特征：细菌在液体培养基中有以下 3 种生长现象，即大多数细菌在液体培养基生长繁殖后呈均匀混浊；少数链状排列的细菌如链球菌、炭疽芽孢杆菌等则呈沉淀生长；枯草芽孢杆菌、结核分枝杆菌、诺卡菌和铜绿假单胞菌等专性需氧菌一般呈表面生长，常形成菌膜。

3)细菌在半固体培养基中的生长特征：半固体培养基主要用于细菌动力试验，有鞭毛的细菌除了沿穿刺线生长外，在穿刺线两侧也可见羽毛状或云雾状混浊生长，为动力阳性。无鞭毛的细菌只能沿穿刺线呈明显的线状生长，穿刺线两边的培养基仍然澄清透明，为动力试验阴性。

4. 细菌的生化试验 各种细菌具有各自独特的酶系统，因而对底物的分解能力不同，其代谢产物也不同。用生物化学方法测定这些代谢产物，称为细菌的生化试验或生化反应。细菌的生化试验可用来区别和鉴定细菌。生化试验主要包括碳水化合物代谢试验、蛋白质和氨基酸代谢试验、碳源和氮源利用试验和酶类试验等。

（1）基本要求：

1）生化反应管的选择：传统鉴定用生化管主要采用试管法，现在大多数基层医院细菌室多采用商品化的微量管，API 系列鉴定条现在应用也很普遍。

2）接种菌量的选择：接种菌量要适量，应根据反应系统不同而异。在同一反应系统中，接种菌量不可太多或太少，否则影响反应结果，致假阳或假阴性。如枸橼酸盐试验，过量的接种细菌可引起假阳性结果。

3）孵育条件的要求：大多数人体寄生的细菌，其最适生长温度为 37 ℃。在实际工作中，为了兼顾在 37 ℃不生长的细菌，而降低 2 ℃，一般生化反应温度采用 35 ℃。培养箱同时要保持一定的湿度。根据待鉴定细菌的特性可将生化反应管放置在需氧、厌氧、微需氧或 CO_2 环境中进行（一般初次分离时需要 CO_2，而生化鉴定时并不需要 CO_2）。

4）生化反应时间：因细菌不同而异，有的试验时间很短即能观察到反应，如氧化酶试验、触酶试验等；大多数细菌生化反应需要在培养箱中孵育 18 ~ 24 h 才可见阳性或阴性反应；有些细菌需要孵育 48 h，甚至更长时间才能观察到明显的反应。

5）结果观察：有的生化反应直接能观察到结果，如糖、醇发酵试验，通过 pH 改变和指示剂变化来提示是否阳性或阴性反应；尿素分解试验，生化管变红即是阳性；H_2S 试验，培养基不同，结果观察方法有异。生化管中有黑色沉淀或双糖铁/三糖铁管中有黑色产生即表示阳性；有的生化反应需要在 35 ℃培养箱中孵育后另外加其他试剂才能判断结果，如靛基质试验、甲基红试验、V－P 试验、苯丙氨酸试验等。

（2）碳水化合物的代谢试验：

1）糖（醇、苷）类发酵试验：

a. 原理：不同种类细菌含有发酵不同糖、醇、苷类的酶，因而对各种糖、醇、苷类的代谢能力也有所不同，即使能分解某种糖、醇、苷类，其代谢产物也可因菌种不同而异。有的分解糖类只产酸不产气，有的既产酸又产气，检查细菌对培养基中所含糖、醇、苷降解后产酸或产酸产气的能力，可用以鉴定细菌种类。所使用的糖、醇、苷类有很多种，根据不同需要可选择单糖（葡萄糖、麦芽糖等）、双糖类（乳糖、蔗糖等）、三糖类和多糖类（淀粉）或低聚糖、醇类（甘露醇、侧金盏花醇等）、糖苷类（水杨苷、菊糖等）。在培养基中加入 0.5% ~ 1% 的糖类（单糖、双糖或多糖）、醇类（甘露醇、肌醇等）、苷类（水杨苷等）。培养基可为液体、半固体、固体或微量生化管几种类型。一般常用的指示剂为酚红、溴甲酚紫、溴麝香草酚蓝等。

b. 培养基：糖类浓度为 1％ ，水杨苷为 0.5％ 。分别配制成为液体、半固体或固体等几种类型培养基。

c. 方法：将待鉴定的细菌纯培养物接种于试验培养基中（试管或微量管），置 35 ℃ 培养箱内孵育数小时到 2 周（视方法及菌种而定）后，观察结果。若用微量发酵管，或要求培养时间较长时，应注意保持其周围环境的湿度，以免水分蒸发培养基干燥。

d. 结果：能分解糖、醇、苷类产酸的细菌，培养基中的指示剂呈酸性反应（如酚红变为黄色、溴甲酚紫变黄色）；产气的细菌可在小导管中产生气泡，固体培养基则产生裂隙；不分解糖则无变化。

e. 应用：糖、醇、苷类发酵试验，是鉴定细菌的生化反应中关键的试验，不同细菌可发酵不同的糖、醇、苷类，如沙门菌可发酵葡萄糖，但不能发酵乳糖，大肠埃希菌则可发酵葡萄糖和乳糖。即便是两种细菌均可发酵同一种糖类，其发酵结果也不尽相同，如志贺菌和大肠埃希菌均可发酵葡萄糖，但前者仅产酸，而后者则产酸、产气，故可利用此试验鉴定和鉴别细菌。

2）革兰阴性杆菌葡萄糖氧化发酵试验（O－F 试验）：

a. 原理：细菌在分解葡萄糖的过程中，必须有分子氧参加的，称为氧化型；能进行无氧降解的为发酵型；不分解葡萄糖的细菌为产碱型。发酵型细菌无论在有氧或无氧环境中都能分解葡萄糖，而氧化型细菌在无氧环境中则不能分解葡萄糖。

b. 培养基：Hugh－Leifson 培养基。

c. 方法：

肉汤管法：用接种环挑取少许纯培养物（非选择性平板）接种 2 支 O－F 肉汤培养管中，其中一支在接种后加入高度至少为 1 cm 的无菌液体石蜡以隔绝空气（为密封管），另一支不加（为开放管）。置 35 ℃ 培养箱孵育 24～48 h。

半固体穿刺法：用接种针挑取少许纯培养物（非选择性平板）穿刺接种 2 支 O－F 半固体培养管中，尽量穿刺到接近管底部位。置 35 ℃ 培养箱孵育 24～48 h。

d. 结果：

肉汤管法：培养基变黄表示细菌分解葡萄糖产酸；颜色不变为不分解葡萄糖。两支培养基颜色呈黄为发酵型；两支均不变色为产碱型或不分解糖型。加液体石蜡管不产酸，不加液体石蜡管产酸为氧化型。

半固体穿刺法：全管均变色为发酵型；上层变色，下层不变色，为氧化型；不变色为产碱型或不分解糖型。

e. 应用：主要用于肠杆菌目与其他非发酵菌的鉴别。肠杆菌目、弧菌科细菌为发酵型，非发酵菌为氧化型或产碱型。实验时要用已知菌株做对照。氧化型菌株－铜绿假单胞菌 ATCC27853；发酵型菌株－大肠埃希菌 ATCC25922；阴性菌株－粪产碱杆菌。

3）葡萄球菌葡萄糖氧化发酵试验（O－F 试验）：

a. 原理：同革兰阴性杆菌葡萄糖代谢类型鉴别试验。葡萄球菌的糖代谢类型鉴别应使用专用配方，不可与非发酵菌用的 O - F 管混用。培养基用的指示剂必须用水配制，因个别菌株能分解乙醇产酸。

b. 培养基：葡萄球菌 O - F 培养基。

c. 方法：挑取待检菌落，接种于 2 支 O - F 培养基管中，发酵管加灭菌液体石蜡约 1 cm 高，氧化管不加。35 ℃孵育 24 h 后观察结果。

d. 结果：同革兰阴性杆菌葡萄糖代谢类型鉴别试验，培养基变黄即产酸。

e. 应用：专用于葡萄球菌(发酵型)与微球菌(氧化型)鉴别。

4) 甲基红(MR)试验：

a. 原理：某些细菌在糖代谢过程中，分解葡萄糖产生丙酮酸，丙酮酸可进一步分解，产生甲酸、乙酸、乳酸等，使培养基的 pH 降至 4.5 以下，当加入甲基红试剂则呈红色，为甲基红试验阳性。若细菌分解葡萄糖产酸量少，或产生的酸进一步转化为其他物质(如醇、酮、醚、气体和水等)，则培养基的 pH 仍在 6.2 以上，故加入甲基红指示剂呈黄色，为阴性。

b. 培养基：葡萄糖蛋白胨水培养基。

c. 方法：将待检细菌接种于上述培养基中，35 ℃孵育 18 ~ 24 h，于培养基内加入 2 滴甲基红试剂，立即观察结果。

d. 结果：红色为阳性；橘红色为弱阳性；黄色为阴性。

e. 应用：主要用于大肠埃希菌与肺炎克雷伯菌的鉴别。前者阳性，后者阴性。此外，肠杆菌目中沙门菌属、志贺菌属、变形杆菌属、枸橼酸杆菌属等为阳性，而肠杆菌属、哈夫尼亚菌属则为阴性。

5) V - P 试验：

a. 原理：测定细菌产生乙酰甲基甲醇的能力。某些细菌在糖代谢过程中，分解葡萄糖产生丙酮酸，丙酮酸脱羧产生乙酰甲基甲醇，乙酰甲基甲醇在碱性环境中，被空气中的氧氧化为二乙酰，进而与培养基内蛋白胨中精氨酸所含的胍基起作用，生成红色化合物，则为 V - P 试验阳性。若培养基中胍基含量较少，则可加入少量含胍基化合物，如肌酸或肌酐等。试验时加入 α - 萘酚可加速此反应。

b. 培养基：葡萄糖蛋白胨水培养基。

c. 方法：将待检细菌接种于葡萄糖磷酸盐蛋白胨水中，于 35 ℃孵育 24 ~ 48 h，加入 50 g/L α - 萘酚(95% 乙醇溶液)0.6 ml，轻轻振摇试管，然后再加入 0.2 ml 400 g/L KOH，轻轻振摇试管 30 s 至 1 min，然后静置观察结果。

d. 结果：在数分钟内出现红色为阳性；如无红色出现且于 35 ℃ 4 h 后仍无红色出现即为阴性。

e. 应用：主要用于大肠埃希菌和肺炎克雷伯菌的鉴别。本试验常与 MR 试验一起使用，一般情况下，前者(MR)为阳性的细菌，后者(V - P)常为阴性，反之亦然。例如，大肠埃希菌、沙门菌属、志贺菌属等甲基红呈阳性反应，V - P 反应则阴性。相反，克雷伯菌、沙雷菌、阴沟肠杆菌等，V – P反应阳性，而甲基红反应阴性。但肠杆菌目细菌不一定都这样规律，如蜂房哈夫尼亚菌和奇异变形杆菌的V – P试验和MR试验常同为阳性。

6）七叶苷水解试验：

a. 原理：有的细菌可将七叶苷分解成葡萄糖和七叶素，七叶素与培养基中枸橼酸铁的二价铁离子反应，生成黑色的化合物，使培养基呈黑色。

b. 培养基：七叶苷培养基或胆汁七叶苷培养基。

c. 方法：将待检细菌接种于七叶苷培养基中，35 ℃孵育18 ~ 24 h后观察结果。

d. 结果：培养基变为黑色为阳性，不变色者为阴性。

e. 应用：主要用于革兰阴性杆菌、厌氧菌及肠球菌属的鉴定。克雷伯菌属、肠杆菌属和沙雷菌属能水解七叶苷，肠球菌属和D群链球菌也能水解七叶苷并耐受胆汁。

7）淀粉水解试验：

a. 原理：产生淀粉酶的细菌能将淀粉水解为糖类，在培养基上滴加碘液时，可在菌落周围出现透明区。

b. 培养基：淀粉血清琼脂平板或淀粉试管培养基。

c. 方法：将被检细菌划线接种（或点种）于淀粉琼脂平板或试管中，35 ℃孵育18 ~ 24 h，加入革兰碘液数滴，立即观察结果。

d. 结果：阳性反应，菌落周围有无色透明区，其他地方蓝色；阴性反应，培养基全部为蓝色。

e. 应用：用于白喉棒杆菌生物型的分型，重型淀粉水解试验阳性，轻、中型阴性；芽孢杆菌属菌种和厌氧菌某些种的鉴定。

8）葡萄糖酸盐氧化试验：

a. 原理：某些细菌可氧化葡萄糖酸钾，生成 α – 酮基葡萄糖酸。α – 酮基葡萄糖酸是一种还原性物质，可与班氏试剂起反应，出现棕色或砖红色的氧化亚铜沉淀。

b. 培养基：葡萄糖酸盐肉汤。

c. 方法：将待检细菌接种于葡萄糖酸盐培养基中（1 ml），置35 ℃孵育24 ~ 48 h，加入班氏试剂1 ml，于水浴中煮沸10 min并迅速冷却，观察结果。

d. 结果：出现黄到砖红色沉淀为阳性；不变或仍为蓝色为阴性。

e. 应用：主要用于肠杆菌目菌初步分群及假单胞菌的鉴定，某些厌氧菌（如脆弱拟杆菌等）的初步鉴别。D群链球菌本试验为阳性。

（3）蛋白质和氨基酸代谢试验：不同种类的细菌分解蛋白质的能力不同。细菌对蛋白质的分解，一般先由胞外酶将复杂的蛋白质分解为短肽（或氨基酸），渗入菌体内，然后再由胞内酶将肽类分解为氨基酸。

1）吲哚试验：

a. 原理：某些细菌具有色氨酸酶，能分解蛋白胨水中的色氨酸生成吲哚（靛基质），吲哚与对二甲基氨基苯甲醛结合，形成玫瑰吲哚，为红色化合物。当加入吲哚试剂（对二甲基氨基苯甲醛）后则形成红色的玫瑰吲哚。

b. 培养基：蛋白胨水培养基。

c. 方法与结果：将待检细菌接种于上述培养基中，于 35 ℃培养 18～24 h。加入吲哚试剂 2～3 滴。

d. 结果：两液面交界处出现红色为阳性，不出现红色为阴性。

e. 应用：主要用于肠杆菌目细菌、非发酵菌、苛养菌和厌氧菌的鉴定。

2）硫化氢（H_2S）试验：

a. 原理：某些细菌能分解培养基中的含硫氨基酸（如胱氨酸、半胱氨酸）产生硫化氢，硫化氢遇铅或亚铁离子则形成黑褐色的硫化铅或硫化亚铁沉淀。此试验可间接检测细菌是否产生硫化氢。

b. 培养基：醋酸铅培养基。

c. 方法：在含有硫代硫酸钠等指示剂的培养基中，沿管壁穿刺接种待检菌（或接种于液体培养基中，表面封盖灭菌液体石蜡），于 35 ℃孵育 18～24 h。

d. 结果：培养基变黑为阳性，未变为阴性。

e. 应用：主要用于肠杆菌目中属及种的鉴别。例如，沙门菌属、变形杆菌属、爱德华菌属、亚利桑那菌属、枸橼酸杆菌属细菌，绝大多数硫化氢阳性，其他菌属阴性。沙门菌属中也有硫化氢阴性菌种。

3）明胶液化试验：

a. 原理：明胶是胶原蛋白经适度降解变性而得到的产物。某些细菌可产生一种胞外酶，即明胶酶，能使明胶分解为氨基酸，破坏胶原而失去凝固力，使半固体的明胶培养基成为流动的液体。由于明胶的融化温度（约 25 ℃）和凝固温度（约 20 ℃）较低，实验结果要求放到较低温度环境中观察。

b. 培养基：营养明胶培养基，黑色明胶颗粒培养基或已曝光的未显影的 X 线胶片。

c. 方法：挑取 18～24 h 待试细菌培养物，以较大量穿刺接种于明胶高层约 2/3 深度或点种于平板培养基。明胶高层可于 35 ℃孵育 24 h 至 7 d。每天观察结果，若因孵育温度高而使明胶本身液化时应不加摇动先置 4 ℃冰箱内 30 min，再看结果，如仍为液态，即为明胶试验阳性。平板试验结果的观察为在培养基平板点种的菌落上滴加试剂，若为阳性，10～20 min 后，菌落周围应出现清晰带环，否则为阴性。

d. 结果：培养基呈液化状态为阳性。

e. 应用：肠杆菌目细菌的鉴别，如沙雷菌、普通变形杆菌、奇异变形杆菌、阴沟杆菌等可液化明胶，而其他细菌很少液化明胶。有些厌氧菌如产气荚膜梭菌、脆弱拟杆菌等也能液化明胶。另外多数假单胞菌也能液化明胶。

4）苯丙氨酸脱氨酶试验：

a. 原理：有些细菌能产生苯丙氨酸脱氨酶，使苯丙氨酸脱去氨基生成苯丙酮酸，与三氯化铁作用形成绿色化合物。

b. 培养基：苯丙氨酸琼脂斜面培养基。

c. 方法：将待检菌接种于苯丙氨酸琼脂斜面，35 ℃孵育 18～24 h，在生长的菌苔上滴加三氯化铁试剂，立即观察结果。

d. 结果判断：斜面呈绿色者为阳性。

e. 应用：主要用于肠杆菌目细菌的鉴定。变形杆菌属、普罗威登斯菌属和摩根菌属细菌均为阳性，肠杆菌种中其他细菌均为阴性。

5）氨基酸脱羧酶试验：

a. 原理：具有氨基酸脱羧酶的细菌，能分解氨基酸使其脱羧生成胺（赖氨酸→尸胺，鸟氨酸→腐胺，精氨酸→精胺）和二氧化碳，使培养基变碱指示剂变色。此反应在偏酸性条件下进行。

b. 培养基：氨基酸脱羧酶培养基和氨基酸对照培养基。

c. 方法：将被检细菌分别接种于赖氨酸（或鸟氨酸或精氨酸）培养基和氨基酸对照培养基中，并加入无菌液体石蜡或矿物油，于 35 ℃孵育 1～4 d，每天观察结果。

d. 结果：对照管应呈黄色，测定管呈紫色（指示剂为溴甲酚紫）为阳性，若测定管呈黄色为阴性。对照管呈现紫色则试验无意义，不能做出判断。

e. 应用：主要用于肠杆菌目细菌的鉴定。例如，沙门菌属中除伤寒和鸡沙门菌外，其余沙门菌的赖氨酸和鸟氨酸脱羧酶均为阳性。志贺菌属除宋内和鲍氏志贺菌外，其他志贺菌均为阴性。

6）精氨酸双水解酶试验：

a. 原理：精氨酸经两次水解后，生成鸟氨酸、氨及二氧化碳。鸟氨酸又在脱羧酶的作用下生成腐胺。氨及腐胺均为碱性物质，故可使培养基变碱，用指示剂指示出来。

b. 培养基：精氨酸双水解酶培养基和对照培养基。

c. 方法：将待检细菌接种于试验培养基上，置 35 ℃孵箱孵育 1～4 d，观察结果。

d. 结果：溴甲酚紫指示剂呈紫色为阳性，酚红指示剂呈红色为阳性，黄色为阴性。

e. 应用：主要用于肠杆菌目及假单胞菌属某些细菌的鉴定。

7）尿素酶试验：

a. 原理：某些细菌具有尿素分解酶，能分解尿素产生大量的氨，使培养基呈碱性，酚红指示剂呈红色。

b. 培养基：尿素培养基。

c. 方法：挑取 18～24 h 待试细菌培养物适量接种于液体培养基管中，摇匀，于 35 ℃孵育 2～4 h 及 24 h 分次观察结果。

d. 结果：培养基呈碱性，使酚红指示剂变红为阳性，未变为阴性。24 h 以上为迟阳性反应。

e. 应用：主要用于鉴别尿素酶快速阳性的变形杆菌与肠杆菌目中的细菌。可区别变形杆菌属(阳性)与普罗威登斯菌属(阴性，雷氏普罗威登斯菌属阳性)；克雷伯菌属(阳性)与埃希菌属(阴性)。摩氏摩根菌阳性。

8) 霍乱红试验：

a. 原理：霍乱弧菌分解色氨酸生成吲哚，并能使硝酸盐还原为亚硝酸盐，当加入硫酸后生成亚硝酸吲哚，滴加浓硫酸后呈红色反应。

b. 培养基：含有硝酸盐的蛋白胨水。

c. 方法：将待检细菌接种于蛋白胨水中，置35 ℃孵育24 h，加入浓硫酸数滴，观察结果。

d. 结果：呈红色者为阳性。

e. 应用：霍乱弧菌呈阳性反应，但本试验并非霍乱弧菌所特有。凡能产生吲哚并还原硝酸盐为亚硝酸盐的细菌，均可呈现阳性反应。

(4) 碳源和氮源利用试验：

1) 枸橼酸盐利用试验：

a. 原理：某些细菌能在枸橼酸盐培养基上生长，可以利用枸橼酸盐作为唯一碳源，利用铵盐作为唯一氮源，分解后生成碳酸钠和氨，培养基变为碱性，使溴麝香草酚蓝指示剂由淡绿色变为深蓝色。

b. 培养基：枸橼酸盐琼脂斜面或液体培养基。

c. 方法：将被检细菌接种于枸橼酸盐培养基，于35 ℃孵育24～48 h，观察结果。

d. 结果：培养基中的溴麝香草酚蓝指示剂由淡绿色变为深蓝色为阳性；不能利用枸橼酸盐作为碳源的细菌，在此培养基上不能生长，培养基则不变色，为阴性。

e. 应用：用于肠杆菌目中菌属间的鉴别和菌种鉴定。在肠杆菌目中埃希菌属、志贺菌属、爱德华菌属和耶尔森菌属均为阴性，沙门菌属、克雷伯菌属通常为阳性、黏质沙雷菌、液化沙雷菌、某些变形杆菌和枸橼酸杆菌阳性。此外，铜绿假单胞菌、伯克霍尔德菌和嗜水气单胞菌也能利用枸橼酸盐。

2) 丙二酸盐利用试验：

a. 原理：某些细菌可利用丙二酸盐作为唯一碳源，将丙二酸盐分解生成碳酸钠，使培养基变碱。

b. 培养基：丙二酸盐培养基。

c. 方法：将被检细菌接种于上述培养基，35 ℃孵育24～48 h后观察结果。

d. 结果：培养基由淡绿色变为深蓝色为阳性，颜色无变化为阴性。

e. 应用：肠杆菌目中属间及种的鉴别。亚利桑那沙门菌和克雷伯菌属为阳性，枸橡酸杆菌属、肠杆菌属和哈夫尼亚菌属中有些菌种也呈阳性，其他菌属均为阴性。

3）马尿酸钠水解试验：

a. 原理：某些细菌具有马尿酸水解酶，可使马尿酸水解为苯甲酸和甘氨酸，苯甲酸与三氯化铁试剂结合，形成有颜色的苯甲酸铁沉淀。甘氨酸与茚三酮结合为蓝色反应。

b. 培养基：马尿酸钠培养基或1%马尿酸钠溶液。

c. 方法：将待检菌接种于马尿酸钠培养基中，置35 ℃孵育48 h，离心沉淀，取上清液0.8 ml，加入三氯化铁试剂0.2 ml，立即混匀，10～15 min后观察结果。

e. 结果：出现恒定的沉淀物为试验结果阳性。

f. 应用：主要用于B群链球菌和嗜肺军团菌的鉴定。

（5）酶类试验：

1）氧化酶试验：

a. 原理：氧化酶（细胞色素氧化酶）是细胞色素呼吸酶系统的最终呼吸酶。具有氧化酶的细菌，首先使细胞色素C氧化，再由氧化型细胞色素C使对苯二胺氧化，生成有色的醌类化合物，产生颜色反应。

b. 试剂：吲哚试剂（Kovac reagent）是1%盐酸四甲基对苯二胺水溶液；戈登试剂（Gordon reagent）和麦克劳德试剂（Mcleod reagent）是1%盐酸二甲基对苯二胺水溶液。吲哚试剂的毒性小且灵敏度高，阳性反应在10～15 s内呈紫色。戈登和麦克劳德试剂更稳定，阳性反应在10～30 min内变蓝色。

c. 方法：

直接菌落法：在琼脂斜面培养物上或血琼脂平板菌落上滴加试剂1滴，加吲哚试剂阳性者菌落呈深紫色，加戈登试剂阳性者菌落变蓝色，阴性者菌落无颜色改变。

纸片（或棉签）法：取洁净滤纸一小块（或用棉签），蘸取细菌少许，然后加试剂。

试剂纸片法：将滤纸片在氧化酶试剂中浸泡约5 min，取出，置35 ℃温箱中烘干，保存于棕色瓶中。取细菌涂抹于试剂纸上，必要时可加盐水浸湿纸片观察结果。现已有商品化的氧化酶纸片。

d. 结果：若为吲哚试剂，则细菌与试剂接触呈深紫色为阳性，不变色为阴性。为保证结果的准确性，分别以铜绿假单胞菌ATCC27853和大肠埃希菌ATCC25922作为阳性和阴性对照。应用不锈钢或镍丝接种环时，易出现假阳性结果。

e. 应用：主要用于肠杆菌目细菌与假单胞菌的鉴别，前者为阴性，后者为阳性。奈瑟菌属、大部分非发酵菌呈阳性反应。

2）触酶试验：

a. 原理：具有过氧化氢酶的细菌，能催化过氧化氢生成水和新生态氧，继而形成分子氧出现气泡。

b. 试剂：3% 过氧化氢溶液。

c. 方法：取细菌培养物置于洁净的试管内或载玻片上，然后加 3% 过氧化氢数滴；或直接滴加 3% 过氧化氢于不含血液的细菌培养物中，立即观察结果。

d. 结果：有大量气泡产生者为阳性；不产生气泡者为阴性。

e. 应用：主要用于革兰阳性球菌的初步鉴定。葡萄球菌属和微球菌属触酶试验阳性，链球菌属触酶试验阴性。金氏杆菌属细菌的触酶试验也阴性。

3）凝固酶试验：

a. 原理：致病性葡萄球菌可产生两种凝固酶。一种是与细胞壁结合的凝聚因子，称结合凝固酶，它直接作用于血浆中纤维蛋白原，使之变成纤维蛋白发生沉淀，包围于细菌外面而凝聚成块，可用玻片法测出；另一种凝固酶是分泌至菌体外，称为游离凝固酶，它能使凝血酶原变成凝血酶类产物，使纤维蛋白原变为纤维蛋白，从而使血浆凝固，可用试管法测出。试管法可同时测定结合型和游离型凝固酶。

b. 试剂：新鲜兔血浆或人血浆。

c. 方法：

玻片法：取新鲜的兔血浆（或人血浆）和生理盐水各 1 滴分别滴于载玻片上，挑取待检细菌少许，分别与生理盐水和血浆混合，立即观察结果。

试管法：将 18～24 h 培养的待检细菌接种于含 0.5～1 ml 血浆的试管中，37 ℃ 水浴 4 h，观察结果。

d. 结果：

玻片法：细菌在生理盐水中无凝集，在血浆中聚集成团块为血浆凝固酶试验阳性，细菌在血浆中呈均匀混浊为阴性。

试管法：血浆出现凝固为阳性，血浆无变化为阴性。

e. 应用：本试验仅用于致病性葡萄球菌的鉴定。

4）DNA 酶试验：

a. 原理：某些细菌产生 DNA 酶，可使长链 DNA 水解成寡核苷酸链。因为长链 DNA 可被酸沉淀，寡核苷酸链则溶于酸，所以当在 DNA 琼脂平板上加入酸后，会在 DNA 酶阳性细菌菌落周围出现透明环。

b. 培养基：0.2% DNA 琼脂平板。

c. 方法：将被检细菌点种于上述平板上，同时点种金黄色葡萄球菌作为阳性对照，于 35 ℃ 孵育 18～24 h，然后用 1 mol/L 盐酸覆盖平板，5 min 后观察结果。

d. 结果：在菌落周围出现透明环为阳性（卡他莫拉菌的透明环较窄，有时需刮去菌落才能看清结果），无透明环为阴性。

e. 应用：革兰阳性球菌中只有金黄色葡萄球菌产生 DNA 酶，在肠杆菌目中沙雷菌和变形杆菌产生此酶；革兰阴性球菌中卡他莫拉菌产生 DNA 酶。

5) 卵磷脂酶试验和聂格尔试验：

a. 原理：有的细菌可产生卵磷脂酶（α – 毒素），在钙离子存在时，此酶可迅速分解卵磷脂，生成甘油酯和水溶性磷酸胆碱。在卵黄琼脂平板上出现沉淀。

b. 培养基：1% 卵黄琼脂平板。

c. 方法：将被检细菌划线接种或点种于卵黄琼脂平板上，于 35 ℃ 孵育 3 ~ 6 h。聂格尔试验（Nagler test）即接种卵黄琼脂平板前，先在卵黄琼脂平板的一半，涂上产气荚膜梭菌的抗毒素血清，待干后垂直划线接种待检菌株，经厌氧培养后观察结果。

d. 结果：若 3 h 后在菌落周围形成乳白色混浊环，即为阳性，6 h 后混浊环可扩展至 5 ~ 6 mm。聂格尔试验观察出在未涂抗毒素血清的一侧菌落周围和底部出现沉淀反应，而已涂抗毒素血清的一侧，由于卵磷脂酶已被中和，酶失去活性而菌落周围无沉淀出现。

e. 应用：主要用于厌氧菌的鉴定。产气荚膜梭菌、诺氏梭菌和双酶梭菌产生此酶，其他梭菌为阴性。

6) 硝酸盐还原试验：

a. 原理：硝酸盐还原反应包括两个过程。一是在合成过程中，硝酸盐还原为亚硝酸盐和氨，再由氨转化为氨基酸和细胞内其他含氮化合物；二是在分解代谢过程中，硝酸盐或亚硝酸盐代替氧作为呼吸酶系统中的终末受氢体。能使硝酸盐还原的细菌从硝酸盐中获得氧而形成亚硝酸盐和其他还原性产物。但硝酸盐还原的过程因细菌不同而异，有的细菌仅使硝酸盐还原为亚硝酸盐，如大肠埃希菌；有的细菌则可使其还原为亚硝酸盐和离子态的铵；有的细菌能使硝酸盐或亚硝酸盐还原为氮，如假单胞菌和沙雷菌属等；有的细菌还可以将其还原产物在合成性代谢中完全利用。硝酸盐或亚硝酸盐如果还原生成气体的终末产物如氮或氧化氮，则称为脱硝化或脱氮化作用。某些细菌能还原硝酸盐为亚硝酸盐，亚硝酸盐与醋酸作用，生成亚硝酸，亚硝酸与试剂中的对氨基苯磺酸作用生成重氮基苯磺酸，后者与 α – 萘胺结合生成 N – α – 萘胺偶氮苯磺酸。

b. 培养基和试剂：硝酸盐培养基；甲液（对氨基苯磺酸 0.8 g + 5 mol/L 醋酸 100 ml）；乙液（a – 萘胺 0.5 g + 5 mol/L 醋酸 100 ml）。

c. 方法：被检细菌接种于硝酸盐培养基中，于 35 ℃ 孵育 18 ~ 24 h，将甲、乙液等量混合液（用时混合）0.1 ml 加入培养基内，立即观察结果。

d. 结果：出现红色为阳性。若加入试剂后无颜色反应，可能的原因包括硝酸盐没有被还原，试验阴性；或者硝酸盐被还原为氨和氮等其他产物而导致假阴性结果，这时应在试管内加入少许锌粉，如出现红色则表明试验确实是阴性。若仍不产生红色，表示试验为假阴性。若要检查是否有氮气产生，可在培养管内加一小导管，如有气泡产生，表示有氮气生成。

e. 应用：本试验在细菌鉴定中广泛应用。肠杆菌目细菌均能还原硝酸盐为亚硝酸盐；铜绿假单胞菌、嗜麦芽窄食单胞菌等假单胞菌可产生氮气；有些厌氧菌如韦荣球菌等试验也为阳性。

（6）抑菌试验：

1）奥普托欣敏感性试验（Optochin Test）：

a. 原理：几乎所有的肺炎链球菌都对奥普托欣敏感，而奥普托欣对其他链球菌很少有抑制作用。

b. 试纸：奥普托欣（乙基氢化羟基奎宁）试纸，每片含 5 μg。

c. 方法：将待检细菌的肉汤培养液用无菌棉签均匀涂于血平板上，将奥普托欣纸片贴于涂布过受试菌液的血平板表面，于 35℃、5% CO_2 环境孵育 18～24 h。应注意到在大气环境下，奥普托欣抑菌环直径较在 CO_2 环境下孵育时大 2～3 mm。含血 MH 平板和哥伦比亚血琼脂均会导致奥普托欣抑菌环缩小，推荐用胰大豆胨肉汤琼脂做基础的血琼脂平板做奥普托欣敏感性试验。

d. 结果：6 mm 纸片抑菌环直径≥14 mm（或 10 mm 纸片≥16 mm）为敏感，推断为肺炎链球菌。6 mm 纸片抑菌环直径＜14 mm（或 10 mm 纸片＜16 mm）时或为其他草绿色链球菌，参照胆汁溶菌和乳胶凝集试验结果进行判断。接种菌量对抑菌圈的大小有影响。

e. 应用：用于肺炎链球菌与其他链球菌的鉴别，肺炎链球菌对奥普托欣敏感，而其他链球菌则耐药。

2）杆菌肽敏感试验：

a. 原理：A 群链球菌对杆菌肽几乎是 100% 敏感，而其他群链球菌对杆菌肽通常耐药。故此试验可对 A 群链球菌与非 A 群链球菌进行鉴别。

b. 试纸：杆菌肽纸片，每片 0.04 U。

c. 方法：用棉拭子将待检菌的肉汤培养物均匀涂布于血琼脂平板上，稍干后贴一张含 0.04 U 的杆菌肽纸片，置 35 ℃孵育 18～24 h，观察结果。

d. 结果：抑菌圈直径＞10 mm 为敏感，≤10 mm 为耐药。

e. 应用：主要用于 A 群与非 A 群链球菌的鉴别，也用于微球菌与葡萄球菌的鉴别。

3）O/129 抑菌试验：

a. 原理：O/129（2，4 二氨基 － 6，7 － 二异丙基蝶啶）能抑制弧菌属、发光杆菌属和邻单胞菌属细菌生长，而气单胞菌属和假单胞菌属细菌则耐药。

b. 试纸：每片 10 μg 及每片 150 μg 的 O/129 纸片。

c. 方法：用棉拭子将待检细菌悬液均匀涂布于碱性琼脂平板上，将每片 10 μg 及每片 150 μg 的 O/129 诊断纸片贴于平板上，置 35 ℃孵育 18～24 h，观察结果。

d. 结果：出现抑菌圈者表示敏感，无抑菌圈者为耐药。

e. 应用：主要用于弧菌属、邻单胞菌属与气单胞菌属的鉴别，弧菌属和邻单胞菌属细菌为敏感，气单胞菌属细菌为耐药。其他菌属有发光杆菌属为敏感，假单胞菌属为耐药。

4）新生霉素敏感试验：

a. 原理：金黄色葡萄球菌和表皮葡萄球菌可被低浓度新生霉素所抑制，表现为敏感，而腐生葡萄球菌则表现为耐药。

b. 试纸：每片 5 μg 的新生霉素纸片。

c. 方法：用棉拭子将待检细菌悬液均匀涂布于 M－H 琼脂平板或血平板上，在平板中央贴含 5 μg/片新生霉素诊断纸片一张，置 35 ℃孵育 16～18 h，观察结果。

d. 结果：抑菌圈直径大于 16 mm 为敏感，小于或等于 16 mm 为耐药。

e. 应用：主要用于葡萄球菌某些种的鉴定。

（7）其他试验：

1）CAMP 试验：

a. 原理：B 群链球菌（无乳链球菌）能产生 CAMP 因子，此种物质可促进葡萄球菌的 β 溶血素溶解红细胞的活性，因此在两菌（B 群链球菌和葡萄球菌）的交界处溶血力增加，出现矢形（半月形）的加强透明溶血区。

b. 培养基：羊血或马血琼脂平板。

c. 方法：在羊血或马血琼脂平板上，先将指示菌金黄色葡萄球菌 ATCC25923 作横划线接种。再将试验菌（如无乳链球菌等）与指示菌划线作竖（垂直）划线接种，两者应相距 2～5 mm，于 35 ℃孵育 18～24 h，观察结果。每次试验应做阴、阳性对照。

d. 结果：指示菌与试验菌划线交接处出现指向指示菌方向的矢形（三角形）加强溶血区或半月形加强溶血区为 CAMP 试验阳性；无加强溶血区出现，则为阴性。

e. 应用：CAMP 试验主要用于 B 群链球菌（阳性）的鉴定，其他链球菌均为阴性。

2）胆汁溶菌试验：

a. 原理：胆汁或胆盐具有表面活性，可快速激活自溶酶，加速了肺炎链球菌本身自溶过程，促使肺炎链球菌在短时间内发生自溶。

b. 培养基：5%羊血琼脂平板，Todd－Hewitt 肉汤（或类似肉汤），pH 必须调至 7.0 以上，以防去氧胆酸盐发生沉淀出现假阴性结果。

c. 方法：

琼脂平板法（直接菌落法）：取 10% 去氧胆酸钠溶液 1 滴，滴加于被测菌的菌落上，置 35 ℃不翻面孵育 15 min，待胆酸盐液干后观察结果。

试管法：经 35 ℃孵育 18～24 h 的被检细菌肉汤培养物（或用生理盐水配制的浓菌悬液）2 支，各 1.8 ml，分别加入 10% 去氧胆酸钠溶液和生理盐水（对照管）0.2 ml，摇匀后置 35 ℃水浴（或孵育箱内）5～15 min，观察结果。

d. 结果：琼脂平板法以"菌落消失"判为阳性，菌落仍在为阴性；试管法以加胆盐的培养物变澄清，而对照管仍混浊判为阳性。

e. 应用：主要用于肺炎链球菌与其他 α 溶血链球菌的鉴别，前者阳性，后者阴性。

3）石蕊牛乳试验：

a. 原理：由于牛乳内含有丰富的蛋白质和糖类，各种细菌对这些物质的分解能力不同，故可有不同反应，用以鉴别细菌。

b. 培养基：石蕊牛乳培养基。

c. 方法：将待检细菌接种于石蕊牛乳培养基中，若为芽孢梭菌，要在培养基中加入无菌铁末，置 35 ℃ 孵育 18 ~ 24 h，必要时可延长至 14 d。观察结果。

d. 结果：

产酸：发酵乳糖产酸，使指示剂变为粉红色。

产气：发酵乳糖而同时产气，可冲开上面的凡士林。

凝固：因产酸太多而使牛乳中的酪蛋白凝固。

胨化：将凝固的酪蛋白继续水解为胨，培养基上层液体变清，底部可留有未被完全胨化的酪蛋白。

产碱：乳糖未发酵，因分解含氮物质，生成胺及氨，培养基变碱，指示剂变为蓝色。

e. 应用：主要用于梭菌、链球菌和短棒菌苗的鉴定。产气荚膜梭菌可对牛乳同时产酸、产气、凝固和胨化四种反应，产生的气体可将培养基表面覆盖的凡士林冲至管口，牛乳全被胨化变清，即为汹涌发酵现象，为该菌特有反应。

4）温度生长试验：

a. 原理：不同的细菌繁殖生长温度有差异，借此可用来鉴别某些细菌。

b. 培养基：胰蛋白胨葡萄糖酵母琼脂斜面或胰化酪蛋白大豆琼脂斜面。

c. 方法：将细菌分别接种琼脂斜面上，于 25 ℃、35 ℃ 或 42 ℃ 环境下孵育 18 ~ 24 h，观察细菌生长情况。若需要观察细菌能否在 4 ~ 10 ℃ 环境中生长，可将接种后的琼脂斜面置于 4 ℃ 环境下 1 ~ 4 周，每周观察有无细菌生长。

d. 结果：若在相应的温度下生长，说明该温度生长试验阳性。

e. 应用：可用于某些细菌的相互鉴别。例如，铜绿假单胞菌、曼多辛假单胞菌、假鼻疽伯克霍尔德菌在 42 ℃ 生长，而其他非发酵菌在该温度下生长不好或不生长。荧光假单胞菌在 4 ℃ 能生长，但在 42 ℃ 不生长，可与其他假单胞菌鉴别。产单核李斯特菌在 45 ℃ 能生长，而红斑丹毒丝菌在该温度下不生长，因此，该温度生长试验可作为这两种细菌的鉴别试验之一。

5）克氏双糖铁琼脂试验或三糖铁琼脂试验：

a. 原理：克氏双糖铁（KIA）或三糖铁琼脂（TSI）培养基制成高层和短的斜面，其中葡萄糖含量仅为乳糖或蔗糖的十分之一，若细菌只分解葡萄糖而不分解乳糖和蔗糖，分解葡萄糖产酸使 pH 降低，因此斜面和底层均先呈黄色，但因葡萄糖量较少，所生成的少量酸可因接触空气而氧化，并因细菌生长繁殖利用含氮物质生成碱性化合物，使斜面部分又变成红色；底层由于处于缺氧状态，细菌分解葡萄糖所生成的酸暂时不被氧化而仍保持黄色。细菌分解葡萄糖、乳糖或蔗糖产酸产气，使斜面与底层均呈黄色，且有气泡。细菌产生硫化氢时与培养基中的硫酸亚铁作用，形成黑色的硫化亚铁。

b. 培养基：克氏双糖铁（KIA）或三糖铁琼脂（TSI）高层斜面培养基。

c. 方法：用接种针挑取待检细菌的菌落，先穿刺接种到 KIA 或 TSI 深层，距管底 3～5 mm 为止，再从原路退回，在斜面上自下而上划线，置 35 ℃ 孵育 18～24 h，观察结果。

d. 结果：KIA 反应常见有以下几种。

斜面酸性/底层酸性：葡萄糖和乳糖（和 TSI 中的蔗糖）发酵，是发酵乳糖的大肠菌群的特征，如大肠埃希菌、克雷伯菌属和肠杆菌属。

斜面碱性/底层酸性：葡萄糖发酵、乳糖（和 TSI 中的蔗糖）不发酵，是不发酵乳糖菌的特征，如志贺菌。

斜面碱性/底层酸性（黑色）：葡萄糖发酵、乳糖不发酵并产生硫化氢，是产生硫化氢、不发酵乳糖菌的特征，如沙门菌、亚利桑那沙门菌、枸橼酸杆菌和变形杆菌等。

斜面/底层均不变色：不发酵碳水化合物，是非发酵菌的特征，如铜绿假单胞菌。

e. 应用：KIA 或 TSI 对初次分离出的、疑为革兰阴性杆菌鉴定非常有用，也常用来对肠杆菌目细菌或非发酵菌的初步判断。

6）动力试验：

a. 原理：有动力的细菌在半固体琼脂中呈树根状或弥散样生长。

b. 培养基：0.3%～0.4% 半固体琼脂。

c. 方法：用接种针穿刺接种，35 ℃ 孵育 18～24 h，观察结果。

d. 结果：细菌沿穿刺线向四周呈树根状或呈弥漫状生长为阳性；细菌只沿穿刺线生长为阴性。

e. 应用：观察细菌的动力，有助细菌的鉴定和鉴别。

二、真菌形态、培养和鉴定

（一）形态学检查

真菌属真核细胞型微生物，分为单细胞真菌（酵母菌）和多细胞真菌（丝状真菌）；后者是由菌丝和孢子交织组成。酵母菌是球菌的 5～6 倍，呈圆形或卵圆形，以出芽方式繁殖，光学镜下易于观察。也有些酵母菌在一定条件下，出芽后芽管不脱落，形成各种假菌丝，临床常见隐球菌和念珠菌即是单细胞真菌。菌丝是真菌的营养器官，许多菌丝连接在一起所组成的整个营养体称为菌丝体。菌丝体在生长中组成不同性状菌落也是鉴别真菌的重要指征。各种真菌菌丝形态各异，有网状菌丝、球拍状菌丝、梳状菌丝、螺旋状菌丝、鹿角状菌丝等，借菌丝的存在与形态可检出真菌与鉴别真菌菌种。

不同的临床标本检出真菌菌丝、孢子具有不同的临床意义，通过显微镜下形态学检查可鉴定真菌。真菌形态学检查是将疑似真菌感染患者标本涂片、染色或不染色，在显微镜下观察真菌细胞形状、孢子与菌丝，是简单、常用真菌检验技术，也是真菌感染病原学检测的主要方法。常用的方法有标本不染色显微镜真菌检查和染色显微镜真菌检查。无菌部位标本发现真菌结构成分可确定感染，非无菌部位存在定植真菌，不能判断是否感染，需要结合真菌培养结果和临床情况综合判断。

1. 不染色标本的检查 即直接镜检，就是从人（或动物）体内采取标本，制片，不需染色处理，置于显微镜下直接观察。直接镜检对真菌病的诊断较细菌更为重要。镜检若发现有真菌菌丝或孢子存在时可初步判定为真菌感染。但此方法大多不能确定真菌种类。如直接镜检阴性，也不可轻易否定真菌感染的可能性，有时需反复检查或做其他方法检查才可确诊。

（1）氢氧化钾湿片法：将标本置于载玻片上，加 1 滴 10% KOH 浮载液，盖上盖玻片放置 5～10 min 后或直接在火焰上快速通过 2～3 次微加热，轻压盖玻片驱逐气泡并将标本压薄后置于显微镜下检查。先在低倍镜下观察有无菌丝和孢子，然后用高倍镜观察孢子和菌丝的形态特征、大小和排列等。对于角质标本，必要时可增加 KOH 浓度，或在 10% KOH 溶液中，加入终浓度为 40% 二甲亚砜，促进其溶解。此法适用于皮屑、甲屑、毛发、痂皮、痰、组织、粪便等标本的直接涂片检查。

（2）生理盐水涂片法：置待检标本于载玻片上，加 1 滴 0.85% 生理盐水，覆上盖玻片，用棉签轻按后在显微镜下观察。发现菌丝可以立即报告。此法适用于易溶于水的阴道、尿道、口腔黏膜、咽拭子、眼、耳、鼻等分泌物及脓液标本的检查，具有操作简单、快捷、成本低、不破坏细胞形态等优点，各级医院都能开展。

（3）透明胶带法：预先将所需浮载液滴于载玻片上，用棉棒作为"旗杆"以手握之，黏上透明胶带，把透明胶带延展至 3～4 cm 处截断，注意分离胶带时要一次完成，否则胶带产生皱褶影响观察，用胶带黏性一面的中间部分轻按粘取生长在平板中的菌落，注意不要来回移动和反复按压胶带，再将带菌的胶带覆于含载液的玻片上，并按压胶带两端固定，用 75% 酒精滴于棉棒和胶带之间，移除棉棒即可在镜下观察。浮载液常用 10% KOH，也可用乳酸酚棉蓝染液，更易于观察。本法可有效地保持菌落的生长形态，便于观察真菌的产孢结构及着生方式和孢子的排列方式。制片过程应在生物安全柜内完成，疑为双相真菌，除孢子丝菌外不可采用此法。因胶带无法消毒灭菌，制片后可能使菌落污染，故应准备足够的菌种备份。

2. 染色标本的检查 常见染色方法有革兰染色、乳酸酚棉蓝染色、墨汁染色、六胺银染色、瑞氏染色、荧光染色等。

（1）革兰染色：观察酵母菌效果好，为深紫色。常用于酵母菌、假丝酵母菌、孢子丝菌及组织胞浆菌等染色。

(2)乳酸酚棉蓝染色：染液滴于载玻片上的标本中，作用 1～2 min，覆上盖玻片，加热可促进着色。甲屑或毛发需先用 10%～20% KOH 处理 5 min 后，覆上盖玻片稍加热轻压溶解标本，然后在盖玻片一侧滴加染液，另一侧用滤纸缓慢将KOH 吸去，直至标本中菌丝及孢子呈蓝色。

染液中的乳酸可调节 pH，增加溶解性，但溶解真菌色素，会使标本褪色，也可使菌体中的脂类物溶出，在玻片上形成油滴，影响观察，故制片后及时观察效果更佳。此染色方法主要用于真菌标本的染色，使真菌细胞结构更清晰而不改真菌细胞的形态，染液中的苯酚具有杀真菌作用，有利于生物安全。此方法同时还具有不易干涸、保存时间长等优点。

(3)墨汁染色：脑脊液等液态标本离心后取沉淀物 1 滴加于载玻片上，然后再滴一小滴国产优质墨汁充分混匀，覆上盖玻片。以 5～10 μl 墨汁加 1 滴脑脊液标本的比例较佳。例如，标本中含有其他细胞或黏稠物质可先用 KOH 溶液稀化后再染色。若标本为固态组织等，可先碾碎标本后再染色，在低倍镜下寻找有透亮无色荚膜的圆形真菌细胞，再以高倍镜确认。

此法通常用于检查脑脊液、痰、支气管灌洗液、各种组织或分泌物涂片中的隐球菌，具有方便、快速、节约成本等优点，是涂片中检查隐球菌感染的首选方法。在隐球菌属中只有新生隐球菌在墨汁染色的背景下具有透亮、边缘整齐、宽厚不等的荚膜，细胞壁较厚，内含大小、数量不等的高光颗粒，菌体可单边或多边出芽，少数可产生芽管，根据典型的圆球形、亚球形、卵圆形可以报告查见新生隐球菌，偶见不规则形态如扁圆形、柠檬形。查见隐球菌是临床危急值报告的范畴。

(4)荧光染色：荧光染料中的重组几丁质酶可与真菌细胞壁成分几丁质结合，绝大多数真菌含有几丁质，特殊荧光素标联的真菌酶可作为组织化学标记物，在340～380 nm 波长的荧光显微镜下显示亮蓝色。

将各种标本采集后置载玻片上，滴加 1 滴荧光染色 A 液，使标本与 A 染色液充分混匀后作用 1 min，A 液有助于溶解皮屑及甲屑标本中的角质细胞，甲屑标本需要延长至 3 min，使其完全溶解；再滴加 1 滴主要作用为去除杂质荧光干扰的 B 染色液，可用竹签混匀两液，复染 1 min 后覆上盖玻片，用滤纸吸取多余溢出的染液，轻压盖玻片后在荧光显微镜下低倍镜观察，查见荧光标记的菌丝或孢子后用高倍镜证实。

荧光染色液能够与各类真菌(霉菌及酵母)细胞壁中的组成成分结合，从而产生荧光标记，包含皮肤癣菌、马拉色菌、念珠菌、曲霉及各类变异的菌丝结构。适用于皮屑、甲屑、毛发、黏膜、分泌物、活组织、痰液、肺泡灌洗液、尿液、胸腔积液等各种标本。尤其对含菌量较少、病原菌仅为孢子的标本，如马拉色菌毛囊炎、酵母菌引起的感染及甲念珠菌病镜检时，较传统镜检方法具明显优势，在初学者中易于掌握。

(二)真菌的分离培养

真菌的分离培养是将临床采集的标本如皮屑、毛发、体液、组织等接种在真菌培养基上进行培养，从标本中分离菌株。进一步提高对病原体检出的阳性率，同时可以通过观察分离菌株的形态、镜下特征、生理生化等确定致病菌的种类。

1. 培养条件的选择

(1)pH：一般培养基 pH 范围在 5.0～7.0。因为大部分真菌适于在中性和酸性环境中生长。对于罕见菌种培养鉴定所用的特殊培养基 pH 范围视其要求而定。

(2)温度：绝大多数真菌在 25～28 ℃ 均生长良好，深部真菌一般适于 35～37 ℃ 培养。双相真菌在 25～28 ℃、35～37 ℃ 均可生长，25～28 ℃ 时为菌丝相，35～37 ℃ 时为酵母相。

(3)渗透压：少数真菌在高渗条件下也能生长。在培养基中加入一定浓度的糖或 NaCl，可分离培养获得该菌株，对其鉴定也有帮助。

2. 培养基种类的选择

(1)沙氏葡萄糖蛋白胨琼脂培养基(Sabouraud dextrose agar，SDA)：简称沙氏培养基。

1)成分：葡萄糖 40 g、蛋白胨 10 g、琼脂 20 g、蒸馏水 1000 ml。

2)制法：以上成分混合均匀后热溶解，趁热分装试管，高压灭菌 121 ℃ 10 min，取出后放置斜面，冷却后置 4 ℃ 冰箱冷藏备用。为减少细菌污染，可添加抗生素如青霉素(20 μg/ml)、氯霉素(0.05 mg/ml)或链霉素(40 μg/ml)等，这些抗生素可单独或联合使用；为抑制霉菌生长，可加入放线菌酮(0.5 mg/ml)。值得注意的是，氯霉素、放线菌酮可耐高温，在培养基灭菌前加入，青霉素与链霉素不耐高温，于高压灭菌后加入；5 mg 放线菌酮溶于 10 ml 丙酮中。

3)用途：是最常用的真菌基础培养基，可用于分离和保存菌种。或者采用商品化的干粉，按照相应的说明书配制。根据需要添加抗生素或者其他抑制剂。

(2)马铃薯葡萄糖琼脂培养基(potato dextrose agar，PDA)：

1)成分：马铃薯 200 g、葡萄糖 20 g、琼脂 20 g、蒸馏水 1000 ml。

2)制法：马铃薯去皮 200 g，切碎加水 1000 ml，文火煮沸 10 min。纱布过滤，滤液加葡萄糖 20 g、琼脂 20 g，加热至溶化。蒸馏水补足至 1000 ml，分装，高压灭菌 121℃ 15 min，置斜面冷却备用。

3)用途：是常用分离鉴定真菌的基础培养基之一。刺激皮肤癣菌、小孢子菌、暗色孢科真菌产生孢子；皮肤癣菌可产不同色素，如红色毛癣菌产红色，犬小孢子菌产黄色，须癣毛癣菌不产色素。或者采用商品化的干粉，按照相应的说明书配制。根据需要添加抗生素或者其他抑制剂。

(3)米粉吐温 80 琼脂(rice tween - 80 agar)：

1)成分：米粉 10g、琼脂 20 g、吐温 80 10 ml、蒸馏水 1000 ml。

2）制法：先将米粉用 500 ml 蒸馏水稀释，剩余 500 ml 蒸馏水加入琼脂，溶化后，两液混合，最后加入吐温 80 混匀，分装后高压灭菌 121℃ 20 min，置斜面冷却备用。

3）用途：刺激白念珠菌产生厚壁孢子和菌丝。可用于小培养。

（4）米饭培养基（rice agar）：

1）成分：大米 300 g、蒸馏水 1000 ml。

2）制法：将 3 g 大米，10 ml 蒸馏水加入试管，棉塞塞好，高压灭菌 121℃ 15 min。

3）用途：刺激犬小孢子菌产生大分生孢子，且生长良好，用于鉴别奥杜盎小孢子菌；刺激一些皮肤癣菌产生孢子。

（5）玉米吐温 80 琼脂（corn tween - 80 agar）：

1）成分：玉米粉 40 g、琼脂 15 g、蒸馏水 1000 ml、吐温 80 10 ml。

2）制法：先将玉米粉混于水中，65 ℃水浴 1 h，过滤，再补足水量，然后加入琼脂和吐温 80，热溶解后分装，121 ℃ 10 min 灭菌后冷却备用。

3）用途：用于观察白念珠菌厚壁孢子及假菌丝；红色毛癣菌在此培养基产色素较好。

（6）尿素琼脂培养基（Christensen's urea agar）：

1）成分：葡萄糖 5 g、琼脂 20 g、蛋白胨 1 g、KH_2PO_4 2 g、NaCl 5 g、酚红 0.012 g、20% 尿素溶液 50 ml、蒸馏水 1000 ml。

2）制法：葡萄糖 5 g、琼脂 20 g、蛋白胨 1 g、KH_2PO_4 2 g、NaCl 5 g、酚红 0.012 g、蒸馏水定容至 1000 ml，高压灭菌。冷却至 50 ℃时，每 450 毫升培养基中加入抽滤灭菌的 20% 尿素溶液 50 ml，混匀后分装试管置斜面，凝固后置 4 ℃冰箱备用。

3）用途：鉴别红色毛癣菌与须癣毛癣菌。须癣毛癣菌生长 3 ~ 4 d 后可使培养基由黄变红，呈阳性反应；红色毛癣菌为阴性反应，培养基不变色。

（7）察氏培养基（Czapek's medium，CZA）：

1）成分：硝酸钠 3 g、磷酸氢二钾 1 g、硫酸镁 [（MgS）·7H_2O] 0.5 g、氯化钾 0.5 g、硫酸亚铁 0.01 g、蔗糖 30 g、琼脂 20 g、蒸馏水 1000 ml。

2）制法：除蔗糖、琼脂外，其余成分均加入水中加热 10 ~ 15 min，稍冷却后将蔗糖与琼脂加入，高压灭菌 121 ℃ 15 min。

3）用途：常用于分离鉴定曲霉与青霉。曲霉的菌落颜色更典型。

（8）脑心浸液琼脂培养基（brain heart infusion agar，BHLA）：

1）成分：小牛脑浸膏 200 g（原料重量）、牛心浸膏 250 g（原料重量）、蛋白胨 10 g、NaCl 5 g、Na_2HPO_4 2.5 g、葡萄糖 2 g、琼脂 15 g、蒸馏水 1000 ml。

2）制法：上述混合后，121 ℃ 10 min 灭菌后备用。

3）用途：双相真菌可在该培养基上呈酵母相。

（9）皮肤癣菌鉴定培养基（DTM）：

1）成分：葡萄糖 10 g、蛋白胨 10 g、琼脂 20 g、酚红（0.5% 水溶液）40 ml、0.8 mol/L盐酸 6 ml、放线菌酮 0.5 g、庆大霉素 0.1 g、氯霉素 0.125 g、蒸馏水 1000 ml。

2）制法：将葡萄糖、蛋白胨和琼脂混于 1000 ml 水中，加入 40 ml 酚红并振荡，然后加入 6 ml 盐酸并振荡；放线菌酮 0.5 g 溶于 2 ml 丙酮中，倒入培养基中；庆大霉素及氯霉素溶于 2 ml 水中，然后加入培养基。121 ℃ 15 min 灭菌后备用。

3）用途：分离和鉴定皮肤癣菌，98% 的皮肤癣菌能使 DTM 由酸变碱，培养基 1 周内由黄色变红色。

（10）溴甲酚紫乳固体葡萄糖琼脂培养基（BCP - MSG）：

1）成分：脱脂奶粉 40 g、葡萄糖 20 g、琼脂 10 g、0.1% 溴甲酚绿 2 ml、蒸馏水 1000 ml。

2）制法：以上成分混合热溶解，分装，高压灭菌 121 ℃ 15 min。

3）用途：鉴别皮肤癣菌。

（11）念珠菌显色培养基（CHROM agar Candida）：

1）成分：葡萄糖 20 g、显色混合物 2 g、琼脂 15 g、氯霉素 0.5 g、蛋白胨 10 g、蒸馏水 1000 ml。

2）制法：称取以上成分混合，搅拌加热煮沸至完全溶解，冷却至 50 ℃ 左右，在无菌环境中，倾注灭菌平皿，待凝固后，备用。

3）用途：科玛嘉念珠菌培养基可以用来分离并鉴别临床实验室遇到的最常见的念珠菌，目前已经过验证可单独作为以分离酵母菌为主的培养基，这些临床标本包括咽拭子、尿液、生殖道及血培养酵母菌涂片阳性的标本。对于分离临床标本中混合酵母菌的效力尤其显著。对于以下念珠菌，科玛嘉培养基中的显色底物可以产生唯一和特异性的颜色进行鉴定。①白念珠菌。浅至中等绿色，都柏林念珠菌在初代培养时常产生深绿色菌落，但经过传代培养后该特性消失。②热带念珠菌。深蓝色至金属样的蓝紫色。③克柔念珠菌。淡粉色菌落伴白色边缘，菌落粗糙。研究显示，科玛嘉培养基对于上述三种念珠菌的鉴定结果无须其他试验进一步的鉴定。光滑念珠菌可以形成粉红色菌落，但不能同其他酵母菌进行区分。褶皱念珠菌形成唯一的蓝绿色伴白色边缘的菌落，略粗糙。丝状真菌在科玛嘉上生长可能形成与在常规培养基上不同的颜色，但镜下形态不发生改变。

3. 真菌接种方法　根据不同的临床标本，可用点种法和划线法。

（1）点种法：适用于皮屑、甲屑、毛发、痂皮、组织等有形固体标本的初代培养及丝状真菌的次代鉴定培养，将标本直接点种于琼脂培养基表面（或将有形标本穿种入培养基里）。

1）标本接种：将标本分三点接种到沙氏培养基（SDA）上，一点在斜面中间位置，一点在上 1/4 处，一点在下 1/4 处。

2）菌株接种：用接种钩挑取一小簇菌丝接种到平板培养基中央，或挑取 3 次等距离接种于培养基中三角形的三角位置。该培养主要用于丝状真菌的次代培养鉴定。也可用上述标本接种的点种法接种于试管斜面。

（2）划线法：适用于痰、分泌物、脓液、组织液、组织块的研磨液等液体标本，用接种针（或接种环）挑取标本划线接种在培养基表面。

4. 真菌培养方法

（1）试管培养法：在大管径试管中装入真菌培养基，制成斜面。挑取少量标本，接种于试管的斜面中下部，将标本浅埋入培养基，用胶塞封口。放置恒温 27 ±1 ℃培养，某些双相型真菌需要同时放置 35 ±1 ℃培养。试管培养法使用方便、不易污染，但展示面积不够，不能完全显示菌落的全部形态。

（2）大培养法：用培养皿或大型培养瓶装入培养基，接种标本。培养后菌落较大，易于观察。该法容易污染，不适合培养球孢子菌、组织胞浆菌等传染性强的真菌。

（3）小培养法：是观察真菌结构及生长发育的最佳方法。它在挑取菌落制备涂片时，避免了破坏真菌原有结构（孢子和菌丝的形态特征、位置、大小和排列），尤其是产孢结构，影响鉴定菌种的正确性。根据高倍镜观察孢子和菌丝的形态特征、位置、大小和排列，尤其是产孢结构以正确鉴定菌种。小培养法有很多种，主要如下：

1）玻片培养：①取无菌"V"形玻璃棒放入无菌平皿内。②取无菌载玻片放在玻璃棒上。③制备 1 cm² 马铃薯葡萄糖琼脂（PDA）于载玻片上。④于琼脂块的每一侧用接种针接种待检菌。⑤取烧灼后的盖玻片盖在琼脂块上。平皿内放少许无菌蒸馏水，加盖，于 25 ~ 28 ℃培养（白假丝酵母菌培养 24 ~ 48 h，而皮肤癣真菌培养 1 ~ 7 d）。⑥培养后，弃琼脂块于消毒液中，滴加乳酸酚棉蓝染液于载玻片上，再将取下的盖玻片置于载玻片上染色镜检。

2）小型盖片直接培养法：按常规方法接种标本在试管或平板中。取无菌11 mm × 11 mm 大小的盖玻片，加盖 1 层薄培养基。将此盖玻片有培养基的面朝向接种处插入琼脂，在适当环境培养后，肉眼可见有菌生长时取出盖玻片，有菌面朝下直接覆盖在加有封固液的载玻片上，显微镜下观察。

3）琼脂方块培养法：在无菌平皿中放入无菌的"U"型或"V"型玻璃棒（或其他支持物），加适量无菌水或含水棉球。取 1 片无菌载玻片放于玻璃棒上，从平板培养基上取 4 ~ 5 mm 厚、8 mm × 8 mm 大小的琼脂块置于载玻片上。在琼脂块的四周接种标本，然后加盖无菌盖玻片。在适宜环境中培养，肉眼发现有菌生长时提起盖玻片，移去琼脂块，将盖玻片直接放在载玻片上，显微镜观察。

4）小钢圈法：先将固体石蜡加热熔化，取直径约 2 cm、厚度约 0.5 cm 有孔口的不锈钢小钢圈，火焰消毒后趁热浸入液体石蜡，旋即取出冷却，液体石蜡即附着于小钢圈中。再取一无菌载玻片，火焰上稍加热，将小钢圈平置其上，孔口向上。

小钢圈上液体石蜡遇载玻片的热即熔化后凝固，钢圈就会固定在载玻片上。用无菌注射器经孔口注入熔化的培养基，培养基量约占小钢圈容量的1/2，注意避免气泡。待培养基凝固后取一消毒盖玻片，火焰上加热后，趁热盖在小钢圈表面，也即固定其上。最后用接种针伸入孔口进行接种。这种方法的优点是形成一种封闭式培养，在显微镜下直接观察菌落时可避免孢子吸入人体，而且不易被污染，盖玻片也可取下染色后封固制片保存。

（三）真菌的鉴定

对真菌进行分离培养后的纯培养物根据菌落的特征、镜下形态和结构确定菌种的过程即为真菌的鉴定过程。必要时可通过生化反应、鉴别试验、分子生物学、动物接种等方法明确菌种。真菌的鉴定可对培养的真菌进行正确的分类，并进行真菌药物敏感性检测，同时有利于开展流行病学调查。

对常见致病真菌要掌握的鉴定原则是首先区分酵母菌和霉菌。如果初代培养基上培养出酵母样菌落，在鉴定前应进行分离纯化。在去除细菌和其他真菌污染、区分混合感染后，对纯菌落进行鉴定。霉菌的鉴定较为复杂，传统鉴定方法主要依据分生孢子的个体发生过程结合其他特征来进行鉴定。初代培养后根据形态学特征一般可鉴定到属的水平，再依据不同真菌的鉴定要求，采用标准培养基和培养条件进一步完成菌种鉴定。

1. 真菌菌体形态特征 各类丝状真菌长出的菌丝和孢子形态不同，是鉴别真菌的重要依据。为在镜下清晰观察真菌结构，必须用分离针挑出一部分菌落进行观察，小培养法、透明胶带法等均是常用的方法。用透明胶带粘取菌落表面置于镜下观察的透明胶带法，是一种不破坏分生孢子结构的快捷方法。常用乳酸酚棉蓝对挑取的部分菌落进行染色，操作必须在生物安全柜中进行。显微镜观察时注意菌丝形态、分生孢子梗形态、着生位置、单生或丛生或束状、分生孢子类型、子实体的有无及形态等。

2. 真菌培养特性和真菌菌落特征 标本接种后，逐天观察以下指标。

（1）生长速度：缓慢生长菌 7~14 d，快速生长菌 2~7 d。一般深部真菌超过1周，浅部真菌超过4周仍无生长，可报告阴性。

（2）菌落外观：扁平、疣状、折叠、规则或不规则、缠结或垫状等。

（3）菌落大小：菌落大小用厘米（cm）来表示，菌落大小与生长速度和培养时间有关。

（4）质地：平滑状、粉状、粒状、棉花状、粗毛状、皮革状、黏液状或膜状等。

（5）颜色：不同的菌种表现出不同的颜色，呈鲜艳或暗淡。致病性真菌的颜色多较淡，呈白色或淡黄色，而且其培养基也可变色，如马尔尼菲青霉等。有些真菌（如皮肤癣菌）菌落不但正面有颜色，其背面也有深浅不同的颜色。菌落的颜色与培养基的种类、培养温度、培养时间、移种代数等因素有关。所以，菌落的颜色虽在菌种鉴定上有重要的参考价值，但除少数菌种外，一般不作为鉴定的重要依据。

（6）菌落的边缘：有些菌落的边缘整齐，有些菌落边缘不整齐。

（7）菌落的隆起高度和下陷现象：某些菌种菌落下陷现象明显，如黄癣菌、絮状表皮癣菌等。

（8）渗出物：一些真菌如青霉、曲霉陈旧培养物的菌落表面会出现液滴。

（9）变异：有些真菌的菌落时间久或多次传代培养而发生变异，菌落颜色减退或消失，表面气生菌丝增多，如絮状表皮癣菌在 2 ~ 3 周后便发生变异。

3. 真菌生理生化试验　某些真菌除根据菌落的形态及显微镜下形态鉴定外，有时尚需配合生化反应，多见于酵母菌的鉴定。对碳水化合物的利用能力是酵母菌鉴定的主要手段。生化鉴定有标准鉴定、显色鉴定、手工生化鉴定和自动生化鉴定系统。

（1）糖发酵试验：25 ~ 28 ℃孵育，每天观察结果。一般观察 2 ~ 3 d 即可，不发酵者或弱发酵者，可延至一周，观察发酵半乳糖可延长至 2 周以上，常用于深部真菌如念珠菌的鉴定。

（2）糖同化试验：25 ~ 28 ℃孵育 1 ~ 2 d 观察结果，固相平板法，凡能同化者在所加碳源的周围形成生长圈，液相试管法中液体更加浑浊或形成菌膜环，必要时可延长观察，是鉴定深部真菌（如念珠菌）的重要试验。

（3）脲酶试验：是鉴别念珠菌和隐球菌的重要试验，同时也常用于皮肤癣菌的种间鉴别。

（4）硝酸盐还原试验：常用于酵母样菌和丝状真菌的鉴别。

（5）酚氧化酶试验：常用于新生隐球菌的鉴别。

（6）念珠菌显色鉴定：对于酵母样真菌首选念珠菌显色培养基。该培养基可提供酵母菌生长的营养物质、抑制细菌生长的抗菌物质和用于检测标本中特定真菌的特异性酶的产色底物。一般分离念珠菌属菌株先用显色培养基，根据菌落颜色鉴定白念珠菌、热带念珠菌、光滑念珠菌和克柔念珠菌。不能用显色培养基鉴定的菌株用沙氏葡萄糖琼脂（SDA）分离纯化，再用编码生化鉴定系统进一步鉴定。

（7）厚壁孢子形成试验：玉米粉吐温琼脂可促进白念珠菌厚壁孢子及假菌丝形成。湿片镜检示有酵母细胞时，可同时制备玉米粉吐温琼脂玻片小培养、置于微需氧环境孵育，白念珠菌与都柏林念珠菌形成厚壁孢子；应注意假菌丝的大小和形状及沿着假菌丝的芽生孢子。

（8）芽管形成试验：是鉴定白念珠菌的快速试验，不是所有的白念珠菌分离株芽管形成试验均为阳性。用细菌接种环挑取生长在沙氏葡萄糖琼脂或血琼脂培养基 30 ℃孵育 24 ~ 48 h 念珠菌培养物，置于含胎牛血清基质中，35 ~ 37 ℃孵育不超过 3 h，宜在孵育 2 ~ 3 h，显微镜观察是否有芽管形成。白念珠菌与都柏林念珠菌都能形成芽管。

4. 真菌血清学试验　随着诊断技术的发展，免疫学技术检测真菌感染的方法逐渐在临床应用，真菌的抗原、抗体及代谢产物的血清学检查，用于深部真菌感染的实验室诊断，已取得很好的效果。目前常用的血清学试验有乳胶凝集试验、酶联免疫试验、荧光免疫测定法等。

(1)1,3-β-D 葡聚糖(1,3-β-D-glucan, BG)检测：又称 G 试验。1,3-β-D 葡聚糖是酵母和丝状真菌细胞壁的多聚糖成分，不存在于原核生物和人体细胞，是具有较高特异性的真菌抗原。因此，可将存在于血液及无菌体液中的 BG 视为侵袭性真菌感染的标志。马蹄鳖凝血系统中的凝血酶原 G 因子的 α 亚基特异性识别 BG 后，可激活血清凝固酶原上的 β 亚基，形成凝固酶，凝固酶参与凝血酶原级联反应，是凝固蛋白原转化为凝胶状的凝固蛋白，整个反应通过光谱仪测量其光密度可进行量化(BG 水平可精确到 1 pg/ml)，根据其引起的浊度变化对真菌 β-葡聚糖浓度进行定量，此叫浊度法；亦可通过加显色底物，根据检测吸光度变化对真菌 BG 浓度进行定量，这叫显色法。

该试验可早期诊断多种临床常见的侵袭性真菌感染疾病(侵袭性念珠菌病、侵袭性曲霉菌病及肺孢子菌肺炎等)，但不能用于检测隐球菌和接合菌感染。

(2)半乳甘露聚糖(galactomannan, GM)试验：GM 是曲霉细胞壁的成分，由甘露聚糖和呋喃半乳糖组成，后者具有抗原性。利用酶联免疫吸附试验(enzyme linked immunosorbent assay, ELISA)方法检测侵袭性曲霉病患者体液免疫中半乳甘露聚糖抗原成分，现多采用一步夹心法。具体方法是待测血清(或血浆)中的 GM 与包被在酶标板上的鼠单抗(捕获抗体)及辣根过氧化物酶标记的鼠单抗(检测抗体)形成抗原-抗体-抗体复合物，再加入底物显色，在酶标仪 450 nm 处测定吸光度值，测定值和待测抗原的浓度呈正相关，以临界值对待测标本中是否含有 GM 进行定性或定量分析。

该试验能够作为侵袭性曲霉菌感染的早期依据，是目前国际公认的曲霉菌诊断方法。

(3)隐球菌抗原检测：常用方法有乳胶凝集试验、胶体金免疫层析试验和 ELISA 法。

1)乳胶凝集试验：该检测利用了包被在乳胶颗粒中的抗隐球菌抗体与含有隐球菌荚膜多糖抗原的样本发生凝集反应来检测脑脊液、血清标本隐球菌荚膜多糖抗原。隐球菌抗原乳胶凝集试验具有诊断和预测价值。

2)胶体金免疫层析法：通过一种"三明治"夹心免疫层析试纸条检测脑脊液、血清标本中的隐球菌抗原。敏感度和特异性同乳胶凝集试验。

3)ELISA 法：先将荚膜多糖包被在酶标板上，再加入待测血清(或脑脊液)和辣根过氧化物酶标记的荚膜多糖抗体，此时，待测标本中的荚膜多糖及荚膜多糖标准品与酶标板上的荚膜多糖竞争性结合有限的抗体结合位点，再加入底物显色，在酶标仪 450 nm 处测定吸光度值，测定值和待测抗原的浓度呈负相关，可根据荚膜多糖标准品绘制标准曲线并计算待测标本中夹膜多糖的浓度。该法可对夹膜多糖进行定性或定量分析。

5. 真菌分子生物学鉴定　随着分子生物学的发展，已有聚合酶链反应（polymerase chain reaction，PCR）、分子探针、脉冲场凝胶电泳（PFGE）、限制性酶切片段长度多态性分析（RFLP）、单链构象多态性分析（SSCP）、随机扩增 DNA 多态性（RAPD）分析和 DNA 序列分析，形成了以 PCR 技术为基础的一系列分子学方法，用于深部真菌病的诊断和菌种的鉴别、鉴定研究。

6. 真菌质谱鉴定技术　质谱技术有多种，基于蛋白质组学的基质辅助激光解吸电离飞行时间质谱技术（matrix – assisted laser desorption ionization time of flight mass spectrometry，MALDI – TOF MS）近年来得到了极大的发展，是鉴定真菌菌种的灵敏度高、准确度高及分辨率高的新一代技术，已应用于酵母菌与丝状真菌的鉴定。

该技术操作流程包括以下步骤，即选择未知真菌、取真菌点 MALDI 靶、产生 MALDI – TOF 特征峰、BioTyper 数据解析、获得鉴定物种。在用 MALDI – TOF 质谱测定时，质谱图用 MALDI – TOF 质谱仪以线性正性模式用最大频率（20～200 Hz，依赖于仪器）采集。对于 MAL – DI – TOF – MS 采集的质谱图，需要相对应的软件进行分析，才能解读谱图所蕴含的生物学信息，从而进行真菌的鉴定和分类。

三、病毒形态、培养和鉴定

（一）形态学检查

光学显微镜和电子显微镜观察感染病毒后组织细胞内出现的特征性形态有助于病毒感染的诊断。光学显微镜仅用于大病毒颗粒（如痘病毒）和病毒包涵体的检查；包涵体在细胞的部位、数量、形状等特点，可作为可疑病毒性感染的辅助诊断。电镜检查可发现感染者标本中的典型病毒颗粒，有助于病毒感染的早期诊断，如粪便轮状病毒、疱疹液中疱疹病毒、血清标本乙型肝炎病毒或人类免疫缺陷病毒等。

1. 光学显微镜技术　包涵体的观察需要进行细胞染色。常用的染色液有吉姆萨和苏木精 – 伊红两种。一般是在细胞质中复制、装配的病毒产生质内包涵体，在细胞核中复制、装配的病毒产生核内包涵体。

（1）胞质内包涵体：狂犬病毒感染后，包涵体常出现在细胞质内。狂犬病毒在易感的动物体内增殖，可取大脑组织海马回部位作病理切片，经吉姆萨或 HE 染色后，在胞浆内可见典型的椭圆形或圆形、边缘清晰的嗜酸性包涵体，又称内基小体（Negri body），在诊断上具有意义。

（2）胞核内包涵体：巨细胞病毒、单纯疱疹病毒、水痘 – 带状疱疹病毒和腺病毒等可产生核内包涵体。

1）巨细胞病毒感染后，宿主细胞及核巨大化，出现既嗜碱又嗜酸的核内包涵体，核被清晰亮圈环绕。被此病毒感染的先天性患儿，约 50% 尿沉渣中可检出明显的有核内包涵体的巨细胞，同样巨细胞病毒也可出现在泪液、唾液、乳汁中的细胞内。

2）单纯疱疹病毒、水痘－带状疱疹病毒感染细胞后在细胞核内均可出现嗜酸性包涵体和多核细胞，两者之间难以借助包涵体鉴别。

3）腺病毒感染细胞后，早期可见核内多个嗜酸性小包涵体，晚期见核内单个嗜碱性大包涵体、过渡期细胞中核内致密嗜碱性包涵体。

（3）胞质内和胞核内包涵体：麻疹病毒感染细胞后既可在胞质内又可在胞核内形成包涵体。在感染的前驱期，遍及全身淋巴组织内出现多达 100 个核的多核巨大细胞，在这些细胞中包涵体少见，但在黏膜上皮细胞，如呼吸道黏膜上皮细胞，受感染的细胞大多有包涵体。

2. 电镜技术　电子显微镜（简称电镜）比光学显微镜分辨率高，能够获得更高的放大倍数，因此能够观察光镜无法观察到的病毒及细胞的超微结构，被广泛应用于病毒形态检测及形态发生等研究中。电子显微镜种类很多，主要包括透射电子显微镜和扫描电子显微镜两大类。在病毒学研究中，透射电子显微镜主要应用于对液态标本及细胞或组织标本超薄切片的观测。扫描电子显微镜主要应用于生物样品表面形貌特征的观测。电镜技术用于病毒性疾病的快速诊断，是现行的诊断疾病的重要方法之一。此外，电镜技术也是发现鉴定新的病毒及研究病毒引起的组织和细胞病理变化等不可缺少的重要手段。电镜技术检查可分为以下两种。

（1）电镜直接检查：含有高浓度病毒颗粒（≥10^7 颗粒/毫升）的样品，可直接在电镜下观察病毒颗粒大小、形态结构，以及在组织细胞中的位置。若要获取病毒形态学特征的准确信息，除了电镜本身的分辨率外，电镜观察的标本制作技术十分关键。

1）负染色技术：是以重金属盐染液中的金属（钾或钠）原子作为电子染料，浸染病毒悬液标本，将密度较低的含病毒标本包绕而形成明显的图像反差，电子光束能通过低密度的病毒颗粒而不能通过金属背景，即背景发暗，而病毒颗粒发亮，从而凸显病毒的大小、形态和结构，故称为负染色技术。在病毒学检验和研究中，常用磷钨酸盐负染色技术。

负染色技术具有高度反差、分辨力高、操作简便、不要求高纯度的标本制备等优点，染色本身也不改变标本的生物活性，不因染色而造成标本变形，只需将标本粗提浓缩后直接滴到有膜铜网上，滴上染液，干后即可进行电镜观察。但本方法要求标本中病毒含量较高（≥10^7 颗粒/毫升），而且病毒需要游离于组织液或细胞液中，被检的病毒最好有自身的形态特征，适用于腺病毒、轮状病毒、甲型肝炎病毒、乙型肝炎病毒、单纯疱疹病毒和巨细胞病毒等检查。

2）超薄切片电镜技术：超薄切片要求切下的组织非常薄，厚度在 $10 \sim 100$ nm。如一个组织细胞经超薄切片可切成几十片甚至上百片，然后用电镜进行观察。超薄切片和一般病理切片的制作基本相似，即标本经过固定、包埋、切片和染色等一系列操作程序，但与一般病理切片相比，其操作要求更加严格。

超薄切片电镜技术可观察到组织细胞的超微结构和细胞中病毒颗粒及病毒在细

胞内的生物合成和装配过程，还可观察到病毒的形态大小、排列特点及由于病毒的作用引起细胞的超微病理变化，对分离的病毒鉴定有很大帮助。但该技术需具有特殊技能人员操作，而且制作周期较长，操作复杂，限制了其临床应用。对于难于鉴定的病毒，需要将负染及超薄切片结果结合起来，与其他信息综合分析才能获得正确的结果。

（2）免疫电镜：病毒是极微小的个体，直接电镜观察时如果标本中病毒浓度较低，病毒颗粒形态特点则较难确切辨认。为了提高辨认的准确性，可用免疫电镜技术进行观察，即将病毒与特异性抗体结合，在电镜下即可清晰观察凝聚的病毒颗粒，从而提高病毒的检出率和特异性。利用本技术发现和鉴定了许多病毒，如轮状病毒、甲型肝炎病毒、脊髓灰质炎病毒等。

1）抗原抗体作用的直接电镜观察：此方法简单，将病毒标本制成悬液，加入特异性抗体混匀，使标本中病毒颗粒凝集成团，再用电镜观察，可提高病毒检出率，比电镜直接检查法更特异、更敏感。例如，在脊髓灰质炎病毒的检查中，该法比直接电镜检查敏感 100 倍。但所用抗体效价必须高，抗原抗体比例要适合，标本中病毒颗粒需达到一定数量。

2）酶标记或胶体金标记免疫电镜技术：酶标记是以酶为抗原抗体反应的标记物，与相应底物作用后形成不溶性产物，在电镜下形成电子散射力极强的终末产物。辣根过氧化物酶和碱性磷酸酶常被用于免疫电镜的标记。胶体金标记是以胶体金作为抗原抗体示踪物，当胶体金的直径为 0.8 nm 或 1.0 nm 时，其穿透组织细胞能力增强而不影响观察结果。超小的胶体金经银增强系统处理后，分辨效果更佳，目前已被广泛应用于各种电镜检查。

（二）病毒的分离培养

由于病毒属于严格的细胞内寄生物，因此病毒的分离培养也离不开活的细胞，目前病毒的分离培养主要有细胞培养、鸡胚培养和动物接种。病毒分离不但是临床病毒诊断学中的"金标准"，而且与其他检测病毒抗原、病毒抗体、病毒核酸等方法相比，病毒的分离培养能够发现新的病毒，这是病毒分离培养的最重要的特点之一。

1. 细胞培养 用于培养病毒的细胞有原代细胞、二倍体细胞和传代细胞系，由于其不同的特性，往往应用于不同目的。细胞培养技术涉及选择合适的细胞株、正确地接种标本、维持培养已接种的细胞、证实病毒的存在及用合适的方法正确地鉴定病毒，但有些病毒还不能通过分离培养达到诊断目的。

（1）培养条件：细胞培养的最基本条件是根据标本种类选择合适的细胞培养系统，多数实验室都采用三种不同细胞的组合，即原代细胞、二倍体细胞、传代细胞。临床病毒实验室选择细胞株时应考虑以下因素，①细胞株对病毒的敏感性；②常见标本类型的适用性；③能否产生特征性细胞病变；④自行制备或购买细胞、细胞生长特征及维持细胞所需要的成本支出。

1）细胞培养基：1955 年 Eagle 分析出 HeLa 细胞和小鼠 L 细胞生长所必需的 28 种合成物质，于 1959 年成功研制了著名的 Eagle 基础培养基（Eagle's minimum essential medium，EMEM）。其主要优点在于延长了换液的间隔时间，是当前临床病毒实验室中最常用的培养基之一。

2）血清：有些营养要求比较高的细胞还要在 Eagle 基础培养基中加入血清才能满足其生长需求，临床实验室多用小牛血清和胎牛血清。因血清中的补体对细胞含有毒性成分，故使用之前，应将其 56 ℃加热 30 min 灭活补体。使用时通常采用 5% ~ 10% 血清用于细胞生长，1% ~ 2% 血清用于细胞维持。

3）pH：细胞培养基的 pH 环境很重要，在细胞生长过程中，糖类的酵解作用使培养基变为酸性，对细胞生长和维持生长不利，这时就需要及时更换培养液，临床实验室通常使用酚红指示剂来指示酸碱的变化，用 1 ~ 10 mmol/L 磷酸盐缓冲系统、26 mmol/L 碳酸 – 碳酸氢盐缓冲系统和 HEPES 两性离子缓冲系统，以 HEPES 应用最广泛。

4）抗生素：细胞培养过程中应用的抗生素有青霉素、链霉素、庆大霉素、卡那霉素、四环素和新霉素等，前三种应用最广泛。青霉素 G 可抑制大多数革兰阳性细菌，但其稳定性差，35 ~ 37 ℃ 48 h 活性即消失；链霉素能抑制大多数革兰阴性细菌，但其活性也只能维持 4 d；庆大霉素对多种革兰阳性和革兰阴性细菌有抑制作用，并且还可抑制污染细胞的多种支原体，5 ~ 10 μg/ml 的庆大霉素在 35 ~ 37 ℃可稳定 2 周。

临床实验室通常联合应用青霉素（100 ~ 250 U/ml）和链霉素（100 μg/ml）。对于可能的真菌污染的细胞培养，需要加入两性霉素 B，它在 35 ~ 37 ℃中的半衰期为 4 d，可以抑制大多数酵母菌和丝状真菌的生长。

（2）细胞制备：

1）细胞解离：实验室中常用胰酶和胶原酶将生物组织解离成单个细胞来制备原代细胞，或者用 0.25% 胰酶 + EDTA 将生长在培养皿或其他贴壁生长的单层细胞做成单细胞悬液。加入的水要不含内毒素，牛血清事先要灭活。

2）细胞培养：购买商品化的细胞株，进行增殖培养时一般按以下步骤进行。①吸去细胞表面的培养基。②加入适量的胰酶 – EDTA 溶液上、下摇动，以覆盖整个单层细胞表面，依细胞种类不同维持 2 ~ 5 min。③小心吸去胰酶 – EDTA 液体，继续置细胞于室温数分钟，直到镜下可见细胞开始从容器壁上脱离，放在手掌上轻拍时，细胞会从壁上脱落。④加入适量的生长培养基，细胞上、下吹打数次混匀，最后接种新的培养器皿上生长。

该方法适合大多数贴壁生长的细胞，类似的培养方法还有试管培养和盖玻片培养（适用于免疫荧光法鉴定受感染细胞的病毒）。根据细胞种类与数量的不同，一个细胞单层可以经过几天至 1 周才能形成，接种后 4 h 细胞通常还是透明而折光的，以后细胞逐渐沉到管底、贴壁，显示出该细胞特有的形态，如成纤维细胞出现长梭状。在细胞长到互相贴近之前，管中一直会同时存在圆形和长梭形细胞，最终因接触抑制效应从而形成一个均一的单层细胞。一些不受接触抑制影响的细胞，起先在管壁上随机生长，待生长到细胞互相接触时，便呈灶性成堆生长，直到营养耗尽或代谢产物积累抑制细胞继续生长才得以停止。

3）细胞冷冻：细胞冷冻时，需要添加冷冻保护剂（甘油或二甲亚砜）后逐步降温，以每分钟降低 1 ℃ 为宜，直到降至 −25 ℃ 以下将其移至 −70 ℃ 或 −196 ℃ 液氮中。如果使用 −70 ℃ 保存，则需要每隔 2～3 年复苏细胞一次，在体外培养几代之后再重新冻存。如果使用 −196 ℃ 液氮保存，则不需要复苏，可以长期保存。冻存细胞的操作方法如下，①选择快速生长中的细胞冻存，冻存前 24 h 换液一次。②吸去细胞培养液，用胰酶把细胞单层消化下来，然后将细胞悬液离心 5～10 min 后弃上清液。③将细胞重悬于含二甲亚砜的冻存液，使细胞浓度为 1×10^6/ml（用计数板或血细胞计数仪均可）。④分装每管 1 ml，密封，放入乙醇容器、密封的泡膜塑盒或逐步降温设备中。⑤达到 −25 ℃ 后移入 −70 ℃ 过夜，次日再移入 −196 ℃ 液氮长期保存。

4）细胞复苏：如果细胞在冻存前是处于对数生长晚期，健康而又无污染，则细胞复溶率是很高的。与冻存相反，复苏时要使细胞管的温度迅速升高，以避免细胞在温度从 −50 ℃ 提高到 0 ℃ 这个关键时期形成冰结晶而使细胞受到损伤和丧失活性。具体操作如下，①准备好 35～37 ℃ 的水浴、70% 乙醇、含 9 ml 左右 MEM 或 HBSS 的无菌管、细胞生长所需培养基及培养皿等材料。②将细胞管从液氮或 −70 ℃ 取出，迅速放入 35～37 ℃ 的水浴中，直到完全解冻。③用 70% 乙醇擦拭冻存管的外壁。④吸取细胞悬液加到 MEM 或 HBSS 无菌管中，颠倒混匀数次后，离心 5～10 min 后弃上清液。⑤将沉淀细胞悬浮于 12 ml 生长培养基中，再转移到培养皿中，最后置于 35～37 ℃ 培养。

5）细胞培养过程中常见问题、原因分析及处理：①支原体污染。支原体污染通常造成真核细胞生长不良或活力不佳，可用喹诺酮或疟原虫素（plasmocin）等支原体去除剂去除污染。②细胞变圆。细胞正常生长时应是扁平状的，并贴在培养皿上，形态依细胞类型而不同，可以是梭形的成纤维细胞，可以是近圆形的 HeLa 细胞。细胞变圆为不健康的指征之一，原因可能是培养温度过高或过低、培养基的用量与细胞数量比例不配比、有污染或毒性化学物质。③细胞形态正常但从培养皿上脱落。过热或过冷是可能的原因之一，如细胞在运送过程中，此外临床标本中可能会含有某些有毒的物质，如药物、乳胶手套中的残留物也可引起细胞脱落。④污染。例如，同一批制备的细胞均污染，则可能是培养基、其他试剂、器皿等被污染导致，该批细胞应全部丢弃。如因接种污染的标本导致某一支细胞污染，这类标本应离心去除细胞性杂物，然后经 0.45 μm 的滤膜过滤，再接种到新的细胞培养管中。⑤细胞生成小堆状并变圆。对于没有接触抑制特性的细胞来说则是正常现象，否则可能提示细胞的特性正在改变并污染了其他细胞、培养皿或培养基中含有毒性物质。⑥未接种的细胞出现细胞病变。原代细胞可能会有来自动物的病毒，引起细胞病变；也可能是由于缺氧、pH 过低、代谢产物过多或缺乏营养。传代细胞则可能因培养基受污染以及有毒化学物质存在导致细胞病变。

（3）标本接种：标本送达病毒实验室后，根据标本类型和收集部位的不同，进行相应的预处理，然后按以下程序接种到细胞培养管或培养基上。

1）选择合适的细胞株培养管，细胞应在活跃期或刚长满单层，并做好标记，吸弃细胞培养管中的维持培养液，加 2 ml 新鲜维持培养液。

2）加入 0.2～0.5 ml 标本到细胞培养管中，35～37 ℃培养，静置培养时需要倾斜 5°～7°以免培养液溢出，若用转鼓，转速为 10～15 转/小时。

3）依所需培养病毒不同，维持培养 7～28 d。若培养基颜色变黄，应检查是否污染，若无污染则需要更换培养液。若细胞显示毒性反应，则应取部分细胞重新接种到新的细胞培养管。

（4）细胞培养：

1）原代细胞培养：新鲜的组织或器官，在胰蛋白酶作用下先制成单个细胞悬液，在充足的营养条件下，经 35～37 ℃数天培养后形成的单层细胞层，称原代细胞培养。原代细胞较好保有原有组织特性，对病毒最为敏感，常用于直接从标本中分离病毒，如原代猴肾细胞是培养正黏病毒、副黏病毒、肠道病毒和腺病毒的常用细胞，但制备较为复杂。

2）二倍体细胞培养：原代细胞在体外分裂 50 代后仍保持染色体的二倍体特征，属正常细胞，称为二倍体细胞株。但这类细胞不能无限制地连续传代，多次传代后也会出现细胞老化，敏感性降低。常用的二倍体细胞有人胚肺、人胚肾、猴肾、地鼠肾细胞等，人类许多病毒易感，广泛用于病毒分离和疫苗制备。例如，人胚肺细胞 WI - 38，可用于水痘 - 带状疱疹病毒、腺病毒和巨细胞病毒的分离。

3）传代细胞培养：来源于肿瘤细胞或二倍体细胞株传代过程中的变异细胞，具有瘤细胞特性，繁殖率高，可无限传代。常用人宫颈癌细胞（Hela）、传代地鼠肾细胞（BHK21）、人喉上皮癌细胞（Hep - 2）、传代非洲绿猴肾细胞（Vero）等。由于源自肿瘤细胞，不宜用于疫苗的制备，但对很多病毒的敏感性高且稳定，可长期存活，生长旺盛，故常用于病毒的分离鉴定、病毒抗原的大量生产和抗病毒药物筛选研究。例如，可用 Hela 和 Vero 分离单纯疱疹病毒等。

2. 鸡胚培养　目前鸡胚接种技术被广泛应用于病毒、立克次体和衣原体的研究，尤其是痘病毒、正黏病毒、副黏病毒和疱疹病毒的研究工作。

鸡胚接种技术具有以下优点：①鸡胚为一机体，有神经、血管的分布及脏器的构造；②鸡胚的组织分化程度较低，可选择适当途径接种，而且病毒易于繁殖，感染病毒的膜和液体中含有大量病毒；③鸡胚来源充足，其本身很少携带病毒和细菌，同时它的敏感范围很广，对接种的病毒不产生抗体。因此，该技术常用于某些对鸡胚敏感的病毒的分离、鉴定、抗原制备、疫苗生产及病毒性质等方面的研究。

　　鸡胚接种技术也有不足之处：①鸡胚本身可能带有病毒，会影响病毒接种及实验结果；②许多病毒具有种属特异性，不能对所有病毒进行接种培养；③除引起鸡胚死亡的病毒及产生痘疱的病毒外，通常不产生特异性的感染指征，必须利用另外的实验来证明病毒的存在，如用红细胞凝集试验（简称血凝试验）和血凝抑制试验来鉴定流感病毒；④鸡食入的抗生素会残留在体内，可能传递给鸡胚，使立克次体及鹦鹉热等病原体繁殖受到抑制。这些不利因素都影响鸡胚接种方法的应用。

　　（1）鸡胚的结构与生理：鸡胚是由外胚层、中胚层和内胚层三个胚层发育起来的，它们共同构成了胚胎的组织与器官。健康的经孵化 9～11 日龄的鸡胚具有如下结构。

　　1）卵壳与壳膜：鸡胚最外面的一层坚硬的石灰质硬壳为卵壳，上有细孔，卵壳下层为壳膜，容易与卵壳分开。壳膜的主要功能是使气体分子和液体分子在内外两方面进行交换。因此，孵育鸡胚时需要一定的湿度和气流，如果湿度太低，鸡胚就容易因脱水而死亡；如果空气不流通，也可造成鸡胚死亡。

　　2）气室：在卵的钝端，壳膜形成双层，在两层之间即为气室。气室的主要功能是呼吸和调节压力。

　　3）绒毛尿囊膜：壳膜之下为血管丰富的绒毛尿囊膜，外为绒毛膜（由外胚层形成），内为尿囊膜（由内胚层形成），两膜之间为中胚层。绒毛尿囊膜主要是胚胎的呼吸器官，氧气的交换是在膜的血管内通过卵壳孔进行的。

　　4）羊膜：为胚胎的最内层包被，由外胚层组成。羊膜腔盛有约 1 ml 的羊水，羊水起初是生理盐水，后来蛋白质含量逐渐增加，胚胎浸泡于其中。

　　5）尿囊腔：绒毛尿囊膜与羊膜之间为尿囊腔，内含 5～20 ml 的尿囊液，为胚胎的排泄器官。尿囊液开始为生理盐水，随着尿酸盐的迅速增加，当胚胎发育 12～13 d 后，尿囊液开始变混浊，将其冷却即可见到尿酸盐类的沉淀。因此在制备流感病毒尿囊液抗原时，为了减少尿酸盐的沉淀，通常用生理盐水将尿囊液稀释后再放入 4 ℃环境中备用。一般在鸡胚发育的第 11～13 天，平均尿液量为 6.0～6.5 ml，在发育的第 7～12 天尿囊液呈弱碱性，后来随尿量的减少和尿酸盐的积聚变为酸性，其 pH 可在 6.0 以下。

　　6）卵黄囊：主要由内胚层细胞组成，对培养病毒有重要作用，内含卵黄，为胚胎提供养料。卵黄囊主要是贮藏养料（卵黄）的场所，其毛细血管网、卵黄动脉、卵黄静脉相互连接，这些血管在吸收、运输养料方面均起重要作用。

　　7）卵白：位于卵的锐端，为胚胎发育晚期提供营养。

　　（2）鸡胚的孵育和检查：

　　1）受精鸡卵的选择：选择受精鸡卵的鸡群必须没有受到鸡新城疫病毒、布氏杆菌的感染。受精鸡卵应不携带鸡白血病病毒。而用于研究立克次体及鹦鹉热等病原体的受精鸡卵，则必须是来自未食用抗生素的鸡群。

2）鸡胚的孵育：孵育鸡胚最好用孵卵箱，如无孵卵箱，也可用一般实验室用的温箱。孵育时鸡胚不必擦洗，因擦洗能去掉受精鸡胚外壳上的胶状覆盖物，容易引起细菌污染。孵化过程中的温度、湿度、翻卵、通风也是影响胚胎发育的主要因素。

3）检卵：具体方法是用检卵灯观察鸡胚的发育情况。在鸡胚发育的早期，不易辨认，卵的形态 4~5 d 后才容易见到。接种前后都要检卵，接种前检卵是要了解鸡胚的存活情况，标记气室边界和胚胎位置；接种后检卵是为了观察接种后胚胎的状况。判断鸡胚发育情况可从以下几个方面进行，①血管。活胚可见明显的血管，卵壳较薄者可见血管搏动；死胚血管模糊，成瘀血带或瘀血块。②胎动。活胚可见明显的自然运动，尤其用手轻轻转动卵时，运动更明显。但是胎龄大于 14 d 的胚胎，胎动则不明显，甚至无胎动；死胚见不到任何胎动。③绒毛尿囊膜发育之界线。生长良好的胚胎可见密布血管的绒毛尿囊膜与胚胎的另一面形成较明显的界线。

（3）鸡胚的接种途径：

1）羊膜腔接种：主要应用于从临床材料中（如患者咽嗽液等）分离流感病毒等操作。这种接种途径可直接感染羊膜腔的内胚层，也可被鸡胚咽下或吸入，引起全胚胎感染。另外，病毒也可被排泄到尿囊腔中，使尿囊液中含有大量病毒。因此，在用羊膜腔接种分离病毒时，除可收获羊水以外，还可收获尿囊液。

2）绒毛尿囊膜接种：常用于牛痘病毒、天花病毒、单纯疱疹病毒的分离，因为这些病毒在绒毛尿囊膜上可形成肉眼可见的斑点状或痘疱状病灶。另外，病毒可在绒毛尿囊膜上进行滴定，因为感染性病毒颗粒的数目可以通过产生的斑和痘的数目来计算。该方法还可用于抗病毒血清的滴定试验，即在有抗体存在的情况下，痘疱形成受到抑制。

3）尿囊腔接种：广泛应用于流感病毒、流行性腮腺炎病毒和新城疫病毒的适应和传代培养，病毒在尿囊腔内皮细胞中复制后，被释放到尿囊液中，因此在尿囊液中含有大量的病毒。

4）卵黄囊接种：这种接种途径主要用于虫媒病毒、衣原体及立克次体等的分离和繁殖。这些大的病原体主要在卵黄囊的内皮细胞中生长，且生长速度很快，立克次体在染色后也可看到。

3. 动物接种　是利用实验动物接种病毒，观察动物健康状况及是否发生感染等情况的技术，可用于揭示病毒病发病机制、评价疾病的愈后和治疗效果、评价疫苗效果和安全性、筛选抗病毒药物和制备诊断用的病毒抗原或特异性抗体等。

实验动物一般指经人工饲养，遗传背景明确、来源清楚，控制其携带的微生物，用于科学研究、教学、生产、鉴定及其他科学实验的所有动物。这类动物在实验中具有较好的敏感性、较好的重复性和反应的一致性。

（1）实验动物的种类：实验动物可根据微生物控制情况进行分类，分为四级。一级为普通级，二级为清洁级，三级为无特定病原体级，四级为无菌级（包括悉生动物）。

1）普通动物：称一级动物，是微生物控制要求最低级别的实验动物，指不携带所规定的人兽共患病病原和烈性传染病病原的动物。饲养于开放环境，微生物等级要求最低，但要有良好的饲养设施和饲养管理操作规程及规章制度。例如，饲料、垫料要消毒；饮水要符合城市卫生标准；外来动物必须严格隔离检疫；房屋要有防野鼠、昆虫设备；经常进行环境及笼器具的消毒，严格处理淘汰及死亡动物。普通动物实验结果不稳定。一般仅供教学示范及作为预备试验之用。

2）清洁动物：称二级动物，指除不携带普通动物应排除的病原体外，也不携带对动物危害大和对科学研究影响大的病原体。清洁动物饲养于屏障环境或独立通气笼盒（IVC）系统，饲料、垫料、笼器具都要经过消毒灭菌处理，工作人员须换灭菌工作服、鞋、帽、口罩，方能进入动物室操作。清洁级动物近年来在我国得到广泛应用，它较普通级动物健康，又较无特定病原体动物易达到质量标准，在动物实验中可免受疾病的干扰，其敏感性与重复性亦较好。这类动物目前可适用于大多数教学和科研实验，可应用于生物医学研究的各个领域。

3）无特定病原体动物：又称三级动物，除不携带清洁级动物应排除的病原体外，还要求排除潜在感染或条件致病的病原体。无特定病原体动物来源于无菌动物，必须饲养在屏障系统中，实行严格的微生物学控制。国际上公认无特定病原体动物适用于所有科研实验，是目前国际标准级别的实验动物。在放射、烧伤等研究中具有特殊的价值，各种疫苗生产所采用的动物应为无特定病原体级动物。

4）无菌动物和悉生动物：为四级动物，无菌动物要求现有的检测技术在动物体内外的任何部位均检不出任何微生物和寄生虫，即在无菌动物身体上不可检出一切生命体。

无菌动物来源于剖宫产或无菌卵的孵化，饲育于隔离系统。用大量抗生素可使普通动物暂时无菌，但这种动物不是无菌动物。因为这种无菌状态只是一时性的，某些残留的细菌在适当的条件下又会在体内增殖，即使体内细菌全部死亡，它们给动物造成的影响也是无法消除的。因此，无菌动物必须是生来就是无菌的动物。

悉生动物也称已知菌动物或已知菌丛动物，是指在无菌动物体内植入已知微生物的动物，必须饲养于隔离系统。根据植入无菌动物体内菌类数目的不同，悉生动物可分为单菌、双菌、三菌和多菌动物。悉生动物生活力较强，抵抗力较无菌动物明显增强，也易于饲养管理，在有些实验中可作为无菌动物的代用动物。

（2）常用实验动物：

1）小鼠：品系很多，可分为近交系、突变系和封闭群三大类。例如，近交系有BALB/c、C3H、DBA、C57BL、615、129等；突变系有nude、scid、dw、hr等；封闭群有KM、ICR、NIH、CFW等。

2）豚鼠：又名天竺鼠、海猪、荷兰猪，现有英国种、阿比西尼亚种、秘鲁种和安哥拉种等，用于实验的主要是英国种豚鼠。在免疫学和病毒学实验中豚鼠可制备补体、抗体及提供红细胞做血吸附实验等。

3）家兔：品种很多，是免疫学和病毒学实验中的常用动物。目前实验常用的家兔品种有中国白兔、大耳白兔、新西兰兔、青紫兰兔、安哥拉兔、比利时兔、银灰兔、法国公羊兔、加利福尼亚兔等。

（3）实验动物接种途径和方法：实验动物接种途径可根据病毒感染特性和检测目的来确定，并根据病毒选择实验动物种类和病毒接种量。

1）皮下接种：注射时轻轻捏起皮肤，手持注射器将针头刺入，固定后即可进行注射。一般小鼠在背部或前肢腋下；大鼠在背部或侧下腹部；豚鼠在后大腿内侧、背部等脂肪少的部位；兔在背部或耳根部注射；狗多在大腿外侧注射。皮下接种多用于观察动物病毒感染后的免疫学指标。

2）腹腔接种：固定动物，消毒皮肤，在左或右侧腹部将针头刺入皮下，沿皮下向前推进约 0.5 cm，再使针头与皮肤呈 45°夹角刺入腹腔，回抽无肠液、尿液后，缓缓注射。大鼠和小鼠的接种多用此方法。可用于病毒感染及感染后免疫指征的观察，或作为抗病毒的给药途径。

3）静脉接种：可造成病毒全身性感染，可观察病毒的致病性或机体对病毒的清除机制。小鼠、大鼠的静脉注射常采用尾静脉注射。鼠尾静脉共有 3 根，左右两侧和背侧各 1 根，两侧尾静脉比较容易固定，常被采用。豚鼠的静脉注射一般采用前肢皮下静脉注射。兔的静脉注射一般采用外耳缘静脉注射。

4）消化道接种：在分离腹泻病毒或消化道病毒感染的研究中，可采用灌胃接种法将所接种的临床标本或病毒用灌胃器灌到动物胃内。抓取固定小鼠，用灌胃器吸取接种物，将灌胃针从鼠的口腔插入，使口腔与食道成一条直线，再将灌胃针沿咽后壁慢慢插入食道，可感到轻微的阻力，此时可略改变灌胃针方向，顺势接种，接种量为 0.2 ml/10 g。

5）鼻腔接种法：动物经乙醚麻醉后，固定动物使头部仰起，经注射器将接种物滴入动物鼻腔，接种量为小鼠 0.03 ~ 0.05 ml，大鼠 0.05 ~ 0.1 ml。

6）颅内接种法：将临床标本或特定的病毒直接接种于动物脑内，使动物形成实验性中枢神经系统感染。颅内接种法包括小白鼠颅内接种、豚鼠与家兔颅内接种。

7）角膜接种法：乙醚或 5% 可卡因局部麻醉家兔，细针尖轻划角膜，划痕与眼裂平行，约三道。接种液滴加 2 ~ 3 滴，接种后 48 ~ 72 h 观察结果。

（三）病毒的鉴定

含有病毒的标本经培养分离后，需根据病毒的不同特性选择相应的鉴定方法。

1. 病毒在培养细胞中增殖的鉴定指标

（1）细胞病变：病毒在敏感细胞内增殖时可引起特有的细胞改变，称细胞病变效应（cytopathic effect，CPE）。该效应用光学显微镜即可观察到，可作为病毒增殖的指标。常见的病变有①细胞圆缩、分散、溶解，系肠道病毒、鼻病毒、披膜病毒、痘病毒等感染所致。②细胞融合成多核巨细胞，系疱疹病毒、副黏病毒、呼吸道合胞病毒感染迹象。③细胞肿胀、颗粒增多、病变细胞聚集成葡萄串状，提示腺病毒感染。④形成包涵体。狂犬病毒和巨细胞病毒可致细胞质或核内出现嗜酸性或嗜碱性包涵体。经验丰富的实验人员可通过 CPE 的特征判断病毒的种类，甚至初步分型。

（2）红细胞吸附：带有血凝素刺突的病毒感染细胞后，细胞膜表面可出现血凝素，能吸附鸡、豚鼠或猴红细胞，称红细胞吸附，常用作病毒增殖的指标。例如，流感病毒能吸附和凝集鸡红细胞，新城疫病毒能吸附和凝集豚鼠红细胞，风疹病毒能吸附和凝集鸽子、绵羊红细胞。加入相应的血凝素抗体后，红细胞吸附现象被抑制，称为红细胞吸附抑制试验，可作为病毒鉴定的依据。

（3）干扰现象：某些病毒感染细胞后不出现 CPE，但能干扰在其后感染同一细胞的另一病毒的增殖，从而阻抑后者所特有的 CPE，称为干扰现象。因此，可用不能产生 CPE 的病毒干扰随后接种且可产生 CPE 的病毒，以检测病毒的存在。例如，某些型的鼻病毒能干扰副流感病毒的感染和增殖，从而阻止后者感染的宿主细胞对红细胞的吸附现象，据此可进行初步鉴定。

（4）细胞代谢的改变：病毒感染细胞可使培养液的 pH 改变，说明细胞的代谢在病毒感染后发生了变化。这种培养环境的生化改变也可作为判断病毒增殖的指征。

2. 病毒感染性测定和病毒数量测定 对于已增殖的病毒，必须进行感染性和数量的测定。在单位体积中测定感染性病毒的数量称为滴定。常用的方法如下。

（1）红细胞凝集试验：即血凝试验。将含有血凝素的病毒接种鸡胚或感染细胞后，收集其鸡胚羊膜腔液、尿囊液或细胞培养液，加入动物红细胞后可出现红细胞凝集。如将病毒悬液处理为不同稀释度，以血凝反应的最高稀释度作为血凝效价，可半定量检测病毒颗粒的含量。

（2）50% 组织细胞感染量测定：将待测病毒液进行 10 倍系列稀释，分别接种于单层细胞，经培养后观察 CPE 等病毒增殖指标，以感染 50% 细胞的最高病毒稀释度为判定终点，经统计学处理计算出 50% 组织细胞感染量（50% tissue culture infectious dose，$TCID_{50}$）。此方法是以 CPE 作指标，判断病毒的感染性和毒力。

（3）空斑形成试验：将适当稀释浓度的病毒液定量接种于敏感的单层细胞中，经一定时间培养后，覆盖薄层未凝固的琼脂于细胞上，待其凝固后继续培养，由于病毒的增殖使感染的单层细胞病变脱落，可形成肉眼可见的空斑，即空斑形成试验（plaque formation test）。一个空斑通常由一个感染病毒增殖所致，即一个空斑形成单位（plaque formatting unit，PFU），计数平板中空斑数可推算出样品中活病毒的数量，以 PFU/ml 表示。

（4）中和试验：病毒在细胞培养中被特异性抗体中和而失去感染性的一种试验。用已知的抗病毒血清与待测病毒悬液混合，在室温下作用一定时间后接种敏感细胞，经培养后观察 CPE 或红细胞吸附现象是否消失，如果特异性抗体能中和病毒，使之失去感染性，不出现 CPE 或红细胞吸附现象消失，则该病毒为特异性抗体的同型病毒，用于病毒分型鉴定，具有特异性。如用不同浓度的病毒抗血清进行中和试验，还可根据抗体的效价对待测病毒液进行半定量检测。

第二节　免疫学检测

各种感染性疾病由侵入易感者机体中的病原体引起，病原体在宿主体内生长、繁殖、扩散或释放毒素导致炎症等病理反应。不同的病原体都是激发机体免疫应答的抗原物质，病原体感染机体后，这些抗原能诱导宿主产生体液免疫或细胞免疫应答。在不同个体及各种条件下，病原体与机体免疫系统相互作用，感染性疾病取决于病原体致病力和免疫力的抗衡，从而产生各种疾病的不同转归。

免疫学检验作为发现感染性疾病最快捷的检测技术，从建立之初就用于感染性疾病的诊断，在感染性疾病的防治中起着极其重要的作用，目前已经对大多数感染性疾病的诊断和治疗建立了一系列的方法。利用免疫学技术进行感染性疾病的病原学诊断，可以用已知的特异性抗体检测标本中的微生物抗原成分，或者用已知的微生物抗原检测患者血清中相应的特异性抗体及其效价的动态变化。检测抗原、抗体的免疫技术很多，本节介绍与病原检测密切相关的酶免疫试验、荧光免疫试验、免疫层析试验、化学发光免疫试验等四种主要的方法。

一、酶免疫试验

酶免疫技术是以酶标记的抗体/抗原作为主要试剂，将抗原抗体反应的特异性与酶高效催化反应的敏感性、专一性相结合的一种免疫检测技术，具有特异性强和敏感性高的特点。

ELISA 是感染性疾病诊断中应用较为广泛的免疫学技术，既可用于抗原、抗体检测，也可以检测细菌代谢产物，最小可测值为 ng 甚至 pg 水平。常用 ELISA 试验有间接法、双抗夹心法、竞争法和捕获法。ELISA 优点是价廉、快速简便、无需特殊设备，试剂多为商品化的试剂盒，比较稳定，可用机器判读结果，便于自动化和一次性检测大量标本。

（一）间接法

间接法是检测抗体最常用的方法，其反应原理是标本中待测抗体与固相抗原反应，形成固相抗原–待测抗体复合物；加入酶标记的抗人 Ig 抗体（酶标抗抗体或酶标二抗），形成固相抗原–待测抗体–酶标二抗复合物；加入底物，酶催化底物显色，测定溶液吸光度值，确定待检抗体含量。底物显色的深浅与标本中待测抗体的含量成正比。临床上常用此法检测丙型肝炎病毒（HCV）抗体、自身抗体和 TORCH 相关检验项目的 IgG 抗体等。

间接法用的酶标二抗（如抗人 IgG）是针对免疫球蛋白分子同种型抗原表位，能与该种属所有个体免疫球蛋白分子（人 IgG）结合，而与待检抗体的特异性无关。因此，该法只需更换固相包被抗原，就可用一种酶标二抗检测标本中多种针对不同抗原的抗体，具有很好的通用性。但由于机体血液中 IgG 类抗体浓度较高，其中绝大部分为机体接触外界环境刺激所产生的非特异性 IgG，因此，为避免非特异性 IgG 对固相吸附所致的假阳性反应，通常将待测标本做一定程度的稀释后再测定。间接法也可检测病原体的 IgM 类抗体，其酶标二抗则是抗人 μ 链抗体。

（二）夹心法

1. 双抗体夹心法 原理是包被于固相载体上的抗体和液相中酶标抗体分别与标本中待测抗原分子上两个不同抗原表位结合，形成固相抗体 - 待测抗原 - 酶标抗体复合物，洗涤去除游离的酶标抗体和其他成分，加入底物，酶催化底物由无色变成有色产物，测定加入终止液后溶液吸光度值，确定待检抗原的含量。底物显色的深浅与标本中待测抗原的含量成正比。该法常用"两步法"，测定时将待测标本和酶标抗体分别加入反应体系中，有两步温育和洗板步骤，避免相互干扰。该法适用于测定含有至少两个以上抗原决定簇的多价抗原，大多为大分子蛋白。

实际工作中，双抗体夹心法常可用"双位点一步法"进行检测。所谓"双位点"就是包被的固相抗体和酶标抗体是针对待测抗原分子上两个不同且空间距离较远的抗原决定簇；"一步法"就是将两步温育和洗板步骤合并为一步，即将待测标本和酶标抗体同时加入，仅有一步温育和洗板过程。双位点一步法操作简单、节省时间。但当标本中待测抗原浓度过高时，过量的抗原可分别同固相抗体和酶标抗体结合而抑制双抗体夹心复合物的形成，出现"钩状效应"，类似免疫沉淀试验中抗原过剩的后带现象，导致底物显色降低，严重时可出现假阴性结果。必要时可将标本适当稀释后重新测定。

2. 双抗原夹心法 原理类似双抗体夹心法，也可采用一步法，由于机体产生抗体的量有限，一般不会出现钩状效应。临床上常用此法检测乙型肝炎病毒表面抗体（HBsAb）、人类免疫缺陷病毒抗体。

（三）竞争法

1. 竞争法测抗原 原理是标本中待测抗原和酶标抗原与固相抗体竞争结合，标本中待测抗原含量越多，与固相抗体结合的越多，酶标抗原与固相抗体结合得越少。加入底物，酶催化底物显色，测定溶液吸光度值，确定待检抗原含量。底物显色的深浅与标本中待测抗原的含量成反比。该法要求：酶标抗原和标本或标准品中的未标记抗原具有与固相抗体相同的结合能力；反应体系中，固相抗体和酶标记抗原的量是固定的，且前者的结合位点数量少于酶标记抗原和未标记抗原的分子数量总和。该法主要用于测定小分子抗原或半抗原，因其只有一个抗原决定簇，无法使用双抗体夹心法测定。

2. 竞争法测抗体 该方法的相应抗原材料中含有难以去除的杂质、不易得到足够的纯化抗原或抗原性质不稳定时，可采用竞争法测抗体。竞争法测抗体是将标本中待检抗体和酶标抗体与固相抗原竞争结合，底物显色的深浅与标本中待检抗体的含量成反比，如检测乙型肝炎病毒核心抗体(HBcAb)常用此法。

由于某些抗原性质不稳定，在包被固相过程中易发生转变，导致测定误差。例如，乙型肝炎病毒 e 抗原(HBeAg)比乙型肝炎病毒核心抗原(HBcAg)多 29 个氨基酸，易转变为 HBcAg。因此，在测定这类抗原的相应抗体时常采用非经典竞争法，其方法有两种：①特异抗体包被于固相载体，测定时加入待测标本和中和抗原，标本中待检抗体和固相抗体与中和抗原竞争性地结合，待测标本中抗体浓度越高，中和抗原与固相抗体结合得越少；②间接包被抗原，即抗原与固相上特异性抗体结合而被固相，测定时加入待测标本和酶标抗体，待检抗体和酶标抗体与固相上抗原竞争结合。

（四）捕获法

捕获法是目前国际上公认的检测 IgM 抗体最好的方法，常用于检测血清中 IgM 类抗病原体抗体。人体在受到特异性抗原刺激后一定时间血清中针对此抗原的特异性 IgM 常和特异性 IgG 同时存在，当需要单独检测特异性 IgM 时，首先需要将特异性 IgM 和特异性 IgG 分离开来，此时多采用捕获法。其原理是，先将抗人 IgM 抗体包被在固相载体上，然后加入待检血清，如果其中存在 IgM，则血清中的 IgM 被捕获在固相上，洗涤去除未结合物，然后加入特异性抗原试剂，它只和结合于固相上的特异性 IgM 相结合而不与结合于固相上的非特异性 IgM 结合。再次洗涤，去除未结合的特异性抗原及其他杂质，加入针对特异性抗原的酶标抗体，使其与结合在固相上的特异性抗原结合，形成固相抗人 IgM – 特异性 IgM – 抗原 – 特异酶标抗体复合物，洗涤去除未结合酶标抗体及杂质，加入底物，显色的深浅与被捕获的特异性 IgM 抗体的量呈正相关。

捕获法常用来检测抗 HAV – IgM 和抗 HBe – IgM。应用此方法检测 IgM 抗体时需要排除非特异性 IgM 的干扰，非特异性 IgM 可以和特异性 IgM 竞争与固相抗体的结合，从而影响到检测结果。例如，IgM 类类风湿因子能和固相抗人 μ 链抗体相结合，并且可以与随后加入的酶标抗体反应，从而产生假阳性检测结果。如果事先对待测样本进行适当的稀释后再进行检测可以降低非特异性 IgM 对检测的干扰，从而减少假阳性反应的产生。因为当被检测者处于相应病原体感染的急性期时，其血清中针对病原体的特异性抗体滴度很高，适当的稀释并不会影响到检测的准确性。相对于特异性抗体，非特异性抗体滴度较低，稀释后其对检测的干扰就会减低。

总之，酶联免疫吸附试验在感染性疾病的诊断上主要用于定性检测，如病毒性肝炎(甲肝抗体、乙型肝炎病毒血清标志物、丙肝抗体、丁肝抗体、戊肝抗体)血清标志物检测、TORCH(风疹病毒、巨细胞病毒、单纯疱疹病毒、弓形虫)感染检测、梅毒螺旋体抗体的检测、HIV 感染筛查等。乙型肝炎病毒血清标志物的检测目前基层医院仍采用 ELISA，不同项目采用不同的检测方法。乙肝表面抗原(HBsAg)和乙肝 e 抗原(HBeAg)测定采用双抗体夹心法，乙肝表面抗体(抗 – HBs)测定采用双抗原夹心法，乙肝 e 抗体(抗 – HBe)和乙肝核心抗体(抗 – HBe)测定采用竞争抑制法。

二、荧光免疫试验

免疫荧光技术是在免疫学、生物化学和显微镜技术的基础上建立起来的一项技术，既有免疫学反应的特异性和敏感性，又有显微镜技术精确性和直观性的优点。荧光免疫试验(fluoroimmnoassay)是以荧光物质标记抗体或抗原，通过与相应抗原或抗体发生特异性结合反应，以此对待测物进行定位、定性和定量分析的检测技术，具有高度特异性、敏感性和直观性，是最早出现的免疫标记技术。目前，荧光免疫试验已经广泛应用于临床检验和科学研究中，包括直接法、间接法、补体法和双结合法等。

(一)直接法

直接法是荧光抗体技术最简单、最基本的方法。将荧光物质标记已知抗体，制成荧光抗体，以此来浸染固定在玻片上的未知细菌，若为相应细菌，则两者发生特异性结合，在荧光显微镜下出现荧光，借此鉴定细菌。此法常用于细菌和病毒等病原微生物的快速检测、肾活检及皮肤活检的免疫病理检查。

直接法的优点是操作步骤少，方法简便、省时；特异性强，与其他抗原交叉染色较少；由于在反应中只有两种因子参与，结果判断较简单。其缺点是敏感性较差；一种标记抗体只能鉴定一种抗原且不能用于鉴定未知抗体。

(二)间接法

间接法是目前最常用的方法。间接法是以荧光物质标记抗免疫球蛋白抗体，先将已知抗体与待检标本充分反应，如果标本中有相应细菌，则形成抗原 – 抗体复合物，其中的抗体与随后加入的荧光标记抗免疫球蛋白抗体进一步结合，在荧光显微镜下观察。间接法敏感性高于直接法，可用于检测链球菌、脑膜炎奈瑟菌、致病性大肠埃希菌、痢疾志贺菌、伤寒沙门菌等。

间接法的优点是敏感性较高，是直接法敏感性的 5 ~ 10 倍；用一种标记的抗体，就能与一种以上的相应的抗体或抗原配合鉴定多种未知的抗原或抗体；既能鉴定未知抗原，又能鉴定未知抗体。其缺点是操作步骤多、费时，且在反应中有多种因子参与，容易产生非特异性荧光。

（三）补体法

在抗原抗体反应时加入补体，再用荧光标记的抗补体抗体（如抗 C3）与补体结合形成抗原－抗体－补体－抗补体复合物，在荧光显微镜下呈现阳性荧光的部位就是免疫复合物的存在处。此法敏感性高，仅需一种荧光标记的抗补体抗体，即可检测所有能结合补体的抗原抗体系统。缺点是容易出现非特异性着色，此外补体不稳定，每次均需采取新鲜血清，操作较烦琐。

（四）双结合法

抗原抗体反应的原理与直接法相同。用两种荧光素分别标记两种不同的特异性抗体，它们与同一标本反应，洗涤后在荧光显微镜下观察特异性荧光，若有相应的两种抗原存在，可见到两种颜色的荧光。该法用于检测同一标本内的两种抗原。

三、免疫层析试验

免疫层析试验（immunochromatography assay，ICA）是以硝酸纤维素膜（简称 NC 膜）等为固相载体，样品溶液借助毛细作用在层析条上泳动，同时样品中的待测物与层析材料上待测物的受体（抗原或抗体）发生高特异性、高亲和性的免疫反应，层析过程中免疫复合物被富集或截留在层析材料的一定区域（检测带），通过目测或仪器检测标记物，即胶体金颗粒或荧光素等，在 20 min 以内聚集而得到直观的实验显色结果，而游离标记物则越过检测带，与结合标记物自动分离。根据标记物的不同，免疫层析试验可分为胶体金免疫层析试验和荧光免疫层析试验等。

（一）胶体金免疫层析试验

1. 测定模式 胶体金免疫层析试验多用于检测抗原，但亦可用于检测抗体。常用的测定模式有双抗体夹心法检测大分子抗原、竞争法测小分子抗原和间接法测抗体等。

2. 技术要点 将试剂条标记线一端浸入待测标本中 2 ~ 5 s 或在标本加样处加一定量的待检标本，平放于水平桌面上。在 5 ~ 15 min 内观察结果。夹心法在质控处出现一条棕红色条带为检测阴性，出现两条棕红色条带者为检测阳性，无棕红色质控条带出现则为试剂失效；竞争法出现两条棕红色条带为检测阴性，出现一条棕红色条带为检测阳性，无棕红色质控条带出现为试剂失效。

（二）荧光免疫层析试验

1. 测定模式 荧光免疫层析试验是在免疫层析试验的基础上，采用荧光素标记相应的抗体或抗原，然后利用荧光检测仪检测试剂条上富集的反应结合物激发产生的荧光强度，从而对标记物浓度进行检测的一种方法。该方法继承了胶体金免疫层析试验操作便捷、可现场检测的优势，同时利用荧光持续稳定的特性，一定程度上提高了检测的敏感性。其与胶体金免疫层析试验的基本步骤是一样的，但所用的标记物不一样，前者采用的是荧光素，后者采用的是胶体金。常用的方法有夹心法、竞争法等。

2. 技术要点 将试剂条标记线一端浸入待测标本中 2~5 s 或在标本加样处加一定量待检标本，平放于水平桌面上。检测 5~15 min 后，将检测卡插入荧光检测仪，仪器自动读取并显示结果。标本中被检测物含量越高，检测线上积聚的复合物越多，相应的荧光染料就越多，荧光信号也越强，荧光信号的强弱与被检测物的浓度呈正相关。不同的荧光标记物具有不同的检测波长，需根据试剂盒的荧光标记物的特性，选择合适的检测波长，或使用试剂盒提供的专用荧光检测仪器。

四、化学发光免疫试验

化学发光免疫试验（chemiluminescence immunoassay，CLIA）是将具有高灵敏度的化学发光测定技术与高特异性的免疫反应相结合，用于各种抗原、半抗原、抗体、激素、酶和药物等的检测分析技术；是继放免分析、酶免分析、荧光免疫分析之后发展起来的一项最新免疫测定技术。目前临床实验室能够开展的化学发光或电化学发光检测病原体抗原抗体达数十种，如甲型肝炎病毒 IgM 抗体、乙型肝炎病毒标志物抗原抗体、HIV 抗原抗体、丙型肝炎病毒抗原抗体、EB 病毒抗体、风疹病毒抗体和巨细胞病毒抗体等。根据发光方式不同分为直接化学发光免疫试验、电化学发光免疫试验、发光氧通道免疫试验和化学发光酶免疫试验四个类型。

（一）直接化学发光免疫试验

直接化学发光免疫试验是用化学发光剂直接标记抗原或抗体的免疫分析方法。常用的化学发光剂是吖啶酯类化合物，通过启动发光促进剂（NaOH – H_2O_2）而发光，强烈的直接发光在 1 s 内完成，为快速的闪烁发光。以高敏感性的吖啶酯作为标记物，以磁颗粒作为固相系统，提供较大的反应面积，反应体系在一永久性磁场中，免疫复合物沉淀在反应杯底部区域，而游离抗原、抗体和吖啶酯标记物经洗涤液冲洗后，直接移出反应杯，存留的吖啶酯复合物在碱性环境的 H_2O_2 溶液中瞬时发光，其光量子数与物质浓度呈良好的线性关系。

直接化学发光免疫试验具有无须催化剂，化学反应简单，没有或极低的本底发光，可直接标记抗原或抗体，发光过程快速等优点，但其发光时间极短且无稳定坪区。

（二）电化学发光免疫试验

电化学发光免疫试验（electrochemiluminescence immunoassay，ECLIA）是电化学发光和免疫测定相结合的产物。在电化学发光免疫分析系统中，磁性微粒为固相载体包被抗体（抗原），用三联吡啶钌标记抗体（抗原），在反应体系内待测标本与相应的抗原（抗体）发生免疫反应后，形成磁性微粒包被抗体－待测抗原－三联吡啶钌标记抗体复合物，这时将上述复合物吸入流动室，同时引入三丙胺缓冲液。当磁性微粒流经电极表面时，被安装在电极下面的电磁铁吸引住，而未结合的标记抗体和标本被缓冲液冲走。与此同时电极加压，启动电化学发光反应，使三联吡啶钌和三丙胺在电极表面进行电子转移，产生电化学发光。光强度与三联吡啶钌标记抗原抗体复合物的量呈线性关系，由光电倍增管检测光强度，可计算出待测物的含量。

电化学发光免疫试验整个过程在一个全封闭的反应体系中进行，全自动控制，测量速度快，检测灵敏度高。三联吡啶钌稳定、信号强度强，容易测定，并可与多种化合物结合，检测项目广。但该法需定期更换电极，成本较高，且仪器采用的流动比色池，存在交叉污染的潜在可能。

（三）发光氧通道免疫试验

发光氧通道免疫试验（luminescent oxygen channeling immunoassay，LOCI）是以纳米微粒为基础的无须固相分离的均相化学发光免疫技术。LOCI 技术基于抗原－抗体反应，此检测体系中包括带特殊涂层的乳胶微粒，生物素化抗体试剂。乳胶微粒包括感光微粒和发光微粒，微粒直径约 188 nm，表面覆盖多糖水凝胶。每个微粒的表面黏附着成百上千个生物分子，用于捕获目标分子。在 LOCI 免疫分析系统中，包被有特异性抗体的发光微粒、生物素化的特异性抗体与待测物结合形成发光微粒－待测物－生物素化抗体复合物，该复合物可以与含有抗生物素蛋白的感光微粒结合，从而拉近了感光微粒与发光微粒的距离，使得距离 < 200 nm。当 680 nm 的光照射时，感光微粒使周围环境中的氧转化为高能单线态氧，高能单线态氧被发光微粒捕获，与化学微粒发生反应，释放出 612 nm 光信号，被 LOCI 检测器读取。

发光氧通道免疫试验具有反应时间短、灵敏度高、稳定性强和目标分子多样，能实现对多种生物分子测定等优点。

（四）化学发光酶免疫试验

化学发光酶免疫试验（chemiluminescence enzyme immunoassay，CLEIA）是将高灵敏度的发光测定技术与高特异性的酶免疫分析技术相结合，用于检测微量物质的新型标记免疫测定技术。基本原理是用参与催化某一发光反应的酶来标记抗体（或抗原），在抗原－抗体反应后加入发光底物，酶催化和分解底物发光，由光检测仪检测发光强度，最后通过标准曲线计算出被测物的含量。常用方法类型有用于大分子抗原检测的双抗体夹心法、用于抗体检测的双抗原夹心法和用于多肽类小分子抗原测定的竞争法。与 ELISA 反应原理的主要不同在于 CLEIA 中酶作用的底物为发光底物，常用标记酶为辣根过氧化物酶（horseradish perox－idase，HRP）和碱性磷酸酶（alkaline phosphatase，ALP）。

1. HRP 标记的酶促发光反应　通常采用的反应体系是鲁米诺/H_2O_2/HRP/增强系统，即用 HRP 标记抗原或抗体，以鲁米诺或异鲁米诺及其衍生物作发光底物，对 3 - 氯 - 4 - 羟基乙酰苯胺等作发光增强剂，用 $NaOH + H_2O_2$ 作发光启动试剂。

2. ALP 标记的酶促发光反应　以 ALP 标记抗体或抗原，与反应体系中的待测标本和固相载体上抗体或抗原发生免疫反应，固相在抗原抗体复合物上的 ALP 可催化发光底物 AMPPD，即 3 - (2′ - 螺旋金刚烷) - 4 - 甲氧基 - 4 - (3′ - 磷酰氧基) - 苯 - 1，2 - 二氧杂环丁烷，使 AMPPD 脱去磷酸根基团生成 AMPD，AMPD 随后自行分解，发出 470 nm 的光。

化学发光酶免疫试验具有灵敏度高、线性范围宽、自动化水平高等优点。但是，由于采用酶蛋白作为标记物，酶蛋白属于生物大分子，其活性受环境因素影响明显；同时，酶结合物半衰期较短，商品化试剂盒有效期较短。

第三节　分子生物学检测

感染性疾病的传统诊断方法包括微生物学、免疫学等检测技术，但是这些方法受灵敏度和特异性的限制，在明确病因、判断潜在感染、早期诊断及对病原体进行分类、分型鉴定和耐药性检测等方面存在较大的缺陷。随着分子生物学的突破性发展及相关技术的进步，优于传统诊断方法的分子生物学检测技术应运而生，并被广泛用于感染性疾病的诊断中。分子生物学检测技术在很大程度上改变了感染性疾病的诊断方法，可用于以下几个方面：①适用于检测不能或不易培养、生长缓慢的病原微生物，如结核分枝杆菌、病毒等；②进行病原体感染的早期诊断，确定感染病原体的类型；③通过对病原体核酸的定量检测动态监测疾病进展；④进行病原体感染的分子流行病学调查；⑤对病原体进行基因分型；⑥检测病原体的耐药基因等，为临床诊治、疗效观察提供科学依据，避免了病原体传统检测技术的缺点和血清学检测的不足，如血清学检测的"窗口期"问题，具有快速、特异和灵敏度高等优点。

感染性疾病的分子生物学检测技术针对侵入人体内的病原体基因进行检测，其检测目的物包括病原体的 DNA 或 RNA。病原体的 DNA 或 RNA 可从外周血有核细胞中提取，也可从血清、血浆、组织、器官、体液、分泌物和排泄物中提取。标本类型的选择主要取决于相关疾病的临床表现和感染的病理学机制，应根据感染的部位采集特定的组织、体液或血液作为标本。常用的分子生物学检测技术主要包括核酸扩增技术、核酸杂交技术、基因芯片技术和基因测序技术等。

于感染性疾病的分子生物学检测技术来说，其诊断策略分为一般性检出策略和完整检出策略。一般性检出策略只需要提供是否有某种病原体的感染，常用核酸杂交或核酸扩增技术检测病原体核酸，直接判断有无感染和何种病原体感染。完整检出策略不仅对病原体做出诊断，还要进行分型（包括亚型）和耐药性方面的检测，常采用核酸扩增、核酸杂交、基因芯片和基因测序等技术。

一、核酸扩增技术

核酸扩增方法及其扩增产物检测技术的提高是分子微生物学进步的关键环节。先进扩增技术正广泛应用于实验室中感染病病原的检测，包括定性检测、亚种水平的 DNA 指纹图谱、分子耐药性检测、基因分型和定量检测等。而且在不久的将来，核酸扩增技术将最有可能成为实验室和现场检测的标准方法。

(一)聚合酶链反应

PCR 是体外酶促扩增核酸序列的技术。其与分子克隆和 DNA 序列分析方法几乎构成了整个现代分子生物学实验的工作基础，其中 PCR 技术在理论上出现最早，应用最广泛。

1. 基本原理 经典 PCR 是以待扩增的 DNA 分子为模板，以一对分别与模板互补的寡核苷酸片段为引物，在 DNA 聚合酶的作用下，按照半保留复制的机制沿着模板链延伸直到完成新 DNA 链的合成。它是一种级联反复循环的 DNA 合成反应过程。其基本反应由三个步骤组成：①变性，通过加热使模板 DNA 完全变性成为单链，同时引物自身和引物之间存在的局部双链也得以消除；②退火，将温度下降至适宜温度，使引物与模板 DNA 退火结合；③延伸，将温度升高，热稳定 DNA 聚合酶以 dNTP 为底物催化合成新 DNA 链。以上三步为一个循环，新合成的 DNA 分子又可作为下一轮合成的模板，因而 PCR 可使 DNA 的合成量呈指数增长，经多次循环后即可达到扩增 DNA 片段的目的。

2. PCR 的反应体系 基本成分包括模板、特异性引物、热稳定 DNA 聚合酶、脱氧核苷三磷酸、二价阳离子、缓冲液及一价阳离子。

(1)模板：是待扩增的核酸序列。几乎所有形式的 DNA 和 RNA，如基因组 DNA、质粒 DNA、病毒 DNA 和 RNA、预先扩增的 DNA、cDNA 和 mRNA 等都能作为 PCR 反应的模板。

(2)特异性引物：是与靶 DNA3′端和5′端特异性结合的寡核苷酸片段，是决定 PCR 特异性的关键。引物长度一般以 15 ~ 30 bp 为宜，以 18 ~ 24 bp 最常用。

(3)热稳定 DNA 聚合酶：是 PCR 技术实现自动化的关键，检测最常用 TaqDNA 聚合酶。

(4)脱氧核苷三磷酸：标准 PCR 反应体系中包含 4 种浓度相等的脱氧核苷三磷酸(dNTPs)，即 dATP、dTTP、dCTP 和 dGTP。

(5)二价阳离子：所有的热稳定 DNA 聚合酶都要求有游离的二价阳离子才能发挥活性，常用 Mg^{2+} 和 Mn^{2+}。

(6)缓冲液：要维持 PCR 反应体系的 pH，必须用 Tris – Cl 缓冲液。标准 PCR 缓冲液的浓度为 10 mmol/L，在室温下将 PCR 缓冲液的 pH 调至 8.3 ~ 8.8 之间。

（7）一价阳离子：标准 PCR 缓冲液中包含有 50 mmol/L 的 KCl，它对于扩增大于 500 bp 长度的 DNA 片段是有益的。

3. 常规 PCR 产物的检测　通常用琼脂糖凝胶电泳和与 DNA 结合的荧光染料来直接观测 PCR 产物。与 DNA 结合的荧光染料最初使用溴化乙锭，由于其致癌性，已逐渐被其他染料所代替。虽然琼脂糖凝胶电泳费力且主观性强，但仍然被广泛地应用。

（二）实时荧光定量 PCR

实时荧光定量 PCR 技术（Real - time quantitative polymerase chain reaction，Real - time qPCR）是在 PCR 反应中加入荧光基团，利用荧光信号的积累实时检测整个 PCR 进程，使得每个循环变得"可见"。这是目前测定样品中 DNA 或 RNA 拷贝数最敏感、最准确的方法，可进行多重反应，不易污染，自动化程度高。较之于以前的以终点法定量 PCR 技术，Real - time qPCR 技术具有明显的优势：①操作简便、快速，具有很高的敏感性、重复性和特异性；②在封闭的体系中完成扩增并进行实时测定，大大降低了污染的可能性，并且无须在扩增后进行电泳等操作；③可以通过不同的引物设计，在同一反应体系中同时对多个靶基因分子进行扩增，即多重扩增。根据 Real - time qPCR 所使用荧光化学物质的不同，主要分两类：荧光染料法和荧光探针法。其中荧光探针法又可分为水解探针、双杂交探针、分子信标和复合探针等。

1. 荧光染料法　也称为 DNA 结合染料。染料与 DNA 双链结合时在激发光源的照射下发出荧光信号，其信号强度代表双链 DNA 分子数量。随着 PCR 产物的增加，PCR 产物与染料的结合量也增大。不掺入 DNA 链中的染料不会被激发出任何荧光信号。目前主要使用的染料分子是 SYBR Green。SYBR Green 能与 DNA 双链的小沟特异性地结合。游离的 SYBR Green 几乎没有荧光，但结合 DNA 后，它的荧光信号可呈百倍地增加。因此，PCR 扩增的产物越多，SYBR Green 则结合得越多，荧光信号也就越强，可以对任何目的基因定量。荧光染料的优势在于其使用方便，不需要设计复杂的荧光，使检测方法变得简便，同时也降低了成本。而且，它能监测任何双链 DNA 序列的扩增，无引物特异性，适合于各种不同的模板。然而，正是由于荧光染料能和任何双链 DAN 结合，它也能与非特异性的双链 DNA（如引物二聚体）结合，容易产生假阳性信号。引物二聚体的问题目前可以用熔解曲线加以解决，来区分特异性和非特异性扩增。此外，PCR 引物的设计和反应条件的优化对消除非特异性荧光也有很大帮助。

2. 荧光探针法

（1）水解探针：以 TaqMan 探针为代表，也称为外切核酸酶探针。其原理是利用 Taq 酶天然的 5′→3′核酸外切酶活性，能够裂解双链 DNA 5′端的核苷酸，释放出单个寡核苷酸。基于 Taq 酶的这种特性，依据目的基因设计合成一个能够与之特异性杂交的探针,该探针的 5′端标记报告基团(荧光基团,如 FAM),3′端标记淬灭基团(如 TAMRA)。正常情况下两个基团的空间距离很近,荧光基团因淬灭而不能发出荧光,因此不能检测到 5′端荧光信号。PCR 扩增时,特异探针结合到模板上的上下游引物之间的位置。当扩增延伸到探针结合的位置时,Taq 酶将探针 5′端连接的荧光分子从探针上切割下来,荧光基团与淬灭基团分离,从而发出荧光,切割的荧光分子数与 PCR 产物的数量成正比。因此,根据 PCR 反应体系中的荧光强度即可计算出初始 DNA 模板的数量。

(2)双杂交探针:该技术需要设计两条荧光标记的探针,第一条探针的 3′端标记供体荧光基团;第二条探针的 5′端标记受体荧光基团,并且此探针的 3′端必须被封闭,以避免 DNA 聚合酶以其作为引物启动 DNA 合成。这两个探针与靶序列互补时的位置应头尾相邻排列,两者相距仅间隔 1~5 个碱基。在 PCR 扩增过程中,两条探针与目的基因同时杂交时,供体荧光基团与受体荧光基团相互靠近,发生荧光共振能量转移使供体荧光被淬灭,荧光淬灭的程度与起始模板的量成正比,以此可进行 PCR 定量分析。该技术的特点是淬灭效率高,但由于两种探针同时结合在模板上会影响扩增效率。此外,由于需要合成较长的探针,成本相对较高。

(3)分子信标:是一段荧光标记的单链寡核苷酸探针,其链由两部分组成,一部分是能与靶基因碱基序列互补的寡核苷酸序列,是检测靶基因的部分,位于探针的中间位置,探针形成后构成探针的环部;另一部分是分别在 5′和 3′端标记荧光报告基团和荧光淬灭基团,5′和 3′端有几个互补的碱基存在,因而可形成两端反转配对,构成探针的茎部。在游离状态下,分子信标形成茎环发夹结构,使报告基团和淬灭基团紧密接触,导致荧光淬灭,此时茎环结构的分子信标发出的荧光检测不到。而在 PCR 变性过程中,靶基因双链打开成单链完全互补,则经复性即可发生杂交。杂交的结果使探针 5′和 3′端分离,淬灭基团对报告基团的淬灭作用消失,产生荧光。而在 PCR 的延伸阶段,分子信标又从模板上解离,重新形成茎环结构,荧光消失。因此,随着每次扩增产物的增加,其荧光强度也增加,因而它可反映每次扩增末期扩增产物积累的量。分子信标技术也是在同一探针的两末端分别标记荧光报告基团和淬灭基团,与 TaqMan 探针不同的是该探针 5′和 3′末端自身可形成 8 个碱基左右的发卡结构。当 PCR 反应中有特异模板时该探针与模板杂交,从而破坏了探针的发卡结构,于是溶液便产生荧光,荧光的强度与溶液中模板的量成正比,因此可用于 PCR 定量分析。

(4)复合探针:基本原理是首先合成两个探针,一是荧光探针(25 bp 左右),5′端接一荧光分子,另一为淬灭探针(15 bp 左右),3′端接一淬灭分子,淬灭探针能与荧光探针 5′端杂交。当两探针结合时,荧光探针发出的荧光被淬灭探针吸收,溶液中没有荧光产生,但两探针分离时,荧光探针发出的荧光不再被淬灭探针吸收,溶液中即可检测到荧光。当 PCR 扩增溶液中无模板时,两种探针特异性结合,溶液中无荧光产生;当溶液中有模板时,在较高温度下荧光探针优先与模板结合,从而使两探针分离产生荧光，荧光强度与溶液中模板数量成正比，因此，可进行 PCR 定量。

二、核酸杂交技术

核酸杂交技术（technique of nucleic acid hybridization）是现代分子生物学的重要方法之一，是用特定标记的已知核酸序列与待测核酸进行特异性的杂交结合，形成杂交体，并利用相应的显示技术来检测目标核酸的存在及其位置的分子生物学方法。该技术不但在现代生命科学的基础研究中应用广泛，解决了许多重大的分子生物学问题，而且在感染性疾病的诊断领域中也发挥着重要的作用。

（一）基本原理

在适宜的条件下，将不同来源的 DNA 放在试管里，经热变性后，慢慢冷却，让其复性。若这些异源 DNA 之间在某些区域有相同的序列，则可以通过互补碱基对之间非共价键（氢键）的作用，形成稳定的双链区，即复性形成杂交 DNA 分子。杂交分子的形成并不要求两条单链的碱基顺序完全互补，所以不同来源的核酸单链只要彼此之间有一定程度的互补序列就可以形成杂交双链。核酸分子杂交可在 DNA 与 DNA、RNA 与 RNA 或 RNA 与 DNA 的两条单链之间进行。现代核酸分子杂交技术就是利用 DNA（或 RNA）变性后，在适宜的条件下，可以与其互补的 DNA（或 RNA）复性成杂交分子的原理，通过标记的 DNA（或 RNA）分子来研究目的 DNA（或 RNA）分子的分子生物学方法。

（二）核酸杂交的方法

根据不同的目的和需要，人们在基本原理的基础上设计出了多种不同的核酸杂交方法。按作用环境大致可分为固相杂交和液相杂交两种类型。

1. 固相杂交（solid – phase hybridization）　是将参加反应的一条核酸链先固定在固体支持物上，一条反应核酸链游离在溶液中。常用的固体支持物有硝酸纤维素滤膜（NC 膜）、尼龙膜（Nylon 膜）、乳胶颗粒、磁珠和微孔板等，其中目前应用较多的是硝酸纤维素滤膜和尼龙膜。固相杂交具有未杂交的游离片段易被漂洗除去、膜上留下的杂交物容易检测和能防止靶 DNA 自我复性等优点。常用的固相杂交类型有 Southern 印迹杂交、Northern 印迹杂交、原位杂交等。

（1）Southern 印迹杂交：该技术由 Edwin Southern 在 1975 年建立，故称 Southern 杂交。Southern 印迹杂交技术是将凝胶电泳分离的酶切 DNA 片段变性，并在原位通过印迹法转移至固相支持膜上，检测标记的探针是否与变性的 DNA 发生杂交，从而对靶 DNA 进行定性和定量检测的一项分子生物学技术，包括 DNA 印迹转移和 DNA 杂交两个过程。该技术检测快速、准确、灵敏，已成为检测特定 DNA 片段的经典杂交方法。

基本方法是：①待测样品 DNA 的酶切纯化；②凝胶电泳分离各酶切片段，然后 DNA 原位变性；③将 DNA 片段转移到固相支持物；④预杂交封闭滤膜上非特异性位点；⑤探针与同源 DNA 片段杂交，漂洗除去非特异性结合的探针；⑥检测及结果分析。

（2）Northern 印迹杂交：也称 RNA 杂交，是将待测 RNA 样品经电泳分离后转移到固相支持物上，然后与标记的核酸探针进行固－液相杂交的分子检测技术。该项技术的原理与 DNA 印迹相对应，故称为 Northern 印迹杂交。Northern 印迹杂交自出现以来，已成为 mRNA 分析最为常用的经典方法。

Northern 印迹杂交与 Southern 印迹杂交技术相比，具有以下不同点：①检测样品不同。Northern 印迹杂交检测总 RNA 或 mRNA，而 Southern 印迹杂交技术检测 DNA。②样品的处理不同。RNA 在电泳前需加热变性，电泳时要保持其变性状态，总 RNA 无须进行酶切，转膜前无须变性及中和处理。DNA 在电泳前和电泳中不需要变性，只需在转膜前进行变性和中和处理。③变性剂不同。由于 Southern 印迹中的变性剂 NaOH 可以水解 RNA 的 2′－羟基基团，故 Northern 印迹使用乙二醛或甲醛作为变性剂。

（3）原位杂交：该技术是分子生物学、组织化学及细胞学相结合而产生的一门新兴技术，是以特定标记的已知序列的核酸为探针与细胞或组织切片中核酸进行杂交，并进行定量和定位检测的方法。该方法具有两个主要特点。一是特异性强，可直接检测 DNA 或 RNA；二是可明确定位，在保存组织结构的同时，揭示组织的细胞异质性、细胞基因表达的异质性和细胞器中的区别定位。

2. 液相杂交（solution－phase hybridization） 是一种研究最早且操作简便的杂交类型，参加杂交反应的两条核酸链都游离在溶液中。由于液相杂交后过量的未杂交探针在溶液中除去较为困难和误差较高，所以应用不如固相杂交那样普遍。近几年由于杂交技术的不断改进，商业性基因探针诊断盒的实际应用，推动了液相杂交技术的迅速发展。

三、基因芯片技术

基因芯片（gene chip），常被称为 DNA 微阵列（DNA microarray）或 DNA 芯片，是将大量的特定寡核苷酸或 DNA 片段作为探针，有规律、高密度地固定排列在支持物（玻璃片、硅片或纤维膜等）上制成阵点，然后与染料标记的待测 DNA 按照碱基配对原则进行杂交，再通过检测系统对芯片进行扫描，并借助计算机对各阵点信号进行检测和比较，从而迅速得出所要的信息。借助基因芯片技术，人们可同时在一张芯片上检测上万个基因甚至整个基因组的表达情况，并进一步做 RNA 表达丰度分析和 DNA 序列同源比对分析。与传统技术相比，基因芯片不仅提高了效率，还有利于统一标准，减少系统误差。

（一）基本原理

基因芯片是将特定序列的寡核苷酸片段以很高的密度有序地固定在玻璃、硅片等固相载体上作为核酸信息的载体，利用 DNA 的碱基互补原则与从样本中提取的待测样品 DNA 或由 RNA 逆转录而成 cDNA 进行杂交，由专用仪器扫描杂交信号强度，检测待测基因的序列信息和表达水平，再应用生物信息学方法进行数据比较分析，对基因进行定性、定量、功能分析的高通量研究。基因芯片技术的本质特征是将样本制备、生化反应、检测分析等过程实现集成化和微型化。基因芯片是高通量生物技术中发展最早、最为成熟并进入商业化的技术。

（二）分类

基因芯片根据生产工艺可分为原位合成寡核苷酸探针芯片、预先合成探针点样芯片和流式微珠芯片。

1. 原位合成寡核苷酸探针芯片 不事先合成寡核苷酸链探针，而是直接在芯片上同时合成所有探针。原位合成技术包括原位光引导合成技术和原位喷印合成技术。原位光引导合成技术是以化学修饰的 4 种脱氧核苷酸为原料，通过光活化方式在固相支持物上合成阵点。该法可用很少的步骤合成巨量的探针阵点，阵点密度可达 $10^6/cm^2$，但该法每步合成产率不到 95%，只能合成 30 nt 左右的寡核苷酸。原位喷印合成技术则类似喷墨打印，是以四种脱氧核苷酸为原料，根据探针的序列需要将特定的碱基喷印在芯片特定位置上，该法每步合成产率高达 99%，探针长度达 40～50 nt。

2. 预先合成探针点样芯片 是利用全自动高速点样装置将寡核苷酸链序列、cDNA 序列或其他 PCR 产物直接点在芯片载体上。用传统的 PCR 法、寡核苷酸合成仪完成探针的合成后，再利用自动点样仪将制备好的核酸探针点印于预处理的固相支持物上。该法工艺简单、设备易得，适宜检测者自行设计制作，中小型公司普遍采用这种技术制作基因芯片。

3. 流式微珠芯片 也称为液相芯片，它在不同荧光编码的微球上进行抗原－抗体、酶－底物、配体－受体的结合反应及核酸杂交反应，通过类似流式细胞仪的激光检测装置检测微球上的报告荧光，对目的基因进行定性、定量分析。此类芯片具有高通量、灵活快速、重复性好等优点，是最早通过美国食品与药物管理局认证的可用于临床诊断的基因芯片。

总之，每种病原体都具有特异性的基因序列，因此基因芯片可在临床中作为查找和确认感染性疾病病原体的实验方法。基因芯片对细菌的检测包括检测细菌种类及其耐药性。前者可通过检测细菌特异的 16S rRNA 序列来判断细菌种类或通过基于基因指纹图谱检测来分析各类基因序列未知的细菌；后者可通过检测基因突变及耐药基因来对其抗生素易感性、耐药性、致病性的编码区域进行分析，以此指导感染性疾病的诊断和临床用药。基因芯片对于病毒的检测也已应用于临床，通过检测病毒基因组中高度保守的核酸序列实现病毒的定性和定量，如肝炎病毒、人乳头瘤病毒、虫媒病毒和呼吸道病毒的亚型鉴定和耐药性突变检测等。

四、基因测序技术

作为分子生物学的核心研究手段之一，基因测序技术是揭秘人类和其他生物遗传密码的重要技术，在分子生物学和基础医学领域有广泛应用。基因测序技术分为DNA测序技术和RNA测序技术。第一代基因测序技术在人类基因组计划中发挥了重要作用，第二代和第三代测序技术进一步简化了测序操作，降低测序成本，缩短测序时间，测序通量大幅提高。

(一)第一代基因测序技术

传统的双脱氧链终止法、化学降解法及在此基础上发展起来的各种基因测序技术，如荧光自动测序技术、杂交测序技术等，统称为第一代基因测序技术。

1. 双脱氧链终止法 1977 年 Sanger 和 Nicklen 发明了双脱氧链终止法，又称为 Sanger 法或酶法。该方法利用 DNA 聚合酶，以单链或双链 DNA 为模板，以脱氧核苷三磷酸(dNTP)为底物，其中一种 dNTP 带放射性核素标记(或者引物末端核素标记)，在四组互相独立的反应体系中分别加入不同的 $2'$, $3'$ - 双脱氧核苷三磷酸(ddNTP)作为链反应终止剂，根据碱基配对原则，在测序引物引导下，合成四组有序列梯度的互补 DNA 链，然后通过高分辨率的变性聚丙烯酰胺凝胶电泳分离，放射自显影检测后识读待测 DNA 互补序列。

双脱氧链终止法包括标记片段、凝胶电泳、区带显影和序列读取等步骤。该法操作简便，结果清晰可靠，一次能确定 300 ~ 500 个核苷酸序列，是常用的 DNA 测序方法，缺点是花费时间久，成本较高。

2. DNA 化学降解测序法 在双脱氧链终止法建立的同时，A. M. Maxam 和 W. Gilbert 提出一种以化学修饰为基础的 DNA 序列测定方法，称为 Maxam – Gilbert 化学修饰法或化学降解法。与链终止法不同，化学降解法需对待测 DNA 进行化学降解。该方法将一个待测 DNA 片段的 $5'$ 端磷酸基作放射性标记，标记后的 DNA 分成四组，再分别采用不同的化学试剂对不同的碱基进行特异性的化学切割，通过控制化学反应条件，使碱基的断裂只随机发生在某一个特定的位点，从而产生一系列长度不一而 $5'$ 端被标记的 DNA 片段，这些以特定碱基结尾的片段群采用高分辨率的变形聚丙烯酰胺凝胶电泳分离，再经放射自显影，确定各片段末端碱基，从而得出目的 DNA 的核苷酸序列。

化学降解法是通过对待测序 DNA 进行化学降解而测序的一种方法，整个操作过程包括标记片段、凝胶电泳、放射自显影和序列读取等步骤。其中电泳和放射自显影过程与双脱氧链终止法基本相同。Maxam – Gilbert 化学降解法只需简单的化学试剂，对 250 nt 以内的 DNA 测序效果最佳，并且可以测定很短（2~3 nt）的序列，与双脱氧链终止法得到互补序列不同的是，最后读出的序列就是待测序 DNA 分子本身的序列。缺点是耗时、易出现失误，需要待测序 DNA 样品量多。因此，大多数实验研究采用双脱氧链终止法，化学降解法仅用于某些特殊研究，如研究 DNA 的二级结构、DNA 与蛋白质的相互作用、基因表达调控序列的分析和鉴定等。

（二）第二代基因测序技术

第一代测序技术的主要特点是准确性高，但成本高、通量低等方面的缺点，影响了其在临床上的应用。第二代测序技术又称下一代测序技术（next - generation sequencing technology，NGS），主要包括罗氏（Roche）454 公司的 GS FLX 测序平台、Illumina 公司的系列测序平台等。第二代测序技术最显著的特征是通量高、速度快、成本低，可广泛应用在基因组和转录组测序相关领域。

1. 罗氏 454 测序技术　原理是焦磷酸测序，也是第一个商业化运营的第二代测序技术平台。测序时，使用一种叫作"Pico Titer Plate"（PTP）的平板，它含有 160 多万个由光纤组成的孔，孔中载有化学发光反应所需的各种酶和底物。测序开始时，放置在四个单独的试剂瓶里的四种碱基，依照 T、A、C、G 的顺序依次循环进入 PTP 板，每次只进入一个碱基。如果发生碱基配对，释放一个焦磷酸。这个焦磷酸在各种酶的作用下，经过一个合成反应和一个化学发光反应，最终将荧光素氧化成氧化荧光素，同时释放出光信号，此反应释放出的光信号实时被仪器配置的高灵敏度 CCD 相机捕获到。有一个碱基和测序模板进行配对，就会捕获到分子的光信号；由此一一对应，准确、快速地确定待测模板的碱基序列。

罗氏 454 测序技术中，每个测序反应都在 PTP 板上独立的小孔中进行，大大降低相互间的干扰和测序偏差。该技术最大的优势是平均读长可达 400 bp。缺点是无法准确测量同聚物的长度，如当序列中存在类似于 Poly A 的情况时，测序反应会一次加入多个胸腺嘧啶（T），所加入的 T 的个数只能通过荧光强度推测，导致测序不准确，引入插入和缺失的测序错误。

2. Illumina 平台测序技术　Illumina 公司的测序技术是边合成边测序，先在 DNA 片段两端加上序列已知的通用接头构建文库，文库加载到测序芯片 Flow cell 上，文库两端的已知序列与 Flow cell 基底上的 Oligo 序列互补，每条文库片段都经过桥式 PCR 扩增形成一个簇，碱基延伸过程中，每个循环反应只能延伸一个正确互补的碱基，根据四种不同的荧光信号确认碱基种类，保证最终的核酸序列质量，经过多个循环后，完整读取核酸序列。测序过程主要包括 DNA 文库构建、Flow cell、桥式 PCR 扩增与变性、测序四个步骤。

Illumina 测序技术每次只添加一个 dNTP，能够很好地解决同聚物长度的准确测量问题，主要测序误差来源是碱基的替换，错误率为 1%~1.5% 之间。

（三）第三代测序技术

Pacific Biosciences 公司的 SMRT 单分子实时合成测序技术和 Oxford Nanopore Technologies 公司的纳米孔单分子测序技术是近几年出现的第三代测序技术。第三代高通量测序最大的特点是单分子测序，测序过程无须进行 PCR 扩增，这种长片段的测序技术与短片段测序相比，简化了后续组装过程。

1. SMRT 单分子实时合成测序技术　基于边合成边测序的思路，该技术以 SMRT 芯片作为测序载体进行测序反应。SMRT 芯片带有零模波导孔，孔的厚度为 100 nm 的金属片。将 DNA 聚合酶、测序模板及带有不同荧光标记的 dNTP 加入零模波导孔中，进行边合成边测序反应。dNTP 的磷酸基团被荧光标记，当 dNTP 被添加到合成链上时，进入零模波导孔的激光束激发荧光，根据不同的荧光成像获得测序结果；而添加到合成链上的 dNTP 的磷酸基团被剪切并释放，不再具有荧光标记，便不会再被识别。

因此，SMRT 单分子实时测序技术的测序速度很快，其测定碱基的速度可以达到 10 dNTP/s，测序过程中评估每条碱基链的数据，更易发现稀有变异；平均读长超过 1000 bp 甚至更长。

2. 纳米孔单分子测序技术　采用电信号测序技术，通过借助电泳驱动单个分子逐一通过纳米孔实现测序。设计特殊的纳米孔，孔内与分子接头共价结合，当 DNA 碱基通过纳米孔时，它们使电荷发生变化，短暂地影响流过纳米孔的电流强度，灵敏的电子设备检测到变化鉴定所通过的碱基。纳米孔的直径非常小，仅允许单个核苷酸通过，测序结果的准确性非常高。

纳米孔单分子测序技术优点是测序成本低和测序长度长，缺点是纳米孔径过大会造成一次性通过的核苷酸过多，过小会造成单个核苷酸无法通过；通过纳米孔径的速度会影响测序速度，通过速度过慢不能实现快速高通量测序，通过速度过快不能确保识别信号的稳定性；纳米孔制作的材料要求高，制造费时且价格贵。

第四节　实验室诊断的新技术和新进展

前面三节我们介绍了目前感染性疾病病原体的检测方法，主要包括：形态学检查、微生物分离培养及鉴定、免疫学检测、分子诊断等。形态学检查由于快速、经济等优点在临床实验室应用广泛，但其灵敏度和准确度不高，一般不用于确诊；微生物培养后检测灵敏度高、特异性好，主要用于临床实验室确诊，但耗时较长；抗原检测快速简单、特异性好，多用于 POCT 检测，缺点是灵敏度不高；抗体检测多用于流行病学调查，缺点是灵敏度低、特异性差且有交叉反应；分子诊断如 PCR 等具有高灵敏和高特异性的特点，在临床实验室应用广泛，但同时对实验室条件、人员技术水平要求较高。

近年来，随着生物技术及其交叉学科的快速发展，基质辅助激光解析电离飞行时间质谱技术、拉曼光谱检测技术、基于纳米技术的病原微生物核酸快速检测等技术被相继开发，并被应用于病原微生物的定性和定量检测。

一、质谱技术在感染性疾病诊断中的应用

基质辅助激光解吸飞行时间质谱技术（MALDI – TOF MS）简称质谱技术，作为临床微生物实验室最新的检测手段，具有操作简单、自动化、快速准确、高通量等优势，逐渐被应用于对病原微生物的鉴定，并且取得了非常理想的效果。

MALDI – TOF MS分析法是通过对被测样品离子质荷比的测定来进行分析的一种分析方法。其原理是将样品和基质混合点在金属靶盘上形成共结晶，利用激光作为能量来源辐射结晶体，基质分子吸收能量使样品吸附并使其电离，生成不同质荷比的带电离子。样品离子在加速电场下获得相同动能，经高压加速、聚焦后进入飞行时间质谱分析器进行质量分析。离子的质荷比（m/z）与飞行时间的平方成正比，经计算机处理，绘制成质量图谱，通过软件分析比较，筛选并确定出特异性图谱，从而实现对目标微生物种或菌株的区分和鉴定。MALDI – TOF MS能够对多种成分进行分析，包括有机分子溶液、核酸、蛋白质及整个微生物，其中蛋白质和微生物是目前在临床微生物实验室应用最广的项目。MALDI – TOF MS鉴定微生物主要是利用已知的菌种建立数据库，通过对待测微生物进行检测，获得其蛋白质图谱，再将所得的质谱图与数据库中的微生物参考图谱进行比对，从而得到鉴定结果。

目前，临床微生物实验室对于微生物的鉴定主要依赖于传统的生化反应、形态学等方法，病原微生物需要进行分离纯化之后方可鉴定，即使使用自动化鉴定仪，在时间上还是不能够满足临床的时效性需求，尤其对于菌血症等重症感染的情况。而MALDI – TOF MS对样品的纯度要求不高，样品可不经过分离纯化，直接点样，并且实验操作简单、数据库可不断扩展，从而实现样本的高通量、快速准确检测。近年来，很多学者对提高MALDI – TOF MS图谱质量做了系统研究，建立各种优化条件，不同人员通过严格执行同一程序可以获得高度一致、准确的鉴定结果，甚至不同实验室之间使用不同的质谱仪也能得到很好的重复性，这为质谱技术鉴定微生物程序的标准化提供了基础。

MALDI – TOF MS在微生物鉴定中还存在一定的局限性。其数据库仍需不断完善，对于病原菌亚种的鉴定会造成误差，对于一些少见菌种鉴定困难；虽然可使用质谱技术进行耐药性方面的研究，但是目前大部分细菌及真菌的耐药机制尚不明确；另外，国内该技术发展刚刚起步，各临床实验室由于操作习惯的差异对实验重复性造成影响，标准化问题亟待解决。并且质谱仪器价格昂贵，一次性投入成本高，尤其对于标本量不是很大的基层医院，难以推广。但是随着科学技术的快速发

展，MALDI－TOF MS 技术以自身的优越性在临床微生物检验领域的应用越来越广泛，除了对临床常见微生物进行快速鉴定外，随着数据库不断被更新，检测方法的不断优化和标准化，未来 MALDI－TOF MS 的应用空间将更加广阔。

二、光谱技术在感染性疾病诊断中的应用

拉曼光谱（Raman spectroscopy）的概念由印度物理学家拉曼在 1928 年首次提出，随着激光技术的迅速发展，拉曼光谱技术也随之得到了广泛应用。它是一种散射光谱，是基于拉曼散射效应而建立的一种分析方法，可无创、无损地探测样品，既可对样品进行单点检测，又可进行面扫描分析，特别是针对单细胞样品也可获得良好的检测效果，被广泛用于生物样本的检测和临床诊断。

当光照射到物质表面时会发生散射现象，有部分光波频率发生了变化产生非弹性散射，这种非弹性散射光被称为拉曼光谱。在散射过程中，入射光与物质相互作用，物质内部分子与光子发生了能量交换，改变了出射光的能量，即光子的频率发生了改变，此频率变化的差值称为拉曼位移。拉曼位移仅取决于散射分子的内部结构，可为分子定性分析提供依据。生物大分子（如糖类、蛋白质、脂类、核酸等）中不同化学键及官能团的振动频率，对应着不同的拉曼位移，这就意味着拉曼光谱可以提供待测样品分子成分和结构的指纹图谱，可用于分析检测生物组织生化成分及探索生物分子结构。

近年来，研究者开发了许多增强拉曼信号的新技术，用于细菌、蛋白质等的鉴别和分析，如表面增强拉曼光谱（SERS）、傅立叶变换拉曼光谱（FT－Raman）、激光共振拉曼光谱（RRS）、共聚焦显微拉曼光谱（CRM）等相关技术。表面增强拉曼光谱技术主要针对拉曼信号较弱的不足进行了改进，将待测物分子吸附在金、银等贵重金属胶粒或粗糙的纳米金属表面，使待测物的拉曼信号增强了 $10^6 \sim 10^{15}$ 倍，大大提高了检测灵敏度。傅立叶变换拉曼光谱技术是在传统技术的基础上，对收集到的拉曼信号进行了傅立叶变换处理，此技术对样品本身荧光干扰进行了改善，并且具有检测速度快、灵敏度高的优势。激光共振拉曼光谱技术是当激发光波长与待测物分子电子跃迁波长相同时发生的，该分子的某几个特征带的拉曼信号强度比常规散射要高出约 106 倍，灵敏度得到了极大的提升，更加适用于生物大分子的检测。共聚焦显微拉曼光谱技术是将共焦光学显微技术与拉曼光谱检测技术结合起来的一种新技术，利用光学显微物镜将激光光束聚焦至待测样品表面上一点，从而减少了外部环境对检测结果的干扰，还可以通过调节激光聚焦深度的检测模式，分析不同深度的物质结构信息。

作为一种多功能的生物医学分析工具，拉曼光谱技术以其快速、准确、非侵入式且无损伤等特点，近年来被用于感染性疾病的快速诊断研究。全细胞拉曼光谱指纹图谱包括了细胞内所有的生物信息，包括蛋白质、脂类及糖类等，可以通过对这些生物大分子的含量与结构进行测定分析，确定微生物种类、生理特征及突变表

型，最终完成对病原微生物的鉴定。

虽然拉曼光谱在病原微生物检测、疾病诊断等领域得到了迅速发展，但实现其在临床的广泛应用还面临许多挑战，如需要大量的临床样本进行重复性实验，以建立全面且标准的临床致病病原体的拉曼光谱的图谱数据库；建立规范的临床标本拉曼光谱检测的标准操作流程；开发更智能化的光谱数据分析系统等。目前的研究主要集中于细菌的检测，对病毒、真菌、支原体、衣原体、螺旋体及立克次体等的研究方法还有待进一步开发。相信随着对拉曼光谱分析技术的不断深入研究，拉曼光谱分析技术必将广泛应用于临床感染性疾病的诊断。

三、纳米技术在感染性疾病诊断中的应用

纳米的名称起源于希腊语，意思是"矮小的"。实际上，纳米和我们所熟悉的米、毫米和微米一样都是长度计量单位，而真正有价值的是纳米科技，它是研究结构尺寸在 1~100 nm 范围内材料的性质和应用的一门科学技术。

研究发现，纳米材料具有特殊的光、电、热、磁等效应，与现有的核酸检测技术结合后，可提升现有技术的检测灵敏度和特异性，简化操作流程，提高检测速度。近年来，纳米孔测序、基于纳米材料的等温扩增、纳米生物传感器等技术的出现，为病原微生物的核酸检测提供了实时、准确的技术方案。

(一)基于纳米孔的单分子测序技术

纳米孔是由生物或聚合物材料制成的纳米级孔，其纳米尺寸效应在测序中发挥了重要的作用。测序是核酸检测中最直观、准确的方法之一。随着科技的不断发展，测序技术已经从第一代的 Sanger 测序法发展到以纳米孔测序为主的第三代测序技术，本章第三节有过叙述。

相较于利用光信号的单分子实时测序技术，纳米孔技术是利用核酸分子通过纳米孔时产生的电信号变化实现测序的，是一种新兴的无标记、无扩增技术，具有通量高、速度快、成本低、检测序列长等优点，尤其适用于现场检测。快速发展的纳米孔测序技术为微生物感染的早期诊断、治疗和预防提供了可靠策略，但在通道的选择性、控制 DNA 穿孔速度及提高信噪比等方面仍需进一步研究。

(二)基于纳米材料的核酸扩增检测技术

以核酸扩增为基础的分子诊断技术，已被广泛应用于病原微生物的快速检测。如等温扩增技术尤其适合现场快速检测，但传统的等温扩增技术存在着结果判读复杂、难以实现多重检测等问题。纳米材料具有优异的光学性质，其溶液颜色随粒径大小的变化而变化，如金纳米颗粒(AuNPs)随粒径的减小，溶液颜色逐渐从蓝灰色变化为橙色，在检测领域具有较好的应用前景。将传统核酸检测技术与纳米材料进行结合，可有效改善其检测性能。主要包括：环介导等温扩增技术(loop‐nediated isothermal amplification，LAMP）、链置换扩增技术（strand displacement amplification，SDA）、重组酶聚合酶扩增技术（recombinasepolymerase amplification，RPA）等。

纳米材料的发展和引入，极大地促进了核酸扩增技术的发展和在病原微生物检测中的应用。但仍存在操作复杂、重现性差等问题，这在一定程度上限制了该类技术的发展。未来应加强纳米材料在等温技术中的应用，发挥其纳米效应，对现有技术进行优化。

（三）基于纳米材料的传感器检测技术

1. 生物传感器　是一种对生物物质敏感并将其浓度转换为电信号进行检测的仪器，具有较低的检测限，在疾病的早期诊断中具有重要的应用。传统生物传感器在可靠性、重现性、可扩展性方面存在一定的问题，阻碍了其临床应用。纳米材料的引入能够提高传统生物传感器的灵敏度和稳定性等，在生物传感器的发展中起到重要作用。纳米材料在生物传感器中既可作为基底材料又可作为探针、载体等。通过增加传感器的比表面积来固定更多的探针以提高传感器的灵敏度；通过多种纳米材料的同时使用，更好地改善传感器的性能。但目前纳米材料的生物毒性及成本相对较高，一定程度上阻碍了其深入发展。

2. 微流控芯片　其分析技术集成了不同的生物化学单元，可自动完成对样品分析的全过程。因其微米级通道的高比表面积、高通量等优点而在病原微生物检测方面比传统检测方法更具优势。将纳米材料与微流控技术结合，可提高微流控技术在病原微生物检测中的灵敏度和准确性。

总之，基于纳米技术的用于感染性疾病的核酸检测技术的实验室诊断已成为近年来的研究热点。纳米材料具有较好的光、电、热、磁等理化特性，为新型检测技术的构建提供了可能。纳米孔测序技术具有检测序列长，耗时短的优点，可对核酸样本进行直接测序，避免了扩增过程中可能出现的错误；基于纳米材料的核酸扩增技术，具有较高的检测灵敏度和特异性；结合纳米材料的生物传感器技术可实现对病原微生物的高灵敏度和高准确性检测。但在实际应用过程中，纳米材料存在易于团聚、批间差异性大等问题，其生物安全性也有待进一步提高，这也在一定程度上限制了纳米材料在核酸检测领域中的应用。相信纳米技术的不断发展及其与现有检测技术的结合，将为感染性疾病的早期诊断和及时治疗提供有力的技术支撑。

第三章

常见细菌性感染的实验室诊断

第一节　葡萄球菌感染

葡萄球菌属细菌是一类革兰氏阳性球菌，常呈不规则的葡萄串状排列。这类细菌广泛分布于自然界、人体表面及与外界相通的腔道中。多数葡萄球菌为非致病菌，少数可致病，对人类致病的主要是金黄色葡萄球菌。本属中除金黄色葡萄球菌为血浆凝固酶阳性外，其余多为凝固酶阴性，统称凝固酶阴性葡萄球菌（coagulase negative Staphylococcus，CNS），其中以表皮葡萄球菌多见，为人工装置及尿路感染的常见病原菌。

一、病原学

（一）形态与染色

葡萄球菌革兰氏染色阳性，球形或椭圆形，直径 0.5 ~ 1.5 μm，呈葡萄串状排列。无鞭毛、无芽孢，除少数菌株外一般不形成荚膜。当衰老、死亡、被吞噬细胞吞噬或在青霉素等药物影响下，菌体可染成革兰氏阴性。

（二）培养特性

需氧或兼性厌氧，营养要求不高，在普通培养基上生长良好。最适生长温度 35 ℃，最适 pH 7.4 ~ 7.6。耐盐性强，在含有 100 ~ 150 g/L NaCl 培养基中能生长，故可用高盐培养基分离菌种。在普通琼脂平板上培养 24 ~ 48 h 后，形成圆形、隆起、表面光滑、湿润、边缘整齐、不透明的菌落，直径在 2 mm 左右。属内不同菌种可产生金黄色、白色或柠檬色等不同颜色的脂溶性色素并使菌落着色。金黄色葡萄球菌在血琼脂平板上菌落呈金黄或黄色，因能产生葡萄球菌溶素，菌落周围有明显的透明（β）溶血环。肉汤培养基中均匀混浊生长。

（三）生化特性

葡萄球菌的触酶试验通常阳性，金黄色葡萄球菌厌氧亚种和解糖葡萄球菌的触酶阴性。大多数葡萄球菌氧化酶阴性。葡萄球菌在厌氧环境下分解葡萄糖产酸因菌种而异，大部分葡萄球菌可分解多种糖类，还原硝酸盐。葡萄球菌可产生多种酶，如血浆凝固酶、耐热核酸酶、尿素酶、磷酸酶、卵磷脂酶等。

（四）抗原

致病性的金黄色葡萄球菌抗原种类多，以葡萄球菌 A 蛋白较为重要。

1. 葡萄球菌 A 蛋白（staphylococcal protein A，SPA） 是金黄色葡萄球菌细胞壁的表面抗原，具有属特异性。SPA 为完全抗原，能与人及多种哺乳动物的 IgG1、IgG2 和 IgG4 分子 Fc 段非特异性结合，结合后的 IgG 分子 Fab 段仍能与抗原特异结合。临床上以抗体致敏 SPA 阳性菌作为诊断试剂，已广泛地应用于微生物抗原的检出，称为协同凝集试验。在体内，SPA 与 IgG 结合后所形成的复合物还具有抗吞噬、促细胞分裂、引起超敏反应、损伤血小板等多种生物活性。

2. 荚膜多糖 能抑制中性粒细胞对细菌的趋化和吞噬作用，并促进细菌对医用导管和其他合成材料的黏附。

3. 多糖抗原 具有群特异性，存在于细胞壁。从金黄色葡萄球菌中可分离出 A 群的多糖抗原，其化学组成为磷壁酸中的 N-乙酰葡糖胺核糖醇残基。从表皮葡萄球菌可分离出 B 群多糖抗原，其化学组成是磷壁酸中的 N-乙酰葡糖胺甘油残基。

（五）毒力

本属细菌以金黄色葡萄球菌致病力最强，可产生多种酶类和毒素，如血浆凝固酶、耐热核酸酶、脂酶、葡萄球菌溶素、杀白细胞素、肠毒素、表皮剥脱毒素、毒性休克综合征毒素 -1 等。

1. 凝固酶 包括游离凝固酶和结合凝固酶。游离凝固酶分泌至菌体外，被血浆中凝固酶反应因子激活，形成葡萄球菌凝血酶，能使纤维蛋白原变为纤维蛋白，导致血浆凝固；结合凝固酶或称凝聚因子在菌体表面，能与纤维蛋白原结合，使纤维蛋白原变为纤维蛋白而引起细菌凝聚。游离凝固酶采用试管法检测，使血浆凝固成胶冻状者为阳性；结合凝固酶可用玻片法测定，细菌凝聚成颗粒状为阳性。

金黄色葡萄球菌是最重要的凝固酶阳性的葡萄球菌。凝固酶与金黄色葡萄球菌的致病力有密切关系，可使血浆纤维蛋白包被在菌体表面，妨碍吞噬细胞的吞噬或胞内消化作用，还能保护细菌免受血清杀菌物质的作用。同时病灶周围有纤维蛋白的凝固和沉积，使细菌不易向外扩散，故葡萄球菌感染易局限化。

2. 耐热核酸酶 由致病性葡萄球菌产生，耐热，能较强地降解 DNA 和 RNA。耐热核酸酶是测定葡萄球菌有无致病性的重要指标之一。

3. 脂酶　能分解血浆和机体各部位表面的脂肪和油类，对细菌入侵皮肤和皮下组织非常重要。

4. 葡萄球菌溶素　致病性葡萄球菌能产生多种抗原性不同的溶素，分为 α、β、γ、δ 等，对人类有致病作用的主要是 α 溶素。α 溶素生物学活性广泛，对多种哺乳动物红细胞有溶血作用，对白细胞、血小板、肝细胞、皮肤细胞等有损伤破坏作用。

5. 杀白细胞素　一种可杀死白细胞、巨噬细胞或破坏其功能的外毒素，大多由致病性葡萄球菌产生，可增强细菌的侵袭力。

6. 肠毒素　30% ~ 50% 临床分离的金黄色葡萄球菌可产生肠毒素，100 ℃ 30 min不被破坏，肠毒素与肠道神经细胞受体结合刺激呕吐中枢，引起以呕吐为主要症状的急性胃肠炎（食物中毒）。

7. 表皮剥脱素　在新生儿、幼儿和免疫功能低下的成人中，表皮剥脱毒素可引起葡萄球菌皮肤烫伤样综合征（staphylococcal scalded skin syndrome，简称 SSSS），又称剥脱性皮炎。病人皮肤呈弥漫性红斑和水疱，继以表皮上层大片脱落，受损部位的炎症反应轻微。

8. 毒性休克综合征毒素 – 1　引起毒性休克综合征（toxic shock syndrome，TSS）。毒性休克综合征毒素 – 1（toxic shock syndrome toxin – 1，TSST – 1）是金黄色葡萄球菌分泌的一种外毒素，可引起机体发热、休克及脱屑性皮疹。TSST – 1 能增加机体对内毒素的敏感性，感染产毒菌株后，可引起机体多个器官系统的功能紊乱或毒性休克综合征。

9. 黏质　凝固酶阴性的葡萄球菌致病可能与其产生黏质有关。黏质由中性糖类、糖醛酸和氨基酸组成。黏质使细菌黏附在细胞表面，菌体之间借此相互粘连。菌体被黏质包围后，能保护细菌免受中性粒细胞的吞噬和减弱抗生素的渗透。例如，表皮葡萄球菌能产生大量黏质，此黏质有助于延长表皮葡萄球菌的感染病程，干扰正常的免疫应答。

二、流行病学

金黄色葡萄球菌常定植于鼻前庭黏膜、会阴部等处；表皮葡萄球菌等凝固酶阴性葡萄球菌则主要定植于皮肤表面。接触传播为感染的重要途径，也可因吸入染菌尘埃或摄食含有肠毒素的食物而致病。有伤口的各类外科手术或创伤患者，以及免疫缺陷患者、新生儿，老年人等易感。葡萄球菌感染多为散发，偶有局部暴发。医院感染者中多见耐甲氧西林金黄色葡萄球菌（Methicilin – resistant Staphylococcus aureus，MRSA）和耐甲氧西林凝固酶阴性葡萄球菌（Methicilin – resistant Coagulase – negative Staphylococcus，MRCNS）。近年，MRSA 检出率虽呈下降趋势，但社区获得性 MRSA 感染报道逐渐增多。

三、临床表现

(一)金黄色葡萄球菌所致疾病

金黄色葡萄球菌所致人类疾病有侵袭性和毒素性两种类型。

1. 侵袭性疾病　主要引起化脓性感染。金黄色葡萄球菌可通过多种途径侵入机体，引起局部组织、内脏器官或全身性化脓感染。局部感染主要表现为疖、痈、甲沟炎、睑腺炎、蜂窝织炎、伤口化脓等；内脏器官感染如肺炎、脓胸、中耳炎、脑膜炎、心包炎、心内膜炎等；全身感染如败血症、脓毒血症等。

2. 毒素性疾病　由外毒素引起的毒素性疾病有以下三类。

(1)食物中毒：人摄入含肠毒素污染的食物后 1~6 h，即可出现头晕、恶心、呕吐、腹泻等急性胃肠炎症状。发病 1~2 d 可自行恢复，预后良好。

(2)烫伤样皮肤综合征：由表皮剥脱毒素引起。多见于新生儿。患者皮肤呈弥漫性红斑，起皱，继而形成水疱，导致表皮脱落。如伴有继发性细菌感染，可引起死亡。

(3)毒性休克综合征：由 TSST－1 引起。病人表现为突然高热、呕吐、腹泻、弥漫性红疹，继而有脱皮、低血压、黏膜病变，严重的病人还出现心、肾衰竭，甚至可发生休克。

(二)CNS 引起的常见感染

1. 泌尿系统感染　CNS 是年轻妇女急性膀胱炎的主要致病菌，尿道感染分离率仅次于大肠埃希菌。常见的是表皮葡萄球菌、人葡萄球菌和溶血葡萄球菌。

2. 细菌性心内膜炎　主要为心瓣膜修复术感染表皮葡萄球菌。

3. 败血症　凝固酶阴性葡萄球菌引起的败血症仅次于大肠埃希菌和金黄色葡萄球菌，常见的是溶血葡萄球菌和人葡萄球菌。

4. 术后及植入医用器械引起的感染　创伤及外科手术后，植入医用器械如心脏起搏器安装、置换人工心瓣膜、长期腹膜透析、导管感染、人工关节感染、静脉滴注等亦可造成凝固酶阴性葡萄球菌的感染。目前医院内耐甲氧西林的表皮葡萄球菌感染已成为瓣膜修复术或胸外科手术中的严重问题。

四、实验室诊断

(一)常规检查

葡萄球菌感染者血常规白细胞计数及中性粒细胞比例通常升高；部分轻症金黄色葡萄球菌食物中毒及局灶感染者可正常；产杀白细胞素细菌感染白细胞可不增多或减少。葡萄球菌所致尿路感染者，尿常规白细胞计数升高。金葡菌食物中毒患者粪常规与一般急性胃肠炎相似，偶见白细胞。神经系统感染者，脑脊液常规白细胞计数升高，分类以中性粒细胞为主；蛋白定量升高，潘氏试验(Pandy 试验)阳性，糖及氯化物含量降低。

（二）病原学检查

1. 标本的采集　根据感染部位不同，可采集脓液、创伤分泌物、穿刺液、血液、尿液、痰液、脑脊液及粪便等，采集标本时应避免病灶周围正常菌群的污染。

2. 检验方法与鉴定

（1）直接镜检：取无菌体液，如脑脊液直接涂片或离心取沉渣涂片，革兰氏染色镜检，若发现革兰氏阳性球菌，葡萄状排列，则有重要临床价值；其他体液标本，在查见细菌的同时，还伴有炎性细胞，则也有临床参考价值。应及时向临床初步报告"查见革兰氏阳性葡萄状排列球菌，疑为葡萄球菌"，并进一步分离培养和鉴定。

（2）分离培养：血标本应先增菌培养，脓液、尿道分泌物及脑脊液沉淀物直接接种血琼脂平板，尿标本必要时作细菌菌落计数，粪便、呕吐物等含杂菌的标本应接种选择性培养基，如高盐甘露醇琼脂平板。

葡萄球菌在血琼脂平板培养过夜，形成直径 2 mm 左右，圆形、凸起、光滑，呈金黄色、黄色、白色或柠檬色的菌落。有的产生 β 溶血环。金黄色葡萄球菌的色素通常为金黄色或黄色；表皮葡萄球菌通常为白色。金黄色葡萄球菌耐高盐、分解甘露醇，故在高盐甘露醇平板上生长形成淡黄色菌落。

（3）鉴定：

1）属间鉴别：临床标本中常见的革兰氏阳性球菌中，菌落和镜下形态与葡萄球菌属相近的菌属包括微球菌属、肠球菌属、链球菌属等。首先从菌落形态、颜色及生长速度上进行初步的判断，大多数葡萄球菌在常规培养时的生长速度要快于其他革兰氏阳性球菌。其他可结合触酶试验、改良氧化酶试验、O－F 试验等试验进行鉴别，属间鉴别见表 3－1。

表 3－1　葡萄球菌属与其他革兰氏阳性球菌属的鉴别

属名	菌落颜色	四联排列	触酶	严格需氧	改良氧化酶	葡萄糖厌氧产酸	紧黏琼脂	动力	6.5%NaCl
葡萄球菌属	白/黄	V	+	－	－	V	+	－	+
微球菌属	黄/乳白	+	+	+	+	－	－	－	+
肠球菌属	白/黄	－	－	－	－	+	－	V	+
链球菌属	无色/灰白	－	－	－	－	+	－	－	V

注："＋"表示 90% 以上菌株阳性，"－"表示 90% 以上菌株阴性，"V"表示反应不定。

2）属内鉴别：由于葡萄球菌属内的菌种较多，根据菌种是否产生血浆凝固酶，通常将其分为凝固酶阳性和凝固酶阴性葡萄球菌。凝固酶和凝集因子阳性葡萄球菌的主要鉴别试验见表 3－2，凝固酶和凝集因子阴性葡萄球菌的主要鉴别试验见表3－3。

表 3-2　凝固酶或凝聚因子阳性葡萄球菌的鉴别

菌种	凝固酶	凝集因子	菌落大小	色素	厌氧生长	需氧生长	溶血	触酶	氧化酶	耐热DNA酶	碱性磷酸酶	脲酶	V-P	七叶苷	新生霉素耐药	多粘菌素耐药
金黄色葡萄球菌金黄亚种	+	+	+	+	+	+	+	+	-	+	+	V	+	-	-	+
金黄色葡萄球菌厌氧亚种	+	-	-	-	(+)	(+/-)	+	-	-	+	+	NA	-	-	-	NA
猪葡萄球菌	V	-	+	-	+	+	-	+	-	+	+	V	-	-	-	+
路邓葡萄球菌	-	(+)	V	V	+	+	(+)	+	-	-	-	V	+	-	-	V
中间葡萄球菌	+	V	+	-	(+)	+	V	+	-	+	+	+	+	-	-	-
施氏葡萄球菌凝集亚种	+	-	V	-	+	+	(+)	+	-	+	+	+	-	-	NA	NA

注："+"表示 90% 以上菌株阳性，"-"表示 90% 以上菌株阴性，"+/-"表示大部分阳性，少部分阴性，"V"表示反应不定，"( )"表示迟缓反应，"NA"表示无资料。

表 3-3　临床上重要的凝固酶和凝集因子阴性葡萄球菌的鉴别

菌种	菌落大小	色素	溶血	氧化酶	碱性磷酸酶	PYR	鸟氨酸	脲酶	硝酸盐还原	新生霉素耐药	多黏菌素耐药	D-蕈糖	D-木糖	蔗糖	麦芽糖	甘露糖	甘露醇
表皮葡萄球菌	-	-	V	-	+	-	(V)	+	+	-	+	-	-	-	+	+	(+)
溶血葡萄球菌	+	V	(+)	-	-	+	-	+	-	+	-	+	+	-	+	+	V
腐生葡萄球菌腐生亚种	+	V	-	-	-	+	-	+	-	+	-	+	+	-	+	+	V

续表

菌种	菌落大小	色素	溶血	氧化酶	碱性磷酸酶	PYR	鸟氨酸酶	脲酶	硝酸盐还原	新生霉素耐药	多黏菌素耐药	D-蕈糖	D-木糖	蔗糖	麦芽糖	甘露糖	甘露醇	甘露糖
沃氏葡萄球菌	V	V	(V)	-	-	-	-	+	V	-	-	+	-	+	(+)	V	-	
人葡萄球菌人亚种	-	V	-	-	-	-	-	+	V	-	-	V	-	(+)	+	-	-	
头状葡萄球菌头	-	-	(V)	-	-	-	-	-	V	-	-	-	(+)	-	+	+		

注："+"表示90%以上菌株阳性，"-"表示90%以上菌株阴性，"V"表示反应不定，"( )"表示迟缓反应。

3. 检验程序　葡萄球菌属的检验程序见图3-1。

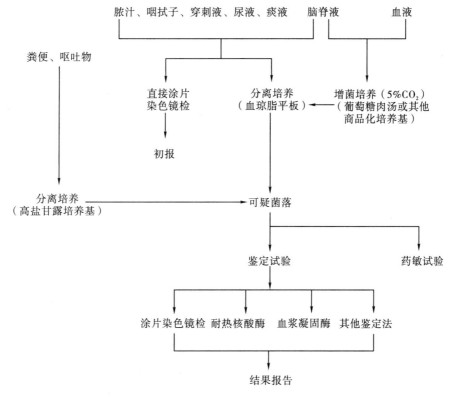

图3-1　葡萄球菌属检验程序

4. 抗菌药物敏感性 目前，一些地区超过 50% 的临床金黄色葡萄球菌分离株为耐甲氧西林的金黄色葡萄球菌（MRSA），超过 90% 的 CNS 临床分离株产生 β - 内酰胺酶而对青霉素耐药，有 60%～80% 的 CNS 对甲氧西林和其他药物耐药。葡萄球菌对苯唑西林耐药则对所有目前使用的 β - 内酰胺类抗生素均耐药。

治疗 MRSA 感染可选用万古霉素、利奈唑胺、达托霉素及替加环素等新药。治疗青霉素敏感金黄色葡萄球菌时，青霉素 G 效果最好；治疗青霉素耐药，苯唑西林敏感的葡萄球菌感染应当使用青霉素酶稳定的耐酶青霉素、β - 内酰胺类/β - 内酰胺酶抑制剂复合药及头孢菌素。治疗对青霉素过敏或慢性肾衰的 MRSA 感染患者，可选用克林霉素或万古霉素。万古霉素对葡萄球菌的杀菌效果较差，不推荐使用万古霉素治疗严重的 MRSA 感染。

第二节 肺炎链球菌感染

肺炎链球菌（Pneumococcus pneumoniae）常寄居于正常人的鼻咽腔中，大部分菌株不致病或者致病力很弱，仅少数有致病力，可引发大叶性肺炎或支气管炎，还可以引起中耳炎、乳突炎、鼻窦炎和败血症。即使在抗菌药物和肺炎链球菌疫苗广泛应用的情况下，肺炎链球菌感染仍对人类健康造成威胁。

一、病原学

（一）形态与染色

革兰阳性球菌，多呈双排列，菌体呈矛头状，宽端相对、尖端向外；很少呈链状，所形成的链为短链状。有荚膜，染色后菌体周围显示有透明环。无鞭毛，无芽孢。在血培养阳性标本中成双排列，在痰标本中大多数成双排列，少数呈鱼群状排列。

（二）培养特性

肺炎链球菌对营养要求较高，兼性厌氧，需采用质量好的哥伦比亚琼脂基础和新鲜血液（5% 马血或羊血），琼脂浓度可适当下降至 1%～1.2%，更有利于肺炎链球菌的生长。肺炎链球菌培养初期菌落细小、灰白色、扁平、湿润、半透明、形成草绿色 α 溶血环。因能产生自溶酶，培养或放置 24 h 之后大部分菌落中央凹陷呈脐窝状，继续培养菌落自溶，只残留菌落痕迹。部分肺炎链球菌可形成水滴状、湿润、透明的黏液型菌落。肺炎链球菌在血清肉汤培养基中呈絮状或颗粒状沉淀生长，菌体链状排列较长，随着培养时间的延长，细菌自溶，培养液逐渐变为澄清，仅见管底留有少许沉淀。

（三）生化特性

肺炎链球菌触酶试验阴性，分解葡萄糖、麦芽糖、乳糖、蔗糖，产酸不产气。荚膜肿胀试验阳性，胆盐溶解试验阳性，对奥普托欣敏感。

（四）抗原

1. 荚膜多糖抗原 存在于肺炎链球菌荚膜中。根据抗原不同，肺炎链球菌可分为 90 多个血清型，其中 20 多个型可引起疾病。

2. 菌体抗原 ①C 多糖：存在于肺炎链球菌的细胞壁中，是一种具有种特异性的多糖，为各型菌株所共有。宿主血清中一种被称为 C 反应蛋白（C reactive protein，CRP）的 β 球蛋白可沉淀肺炎链球菌的 C 多糖 。CRP 虽不是抗体，但在急性炎症时含量剧增，用 C 多糖来测定 CRP，对活动性风湿热等诊断有一定意义。②M 蛋白：具有型特异性，肺炎链球菌 M 蛋白与细菌的毒力无关，产生的抗体无保护作用。

（五）毒力

1. 荚膜 有抗吞噬作用，是肺炎链球菌的主要毒力因子。当有荚膜的光滑（S）型细菌失去荚膜成为粗糙（R）型时，其毒力减低或消失。

2. 肺炎链球菌溶素 能与细胞膜上的胆固醇结合，导致膜上出现小孔，可溶解羊、兔、马和人的红细胞。此外，还能活化补体经典途径，引起发热、炎症及组织损伤等作用。

3. 脂磷壁酸 存在细胞壁表面，在肺炎链球菌黏附到肺上皮细胞或血管内皮细胞的表面时起重要作用。

4. 神经氨酸酶 新分离的菌株中含有该酶，能分解细胞膜和糖脂的 N – 乙酰神经氨酸，与肺炎链球菌在鼻咽部和支气管黏膜上的定植、繁殖和扩散有关。

二、流行病学

肺炎链球菌广泛分布于自然界，主要寄居于人上呼吸道，健康成人和儿童的携带率分别为 5% ~10% 和 20% ~40%，1 岁儿童携带率可更高达 70% ~100%。部分人鼻咽部可同时携带 2 株以上肺炎链球菌。肺炎链球菌是引起社区获得性肺炎的重要病原菌，约 50% 的社区获得性肺炎由肺炎链球菌所致。

据世界卫生组织估计，全球每年肺炎链球菌感染人数为 1400 余万人，其中中国约为 170 万人；全球因肺炎链球菌感染死亡的成人和 5 岁以下儿童分别超过 100 万人，肺炎链球菌是造成儿童死亡的首位病原菌。

三、临床表现

肺炎链球菌仅在感染、营养不良和抵抗力下降等因素致呼吸道异常或受损伤时才引起感染，肺炎链球菌主要引起人类大叶性肺炎，其次为支气管炎。成人肺炎多数由 1、2、3 型肺炎链球菌引起，3 型肺炎链球菌能产生大量荚膜物质，毒力强，病死率高。儿童的大叶性肺炎以第 14 型最常见。肺炎后可继发胸膜炎、脓胸，也可引起中耳炎、乳突炎、鼻窦炎、脑膜炎和败血症等。

（一）肺炎和慢性支气管炎急性加重

肺炎链球菌肺炎常突然发病，表现为高热、寒战、胸膜剧烈疼痛、咳铁锈色痰、呼吸困难等症状，体温可高达 40～41 ℃，10%～20% 的患者可于高热期伴发菌血症。患者大多在病程第 5～10 天体温骤退，24 h 内下降 4～5 ℃，低到 35 ℃左右时，可见大汗及虚弱，类似休克状态。

（二）化脓性中耳炎和鼻窦炎

急性中耳炎一般起病急，有耳痛、抓耳和耳流脓，可伴发热、易怒、冷漠、烦躁不安、食欲不振等非特异表现。小于 1 岁的婴儿则表现为易激惹、耳漏或发热。重症可有听力损失、运动和平衡问题、鼓膜穿孔等并发症。

（三）血流感染

肺炎链球菌血流感染多继发于肺炎，亦可继发于脑膜炎、中耳炎和鼻窦炎等，少数病例为原发性。原发性血流感染在儿童更为常见。

（四）化脓性脑膜炎

肺炎链球菌是 1 月龄以上婴儿和儿童社区获得性化脓性脑膜炎中最常见且最严重的病原菌，国内文献称肺炎链球菌引起的化脓性脑膜炎占所有确诊化脓性脑膜炎患者的 10%～30%。肺炎链球菌脑膜炎常急性起病，常以发热为首发症状，发病后不久易出现昏迷和惊厥。年长儿则与成人相似，出现发热、头痛、喷射性呕吐、抽搐、精神状态改变和颈项强直等典型的体征和症状。婴幼儿常无典型表现，需重视急性发热、各类呼吸道感染、肺炎等患儿出现精神反应差、烦闹或嗜睡、呕吐等可疑中枢神经系统累及症状。

四、实验室诊断

（一）常规检查

肺炎链球菌感染通常会显示白细胞计数增高，中性粒细胞比例增加，同时可能伴有核左移。患者血液中检测出的 C 反应蛋白水平通常超过正常值。

（二）病原学检查

1. 标本的采集 根据感染部位不同，可采集痰液、脓液、血液、脑脊液等标本，采集标本时应避免病灶周围正常菌群的污染。

2. 检验方法与鉴定

（1）直接镜检：痰液、脓液等直接涂片，脑脊液离心后取沉淀物涂片，革兰染色镜检，如发现革兰阳性、矛头状双球菌，周围有较宽的透明区，经荚膜染色确认后可初报"疑似肺炎链球菌"。

（2）分离培养：血标本应先增菌培养，痰液、脓液及脑脊液沉淀物直接接种血琼脂平板。在血琼脂平板上 35 ℃ 5% ~ 10% CO_2 环境中培养 18 ~ 24 h 形成细小、圆形、表面光滑、湿润、灰白色、扁平、直径 0.5 ~ 1.5 mm 的菌落，周围有宽大的草绿色 α 溶血环。继续培养，菌落自溶，中央凹陷呈脐窝状。部分肺炎链球菌可形成湿润的黏液型菌落。

（3）鉴定：

1）属间鉴别：临床标本中分离到兼性厌氧，触酶试验阴性的革兰阳性球菌除考虑链球菌外，应与链球菌相似菌进行鉴别，见表 3 - 4。

表 3 - 4　链状排列、触酶阴性的革兰阳性球菌菌属鉴别

属名	万古霉素	葡萄糖产气	PYR	LAP	6.5%NaCl	胆汁七叶苷	10 ℃生长	45 ℃生长	溶血
链球菌属	S	-	+/-	+	V	V	-	V	αβγ
肠球菌属	S/R	-	+	+	+	+	+	+	αβγ
乳球菌属	S	-	+	+	V	+	+	V	αγ
无色藻菌属	R	+	-	-	+	V	V	V	αγ

注："+"表示 90% 以上菌株阳性，"-"表示 90% 以上菌株阴性，"+/-"表示大部分阳性，少部分阴性；"V"表示反应不定；"S"表示敏感；"R"表示耐药。

2）属内鉴别：肺炎链球菌和草绿色链球菌皆为 α 溶血，故通常需要对二者进行鉴别。肺炎链球菌奥普托欣敏感试验阳性、胆汁溶菌试验阳性、多数菌株分解菊糖；草绿色链球菌奥普托欣敏感试验阴性、胆汁溶菌试验阴性、多数菌株不分解菊糖。

3. 检验程序　肺炎链球菌的检验程序见图 3 - 2。

4. 抗菌药物敏感性　可用于治疗肺炎链球菌的药物有青霉素、超广谱头孢菌素、大环内酯类、氟喹诺酮类及万古霉素。耐青霉素的肺炎链球菌（penicillin resistant streptococcus pneumoniae，PRSP）和草绿色链球菌的菌株逐渐增多，对大环内酯类和克林霉素的耐药率较高。若来源于血液和脑脊液，则应检测该菌株对头孢曲松、头孢噻肟和美洛培南的 MIC 以判断敏感、中介或耐药。

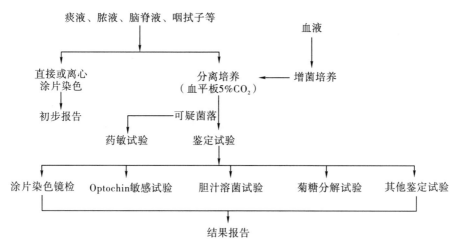

图 3 - 2　肺炎链球菌检验程序

第三节　大肠埃希菌感染

　　大肠埃希菌(Escherichia coli)属于肠杆菌目,埃希菌属(Escherichia)。埃希菌属有 6 个种,只有大肠埃希菌(E. coli)是临床最常见、最重要的一个菌种,俗称大肠杆菌。大肠埃希菌是肠道中重要的正常菌群,并能为宿主提供一些具有营养作用的合成代谢产物;在宿主免疫力下降或细菌侵入肠道外组织器官后,即可成为机会致病菌,引起肠道外感染,故大肠埃希菌也是肠道杆菌中最重要的一种条件致病菌;有一些血清型的大肠埃希菌具有致病性,能导致人类胃肠炎;大肠埃希菌在环境卫生和食品卫生学中,常用作被粪便污染的检测指标;在分子生物学和基因工程研究中,大肠埃希菌是重要的实验材料。

一、病原学

(一)形态与染色

　　革兰阴性直短杆状,大小为$(1.1 \sim 1.5)\ \mu m \times (2.0 \sim 6.0)\ \mu m$,单个或成对排列,多数有鞭毛,能运动,某些菌株尤其是引起肠道外感染的菌株有荚膜(微荚膜)和周身菌毛。

(二)培养特性

　　兼性厌氧,营养要求不高,在血琼脂平板和普通营养琼脂平板上生长良好,35 ℃培养 24 h,可形成直径 2 ~ 3 mm,圆形、光滑、湿润、灰白色、不透明的菌落,某些菌株在血琼脂平板上可产生 β 溶血,部分菌株菌落呈黏液型或粗糙型。大肠埃希菌在肠道选择培养基上发酵乳糖产酸，菌落颜色因培养基指示剂不同而异，如在麦康凯平板上菌落呈粉红色或红色；在中国蓝平板上菌落呈蓝色；在 SS 平板菌落上呈红 - 粉红色，或中央红 - 粉红色，周围无色。

（三）生化特性

氧化酶试验阴性，触酶试验阳性，硝酸盐还原试验阳性，发酵葡萄糖产酸产气。大肠埃希菌大多数菌株动力阳性，在克氏双糖铁琼脂（KIA）斜面与底层均产酸、产气，硫化氢试验阴性，吲哚、甲基红、V - P、枸橼酸盐（IMViC）试验结果为（＋＋－－），不分解尿素，侧金盏花醇、肌醇、苯丙氨酸脱氨酶和葡萄糖酸盐等试验均阴性。大肠埃希菌某些菌株动力阴性，迟缓发酵或不发酵乳糖，不产气，即大肠埃希菌不活泼生物型，易与志贺菌相混淆。

（四）抗原

抗原成分主要由菌体（O）抗原、鞭毛（H）抗原和表面（K）抗原组成。

1.O 抗原 是多糖磷脂复合物（LPS），耐热，加热 100 ℃不能灭活，目前已知有超过 170 种，是血清学分型的基础。

2.H 抗原 是不耐热的蛋白质，已知超过 50 种，均为单相菌株。

3.K 抗原 是多糖荚膜抗原，对热稳定，在 K 抗原存在时能阻止 O 抗原凝集。K 抗原在 100 种以上，不是每个菌株均有 K 抗原。大肠埃希菌的血清型分别按 O：K：H 的顺序，以数字表示，如 $O_{111}：K_{58}：H_2$、$O_{157}：H_7$ 等。

（五）毒力

1. 黏附素 大肠埃希菌的黏附素能使细菌紧密黏着在泌尿道和肠道的上皮细胞上，避免因排尿时尿液的冲刷和肠道的蠕动作用而被排除。大肠埃希菌黏附素的特点是特异性高。它们包括定植因子抗原Ⅰ、Ⅱ、Ⅲ，集聚黏附菌毛Ⅰ和Ⅲ，束形成菌毛，紧密黏附素，P 菌毛，Dr 菌毛等。

2. 外毒素 大肠埃希菌能产生多种类型的外毒素。它们是志贺毒素Ⅰ和Ⅱ，耐热肠毒素 a 和 b，不耐热肠毒素Ⅰ和Ⅱ，溶血素 A 等。

此外，还有内毒素、荚膜、载铁蛋白和Ⅲ型分泌系统等。载铁蛋白可通过获取铁离子而导致宿主损伤；Ⅲ型分泌系统犹如分子注射器，在细菌接触宿主细胞后，能向宿主细胞内输送毒性基因产物的细菌效应蛋白分泌系统，由 20 余种蛋白组成。

二、流行病学

大肠埃希菌是人类及动物肠道的正常菌群，每克大便中含 10^9 个大肠埃希菌，该菌可以污染水源、食品，故在卫生学上被作为食品卫生监督的指示菌。当人体抵抗力降低时，肠道的大肠埃希菌可侵入肠道外组织或器官引起感染，称为内源性感染。大肠埃希菌可污染尿道口，引起上行性感染而发生膀胱炎，由膀胱上行至输尿管、肾脏，引起肾盂肾炎。此外，经由血行感染途径及淋巴系统也可导致肾脏及肾周感染。大肠埃希菌是革兰阴性杆菌血流感染的最常见的病原菌，50%的大肠埃希菌血流感染来源于尿路感染，亦可由腹部外伤、腹腔手术后感染等引起。

我国革兰阴性菌占所有临床分离菌约70%，在前10位临床分离菌中，大肠埃希菌及肺炎克雷伯菌列第1位及第2位。大肠埃希菌为尿路感染、血流感染及腹腔感染的最常见分离菌。

三、临床表现

(一)肠道外感染

多数大肠埃希菌在肠道内不致病，但如移位至肠道外的组织或器官则可引起肠外感染。肠道外感染以化脓性感染和泌尿道感染最为常见。化脓性感染如腹膜炎、阑尾炎、手术创口感染、败血症和新生儿脑膜炎，泌尿道感染如尿道炎、膀胱炎、肾盂肾炎。大肠埃希菌常来源于患者肠道，为内源性感染(新生儿脑膜炎除外)。

1. 败血症　大肠埃希菌是从败血症患者中分离到的最常见的革兰阴性菌，常由大肠埃希菌性尿道和胃肠道感染引起，如肠穿孔导致的伴有败血症的腹腔内感染。大肠埃希菌败血症具有很高的死亡率，尤其对婴儿、老人或免疫功能低下者或原发感染为腹腔或中枢神经系统的患者。

2. 新生儿脑膜炎　大肠埃希菌是小于1岁婴儿中枢神经系统感染的主要病原体之一。

3. 泌尿道感染　引起泌尿道感染的大肠埃希菌大多来源于结肠，污染尿道，上行至膀胱，甚至肾脏和前列腺，为上行性感染。女性泌尿道感染率比男性高。性行为、怀孕、男性前列腺肥大等为危险因素。插管和膀胱镜也有可能带进细菌，造成感染的危险。尿道感染的临床症状主要有尿频、排尿困难、血尿和脓尿等。虽然大多数大肠埃希菌菌株都能引起泌尿道感染，但由某些特殊的血清型引起的感染最为常见，这些能引起泌尿系统感染的特殊的血清型统称为尿路致病性大肠埃希菌，常见的有O_1、O_2、O_4、O_6、O_7等。

(二)肠道感染

大肠埃希菌某些血清型可引起人类胃肠炎，与食入污染的食品和饮水有关，为外源性感染，这些大肠埃希菌亦称为致腹泻大肠埃希菌，根据其致病机制不同，常见的有肠毒素性大肠埃希菌（enterotoxigenic E. coli，ETEC）、肠致病性大肠埃希菌（enteropathic E. coli，EPEC）、肠侵袭性大肠埃希菌（enteroinvasive E. coli，EIEC）、肠出血性大肠埃希菌（enterohemorrhagic E. coli，EHEC）和肠聚集性大肠埃希菌（enteroaggregative E. coli，EAEC）等5种类型。

1. ETEC 是旅游者腹泻和婴幼儿腹泻的常见病因，导致恶心、腹痛、低热和类似轻型霍乱的急性水样腹泻。其致病机制主要是通过产生不耐热肠毒素（LT）和耐热肠毒素（ST）导致患者腹泻及中毒症状。此类腹泻在卫生条件差的国家和地区发病率较高。

2. EPEC 是流行性婴儿腹泻的重要病原菌，在世界范围均有发病，具有高度传染性。可导致婴儿发热、呕吐、严重水泻，粪便中含有黏液但无血液，常引起脱水、酸中毒，病死率高。

3. EIEC 与志贺菌有共同抗原，其发病机制也与菌痢相似，常侵犯成人或较大儿童，引起类似志贺菌肠炎的症状，如发热、腹痛、水泻或典型菌痢的里急后重症状，并伴脓血黏液便。

4. EHEC 主要引起出血性结肠炎，主要血清型为 $O_{157}:H_7$。多发于 5 岁及以下婴幼儿，以暴发性流行为主。表现为腹痛、水泻、血便，多无发热。感染者中有 2% ~7% 可发展成为溶血性尿毒综合征（hemolytic uremic syndrome，HUS），主要表现为溶血性贫血、血小板减少性紫癜和急性肾功能不全。HUS 患者死亡率较高，表现为痉挛性腹痛、血便、便中无白细胞。

5. EAEC 又称肠黏附型大肠埃希菌，引起婴儿急性或慢性水样腹泻伴脱水，偶有腹痛、发热与血便，引起的腹泻通常较 EPEC 缓和。

四、实验室诊断

（一）常规检查

大肠埃希菌引起的血流感染等全身感染患者，外周血白细胞总数及中性粒细胞计数多增高。CRP、PCT 等炎性指标升高。尿路感染及脑膜炎患者的尿液及脑脊液异常。对于可能存在基础疾病患者，尚需要做相应的检查如空腹血糖、糖化血红蛋白、腹部 B 超等。

（二）病原学检查

1. 标本的采集 肠道外感染标本主要有尿、血、粪便、脓液等，血液等细菌数量少的标本需要增菌进行培养；尿液标本要尽量采集早晨清洁中段尿进行定量培养，对无症状的患者应连续采集三天晨尿送检；痰标本取自口腔清洁后从深部咳出的痰液；脓、分泌物等标本可用无菌棉拭子直接采取。肠道感染标本可采集患者粪便、食物残留和肛拭等。

2. 检验方法与鉴定

（1）直接镜检：除血液和肠道感染标本外，其他标本大多可行涂片染色检查；尿液和其他各种体液可离心后取沉淀物作涂片；脓、痰、分泌物等可直接涂片，革兰染色后直接镜检，但肠杆菌目多数细菌的形态及染色性相似，根据形态及染色难以相互鉴别。

（2）分离培养：血液等封闭腔标本由于细菌数量少，一般需使用肉汤增菌培养。尿液标本常规需使用定量接种方法，先依据临床信息选择培养类型，确定合适的培养基及定量接种的尿液量，采用 1 μl 或 10 μl 标准接种环接种的方法。即首先将尿液标本充分混匀，用定量接种环或无菌微量加样器取尿液 1 μl 接种于 5% 的羊血琼脂和麦康凯（MAC）琼脂平板或其他类似的弱选择培养基如中国蓝、伊红亚甲蓝（EMB）琼脂平板等，35 ℃ 培养 18~24 h。对于导尿、耻骨上膀胱穿刺留取的尿液、已使用抗菌药物治疗患者的尿液采用 10 μl 接种。经 18~24 h 培养无菌生长，需继续培养 24 h。脓、痰和分泌物标本可直接在血琼脂平板（BAP）等琼脂平板上划线分区培养，35 ℃ 培养 18~24 h 后观察细菌生长情况及菌落形态。

（3）鉴定：

1）属间鉴别：埃希菌属和相关菌属的鉴别见表 3-5。

表 3-5　埃希菌属和相关菌属的鉴别

试验	埃希菌属	志贺菌属	沙门菌属	枸橼酸杆菌属	爱德华菌属
鞭毛	周鞭毛	无	周鞭毛	周鞭毛	周鞭毛
动力	+/-	-	+	+	+
硫化氢	-	-	+/-	+/-	+
吲哚	+	-/+	-	-/+	+
枸橼酸盐	-	-	+/-	+	-
脲酶	-	-	-	-/+	-
赖氨酸	+/-	-	+/-	-	+

注："+"表示 90% 以上菌株阳性，"-"表示 90% 以上菌株阴性，"+/-"表示大部分阳性，少部分阴性；"-/+"表示大部分阴性，少部分阳性。

2）属内鉴别：埃希菌属属内常见菌种鉴别见表 3-6。

表 3-6　埃希菌属属内常见菌种鉴别

生化反应	大肠埃希菌	赫尔曼埃希菌	弗格森埃希菌	蟑螂埃希菌	伤口埃希菌	艾伯特埃希菌
吲哚	+	+	+	-	-	-
甲基红	+	+	+	+	+	+
V-P	-	-	-	-	-	-
枸橼酸盐	-	-	(-)	v	-	-
赖氨酸脱羧酶	+	-	+	+	+	+
精氨酸双水解酶	(-)	-	-	-	V	NA

续表

生化反应	大肠 埃希菌	赫尔曼 埃希菌	弗格森 埃希菌	蟑螂 埃希菌	伤口 埃希菌	艾伯特 埃希菌
鸟氨酸脱羧酶	V	+	+	+	−	+
邻硝基酚－半乳糖苷（ONPG）	+	+	+	−	+	NA
乳糖	+	V	−	−	（−）	−
山梨醇	+	−	−	−	+	−
甘露醇	+	+	+	−	+	+
侧金盏花醇	−	−	−	−	−	−
纤维二糖	−	+	+	−	+	−
黄色素	−	+	−	−	V	−

注："＋"表示90%以上菌株阳性，"－"表示90%以上菌株阴性，"V"表示反应不定，"（−）"表示76%～89%阴性；"NA"表示无资料。

3. 检验程序 大肠埃希菌检验程序见图3－3。需注意，引起腹泻的大肠埃希菌与肠道外感染的大肠埃希菌在形态及生化反应均相似，但分别具有不同的血清型、肠毒素或毒力因子，分离培养后必须通过血清分型或特殊的毒力检测试验才能做出最终鉴定。

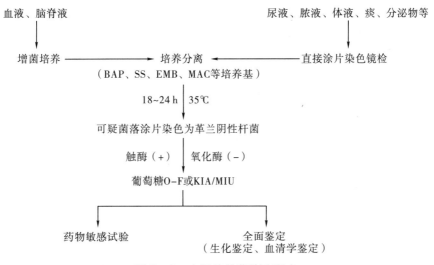

图3－3 大肠埃希菌检验程序

4. 抗菌药物敏感性 大肠埃希菌通常对碳青霉烯类、含β－内酰胺酶抑制剂复合制剂、头孢霉素类抗菌药物敏感。其耐药性主要由该菌产生超广谱β－内酰胺酶ESBLs所致。ESBLs包括TEM、SHV和非TEM、SHV型，由质粒介导产生。CLSI对部分头孢菌素类折点进行了修改，常规药敏不需要检测ESBLs，对ESBLs阳性菌株也不需要修饰药敏结果，但出于院感监测目的仍需报告是否产ESBLs。碳青霉烯类药物是临床治疗产 ESBLs 肠杆菌目细菌的主要抗菌药物。随着该类药物的广泛应用，碳青霉烯类耐药大肠埃希菌在临床的检出率不断升高，现已成为全球面临的重大健康威胁。碳青霉烯类耐药大肠埃希菌感染的治疗，可选择的药物少，多需要联合用药，宜选用多粘菌素联合碳青霉烯类抗生素、替加环素联合碳青霉烯类抗生素、磷霉素联合阿米卡星等。

第四节　肺炎克雷伯菌感染

肺炎克雷伯菌（Klebsiella pneumoniae，KP）广泛分布于自然界的水和土壤中，是人类呼吸道的常居菌，在人和动物肠道内也常见，是一种条件致病菌。在临床分离到的克雷伯菌属细菌中，肺炎克雷伯菌占 80% 以上，是本属中最为常见的病原菌，该菌可感染免疫力低下的人群，目前由其引起的感染日益增多，涉及各个部位，是最重要的医院感染条件致病菌之一。

一、病原学

（一）形态与染色

革兰阴性杆菌，大小为 $(0.3 \sim 1.5) \mu m \times (0.6 \sim 6) \mu m$。单个、成双或短链排列。痰标本直接涂片染色，菌体呈卵圆形或球杆状，单个或成双排列。荚膜染色外周可见透明、环状荚膜。无芽孢，无鞭毛。有些肺炎克雷伯菌在血培养肉汤中呈长丝状。

（二）培养特性

在血琼脂平板上 35 ℃培养 18 ~ 24 h，形成较大、圆形、凸起、灰白色、不溶血的菌落。在麦康凯琼脂平板上形成隆起、大而黏液样、易融合的、粉红色菌落，用接种环挑取呈丝状粘连。在中国蓝琼脂平板上呈蓝色菌落。在木糖赖氨酸脱氧胆酸钠（XLD）琼脂平板上呈黏液黄色菌落。在血琼脂平板上极少菌株可出现较大、粗糙型、野菊花状菌落，多次传代可还原。

（三）生化特性

氧化酶试验阴性，硝酸盐还原试验阳性，发酵葡萄糖和乳糖产酸产气，鸟氨酸脱羧酶和精氨酸脱羧酶试验阴性，赖氨酸脱羧酶试验阳性，吲哚试验阴性，克氏双糖铁琼脂培养基试验（KIA）结果（AA + -），IMViC 试验（ - - + + ）等。

（四）抗原

肺炎克雷伯菌具有 O 抗原和 K 抗原两种抗原，K 抗原是分型的依据。利用荚膜肿胀试验，克雷伯菌属 K 抗原可分为 80 多个血清型，肺炎克雷伯菌肺炎亚种大多属 3 型和 12 型。

(五)毒力

1. 荚膜　与肺炎克雷伯菌毒力有关,大量荚膜多糖的存在使肺炎克雷伯菌具有较强的抗中性粒细胞吞噬作用及抵抗血清补体杀菌活性,从而促进炎症反应和感染播散。

2. 荚膜合成相关基因　黏液表型调控基因 A 是调控荚膜多糖合成的基因,包括染色体或质粒编码的 rmpA 基因和质粒编码的 rmpA2 基因,共同辅助荚膜合成。rmpA 缺陷以后,肺炎克雷伯菌毒力明显减弱。

3. 气杆菌素　铁离子促进细菌的生长和繁殖,细菌通过铁载体来获取铁离子。肺炎克雷伯菌能分泌气杆菌素。气杆菌素是肺炎克雷伯菌分泌的最重要的铁载体,也是其重要的毒力因子,可使肺炎克雷伯菌毒力增强 100 倍。

二、流行病学

肺炎克雷伯菌是医院和社区获得性感染中最常见且最重要的病原菌之一,常导致严重的系统性和多器官侵袭性感染。目前依据其毒力和黏液表型等特性可分为经典肺炎克雷伯菌(classical Klebsiella pneumoniae,cKP)和高毒力肺炎克雷伯菌(hypervirulent Klebsiella pneumoniae,hvKP)。

过去广泛流行的是院内感染中占主导地位的 cKP,但近 30 年全球范围内,hvKP 感染的发生率一直在不断上升,已引起临床关注。hvKP 是肺炎克雷伯菌的高毒力变种,具备高侵袭性和高致病性,可引发肝脓肿等侵袭性感染。其流行性传播的国家主要集中在亚洲,包括中国、越南和韩国等。近些年耐药 hvKP 逐渐增多,更加引起临床的高度警惕,成了全球公共卫生领域的重大挑战。现普遍认为造成 hvKP 高毒力的主要原因是其自身厚重的荚膜抗吞噬作用及其强大的摄铁系统。目前鉴定高毒力肺炎克雷伯菌尚无金标准,这对临床的早期诊断和治疗造成了较大的困难。

三、临床表现

肺炎克雷伯菌可引起典型的肺部感染,也可引起各种肺外感染,包括细菌性脑膜炎、血流感染、成人泌尿道感染及手术切口和外伤感染等。

(一)肺部感染

肺炎克雷伯菌是医院获得性肺炎的最常见病原菌之一,引起的肺炎起病急,常有寒战、高热、胸痛、痰液黏稠而不易咳出,典型痰呈砖红色或深棕色,部分患者有呼吸困难及发绀,16% ~50% 的患者有肺脓肿形成,可伴空洞、脓胸等。

(二)细菌性脑膜炎

肺炎克雷伯菌为医院获得性脑膜炎最常见的革兰阴性菌,多见于脑外伤或脑手术后。患者可出现颅高压症状、脑膜刺激征及脑脊液中白细胞计数及中性粒细胞比例升高等。老年患者常合并血流感染，病死率高。

(三)血流感染

肺炎克雷伯菌也是血流感染的常见病原菌，绝大多数患者均有原发疾病和(或)使用过广谱抗菌药物、免疫抑制剂或抗代谢药物等。最常见的诱因是手术，入侵途径有呼吸道、尿路、肠道、腹腔、静脉注射及新生儿脐带等。病情凶险，除发热、畏寒外，有时可伴发休克。迁徙性病灶多见，可见于肝、肾、肺、脑膜及脑实质等。

(四)尿路感染

可表现为膀胱炎、急性上尿路感染、反复发作性及复杂性尿路感染。复杂性尿路感染的常见因素有：泌尿系结石、肿瘤等引起的尿路梗阻，糖尿病等全身性因素。膀胱炎有尿频、尿急、尿痛等膀胱刺激征，肾盂肾炎尚有发热、腰痛等全身症状。反复发作及复杂性尿路感染患者由于反复使用抗菌药物，细菌耐药性高。

近年来出现高毒力肺炎克雷伯菌感染，可导致肝脓肿、脾脓肿、腹膜炎、肺炎、胸膜炎、眼内炎及中枢感染等，病情进展迅速，病死率为3%~42%，肺炎合并菌血症者更达55%。

四、实验室诊断

(一)常规检查

常规检查包括肺炎克雷伯菌在内的肠杆菌目细菌引起的血流感染等的全身感染患者，外周血白细胞总数及中性粒细胞多增高。C反应蛋白(CRP)、血小板压积(PCT)等炎性指标升高。尿路感染及脑膜炎患者的尿液及脑脊液异常。

(二)病原学检查

1. 标本的采集 根据病变部位，采取痰液、脑脊液、尿液、血液等，采集标本时应避免病灶周围正常菌群的污染。

2. 检验方法与鉴定

(1)直接镜检：痰液可直接涂片，脑脊液等离心后取沉淀物涂片，革兰染色镜检，菌体常呈球杆状，成对或短链排列。荚膜染色菌体外周可见透明、环状荚膜。菌血症或脓毒症患者血标本增菌阳性后直接涂片查见革兰阴性杆菌。

(2)分离培养：选择BAP、MAC等培养基接种培养，35℃培养后，挑选可疑菌落，如在BAP琼脂平板上形成隆起、大而圆、灰白色、黏稠状菌落，菌落相互融合，光亮，以接种环触之，可拉成丝。在肠道选择性培养基上呈乳糖发酵型菌落。液体培养中混浊生长，产生大量荚膜的菌株，管底呈黏性沉淀。

（3）鉴定：

1）属间鉴别：克雷伯菌属主要是与葡萄糖酸盐阳性、苯丙氨酸脱氨酶阴性的肠杆菌属、沙雷菌属、哈夫尼亚菌属等进行鉴别，具体鉴别试验见表3-7。

表3-7　葡萄糖酸盐阳性菌属鉴别

试验	克雷伯菌属	肠杆菌属	沙雷菌属	哈夫尼亚菌属
动力	-	+	+	+
山梨醇	+	+/-	+	-
DNA酶	-	-	+	-
棉子糖	+	+	+/-	-
枸橼酸盐利用	+	+	+	-
鸟氨酸脱羧酶	-	+	+	+

注："+"表示90%以上菌株阳性，"-"表示90%以上菌株阴性，"+/-"表示大部分阳性，少部分阴性。

2）属内鉴别：克雷伯菌属内常见菌种、亚种的主要鉴定特征见表3-8。

表3-8　克雷伯菌属常见菌种、亚种的主要鉴定特征

菌种	吲哚	ODC	V-P	ONPG	丙二酸盐	10℃生长	44℃生长	脲酶
肺炎克雷伯菌肺炎亚种	-	-	+	+	+	-	+	+
肺炎克雷伯菌鼻硬结亚种	-	-	-	-	+	NA	NA	-
肺炎克雷伯菌臭鼻亚种	-	-	-	V	-	NA	NA	-
产酸克雷伯菌	+	-	+	+	+	-	+	+

注："+"表示90%以上菌株阳性，"-"表示90%以上菌株阴性，"V"表示反应不定，"NA"表示无资料。

3. 检验程序　肺炎克雷伯菌检验程序同图3-3。

4. 抗菌药物敏感性　肺炎克雷伯菌对氨苄西林天然耐药，社区感染的克雷伯菌对其他大多数抗生素敏感。医院感染分离株易产生 ESBLs，携带多重耐药的质粒，对大多数常用抗生素耐药，如青霉素类和第1、2、3代头孢菌素及单环 β-内酰胺类抗生素。产酶株在细菌耐药传播中起重要作用，但其对头霉素类、碳青霉烯类及含酶抑制剂复合制剂敏感。目前，我国肺炎克雷伯菌 ESBLs 发生率已达30%

左右，更为严重的是近年来在肺炎克雷伯菌等肠杆菌中出现了少数碳青霉烯类耐药菌株，产 KPC 酶是其主要耐药机制。

第五节 非发酵菌感染

非发酵菌(Nonfermenters)主要指一大群不发酵糖类(氧化分解葡萄糖和对糖不利用)、专性需氧、氧化酶阳性或阴性、无芽孢的革兰阴性杆菌。非发酵菌在分类学上不是独立的分类单位，归类于不同的科、属和种；在形态和生物学特性上彼此相似，多为条件致病菌。主要引起医院内感染，近年来由该类细菌引起感染的病例报告及对抗生素的耐药率日益增多。

非发酵革兰阴性杆菌种类较多，主要包括假单胞菌属(Pseudomonas)、不动杆菌属(Acinetobacter)、窄食单胞菌属(Stenotrophomonas)、产碱杆菌属(Alcaligenes)、无色杆菌属(Achromobacer)、伯克霍尔德菌属(Burkholderia)、金黄杆菌属(Chryseobacterium)与莫拉菌属(Moraxella)等。临床常见的非发酵菌有铜绿假单胞菌(Pseudomonas aeruginosa)、鲍曼不动杆菌(Acinetobacter baumannii)、嗜麦芽窄食单胞菌(Stenotrophomonas maltophilia)、洋葱伯克霍尔德菌、产碱杆菌等。本节主要介绍前三种临床常见非发酵细菌。

一、铜绿假单胞菌

铜绿假单胞菌是假单胞菌属的代表菌种，俗称绿脓杆菌，广泛分布于自然界、人和动物体表及肠道中，是一种常见的条件致病菌。由于在生长过程中多产生绿色水溶性色素，感染后的脓汁或敷料上出现绿色，故得其名。铜绿假单胞菌是社区和医院获得性感染的常见病原体，尤其多见于医院获得性感染。

(一)病原学

1. 形态与染色 革兰阴性杆菌，菌体细长且长短不一，有时呈球杆状或线状，成对或短链状排列，通常菌体单端有 1~3 根鞭毛。

2. 培养特性 专性需氧，在普通培养基上生长良好，最适生长温度为 35 ℃。在 4 ℃不生长而在 42 ℃可生长是铜绿假单胞菌的一个特点。在血琼脂平板上 35 ℃培养 18~24 h，形成大而扁平、湿润、有金属光泽、蓝绿色、有透明溶血环的菌落，有生姜味，有时可形成产绿色色素的黏液型菌落。在麦康凯琼脂平板上，可形成以下 5 种不同的菌落。①典型型：菌落形态不规则，边缘呈伞状伸展。②大肠菌样型：菌落圆形、凸起、无色透明，似大肠埃希菌菌落。③粗糙型：菌落呈纽扣状，表面粗糙，或菌落中央隆起边缘扁平。④黏液型：菌落光滑，隆起，呈黏液状，嵌入培养基中，不易挑起，似肺炎克雷伯菌菌落，但菌落成无色半透明。⑤侏儒型：生长缓慢，培养 18～24 h 后才有细小菌落。

本菌可产多种色素，包括绿脓素、红脓素、黑脓素和荧光素。常见的是绿脓素和荧光素，绿脓素溶于水和氯仿，为蓝绿色色素，荧光素只溶于氯仿，为绿色荧光素。在液体培养基中呈混浊生长，常在其表面形成菌膜。

3. 生化特性　铜绿假单胞菌氧化酶阳性，能够分解葡萄糖，产酸不产气，但不分解乳糖、麦芽糖、甘露醇和蔗糖，分解尿素，不形成吲哚。

4. 抗原　铜绿假单胞菌有菌体 O 抗原和鞭毛 H 抗原。O 抗原包括两种成分，一种是脂多糖，另一成分是原内毒素蛋白（original endotoxin protein，OEP）。OEP 是一种免疫原性较强的高分子抗原，为该菌的外膜蛋白，是一种保护性抗原，其抗体不仅对同一血清型细菌有特异性保护作用，且对不同血清型的细菌也有共同保护作用。

5. 毒力

（1）细菌结构：菌毛对宿主细胞具有黏附作用；鞭毛可介导细菌的游动性和趋化性，并可以附着于黏液的主要成分黏蛋白上；荚膜多糖则具有抗吞噬的作用。

（2）侵袭性酶类：铜绿假单胞菌可产生多种侵袭性酶类，包括蛋白分解酶，作用是分解蛋白质，损伤多种细胞和组织；胞外酶 S 可抑制蛋白质的合成；弹性蛋白酶和碱性蛋白酶具有降解弹性蛋白，引起肺实质损伤和出血及损伤组织、抗补体、灭活 IgG、抑制中性粒细胞的功能。

（3）毒素：内毒素脂多糖可导致发热、休克、DIC 等；外毒素 A 则抑制蛋白质合成，引起组织坏死；除此之外，铜绿假单胞菌产生的色素绿脓素，能够催化超氧化物和过氧化氢产生有毒氧基团，引起组织损伤。

（4）其他：

1）Ⅲ型分泌系统：可将外毒素直接注射到宿主细胞。

2）QS 系统信号分子：调控细菌各种毒力因子表达，同时影响宿主免疫功能。

3）鼠李糖脂：杀死中性粒细胞，并促进细菌生物膜形成。

4）铁离子整合剂：结合非游离铁离子促进细菌生长和其他生理活动。

此外，铜绿假单胞菌能附着于固体表面形成生物膜，生物膜的形成不仅可以帮助细菌抵抗机体免疫系统，而且能增强细菌对抗生素的耐受性。

（二）流行病学

铜绿假单胞菌感染是社区和医院获得性感染的常见病原体，尤其是多见于医院获得性感染。铜绿假单胞菌感染的危险因素包括入住重症加强护理病房（ICU）、烧伤、粒细胞缺乏、肺囊性纤维化和支气管扩张、侵袭性操作、留置导管或植入物、抗菌药物使用史等。感染源主要为铜绿假单胞菌感染患者、污染环境和物品等外源途径，但亦可来自内源性途径。

（三）临床表现

铜绿假单胞菌作为医院内感染的主要病原菌，可引起体弱、长期卧床、各种医疗器械受检、呼吸机使用和各种治疗置管者等的呼吸道感染、尿路感染、切口感染、导管相关感染、皮肤组织感染、脑部感染和血流感染等。铜绿假单胞菌也是烧伤患者创面感染最常分离的病原菌之一。

1. 呼吸道感染　社区获得性铜绿假单胞菌肺炎常继发于宿主免疫功能受损后，尤易发生于慢性支气管炎、支气管扩张、肺囊性纤维化等原有肺部慢性病变患者。铜绿假单胞菌是呼吸机相关肺炎的第 2 位病原体，也是不使用机械通气患者医院获得性肺炎的常见病原体，常发生于住院时间 5 d 后。

2. 血流感染　多继发于大面积烧伤、白血病、淋巴瘤、恶性肿瘤、气管切开、静脉导管、心瓣膜置换术及各种严重慢性疾病的过程中。约占革兰阴性杆菌血流感染的第 3 位或第 4 位，病死率则居首位。最常见的入侵途径为呼吸道与泌尿道，其临床表现与其他革兰阴性杆菌血流感染相似，患者可有弛张热或稽留热，常伴有休克、呼吸窘迫综合征或 DIC 等。

3. 尿路感染　铜绿假单胞菌是医院内泌尿道感染的常见菌，留置导尿管是截瘫患者获得感染的诱因。其他如尿路梗阻，慢性尿路感染长期应用抗菌治疗亦易罹患铜绿假单胞菌感染。

4. 心内膜炎　常发生于心脏手术或瓣膜置换术后，也可发生在烧伤或有药物依赖患者的正常心脏瓣膜上。炎症可发生在各个瓣膜，但以三尖瓣为多见。如应用抗生素延误、有赘生物生长、左心瓣膜病变则预后较差，药物治愈率低，应及早进行手术切除赘生物和异物。

5. 眼科感染　铜绿假单胞菌是角膜溃疡或角膜炎的常见病原菌之一，常继发于眼外伤、农村稻谷脱粒时角膜擦伤后，或铜绿假单胞菌污染隐形眼镜、镜片液。眼内炎则多见于穿刺伤或眼科手术，感染发展迅速，应予紧急处理，否则易造成失明。

6. 皮肤软组织感染　血流感染患者可继发红斑坏疽性皮疹、皮下结节、深部脓肿，蜂窝织炎等。烧伤创面、压疮、外伤创口及静脉曲张溃疡面上，常可培养出铜绿假单胞菌。

7. 中枢神经系统感染　铜绿假单胞菌脑膜炎或脑脓肿常继发于颅脑外伤、头和颈部肿瘤手术后，或耳、乳突、鼻窦感染扩散蔓延，腰穿术、脑室引流后。中性粒细胞缺乏、严重烧伤则为铜绿假单胞菌血流感染过程中迁徙至脑部的危险因素。临床表现与其他细菌性中枢感染相同，但预后较差，病死率在60%以上。

8. 骨、关节感染　主要由于血流感染的血行迁徙或邻近组织感染病灶，见于老年人复杂性尿路感染及泌尿生殖系手术或器械操作，或钉子刺伤后，表现为椎体骨髓炎、胸锁关节炎、耻骨联合关节炎等。

（四）实验室诊断

1. 常规检查　铜绿假单胞菌感染白细胞计数中高或正常，若为呼吸道感染患者，X线表现为双肺散在支气管肺炎伴结节状渗出阴影，或阴影中可见小透光区（小脓肿）。

2. 病原学检查

（1）标本的采集：假单胞菌属对外界环境的抵抗力较强，对标本的采集、运送和储存无特殊要求。按疾病和检验目的，可分别采取不同类型的标本，如血液、脑脊液、胸（腹）水、脓液、分泌物、痰、尿液、十二指肠引流液及粪便等。医院内感染监测可采集医院病区或手术室的空气、水、地面、门把手、诊疗器械、日常生活用品等标本。

（2）检验方法与鉴定：

1）直接镜检：痰液、脓液等直接涂片，脑脊液等离心后取沉淀物涂片，革兰染色镜检，革兰阴性杆菌，菌体细长且长短不一，有时呈球杆状或线状，成对或短链状排列。菌血症或脓毒血症患者血培养标本涂片查见革兰阴性杆菌。黏液型铜绿假单胞菌痰涂片镜下呈蛙卵样排列。

2）分离培养：血标本应先增菌培养，痰液、脓液及脑脊液沉淀物直接接种血琼脂平板。在血琼脂平板上 35 ℃培养 18～24 h，典型的铜绿假单胞菌菌落扁平湿润、有金属光泽、常呈 β 溶血，有生姜样气味。

3）鉴定：

a. 属间鉴别：假单胞菌属与其他非发酵革兰阴性杆菌属间的鉴别见表 3-9。本菌属主要生物学特征为革兰阴性杆菌、散在排列、端生单或丛鞭毛（可与非发酵菌其他属相鉴别）、专性需氧、在麦康凯平板与血平板上生长良好、通常产生明显的水溶性色素；主要生化试验包括氧化酶阳性、葡萄糖氧化发酵试验为氧化型或产碱型。据以上可初步确定为假单胞菌属。

表 3-9 假单胞菌属与非发酵革兰阴性杆菌属间的鉴别

菌属	菌落色素	氧化酶	葡萄糖 O-F 试验	动力	吲哚
假单胞菌属	不定	+	O/-	+/-	-
不动杆菌属	无色	-	-	-	-
窄食单胞菌属	淡黄色至黄绿色	-	O	+/-	-
伯克霍尔德菌属	黄色、紫色、棕色	+/-	O	+/-	-
产碱杆菌属	无色	+	-	+	-
无色杆菌属	无色、淡灰色、浅棕色	+	O	+/-	-
伊丽莎白菌属	黄色、金黄色、无色	+	-/O	-	+
金黄杆菌属	金黄色、无色	+	-/O	-	+
莫拉菌属	无色	+/-	-	-	-

注："+"表示 90% 以上菌株阳性，"-"表示 90% 以上菌株阴性，"+/-"表示大部分阳性，少部分阴性；"O/-"表示大部分菌种氧化葡萄糖，少部分不利用葡萄糖，"-/O"表示大部分菌种不利用葡萄糖，少部分氧化葡萄糖。

b. 属内鉴别：铜绿假单胞菌与属内其他临床常见菌种的鉴别特征见表 3 - 10。

表 3 - 10　临床常见假单胞菌的鉴别

菌种	铜绿假单胞菌	恶臭假单胞菌	荧光假单胞菌	斯氏假单胞菌	产碱假单胞菌
氧化酶	+	+	+	+	+
鞭毛数量	1	>1	>1	1	1
4 ℃生长	-	-	+	-	-
42 ℃生长	+	-	-	+	V
分解葡萄糖	+	+	+	+	-
分解乳糖	-	V	V	-	-
分解木糖	+	+	+	+	-
分解果糖	+	+	+	+	-
分解麦芽糖	V	V	V	+	-
分解甘露醇	+	V	+	+	-
硝酸盐还原	+	-	-	+	+
还原硝酸盐产气	+	-	-	+	-
精氨酸双水解	+	+	+	-	+
脲酶	V	V	V	V	-
水解乙酰胺	V	-	-	-	-
水解明胶	V	-	+	-	-

注："+"表示90%以上菌株阳性，"-"表示90%以上菌株阴性，"V"表示反应不定。

（3）检验程序：临床常见非发酵菌检验程序见图 3 - 4。

（4）抗菌药物敏感性：近年来，铜绿假单胞菌对抗生素的耐药性呈上升趋势，临床用药最好参考药敏试验的结果。由于该菌在抗生素治疗的过程中可产生诱导性耐药，因此，对于初代敏感的菌株，在治疗 3 ~ 4 d 后有必要重复检测其药敏结果。另外，铜绿假单胞菌对氨苄西林、阿莫西林、头孢噻肟、厄他培南、四环素及复方磺胺甲噁唑等抗生素固有耐药，如体外药敏试验的结果显示上述抗生素敏感，则应将相应抗生素结果修改为耐药。临床治疗假单胞菌感染的抗菌药物主要

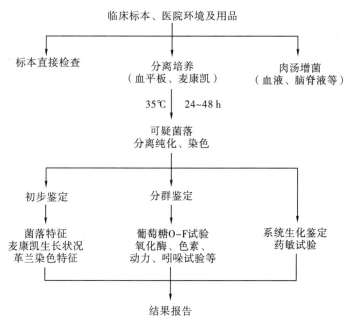

图 3 - 4 临床常见非发酵菌检验程序

有以下三类，β - 内酰胺类、氨基糖苷类与喹诺酮类。治疗铜绿假单胞菌的临床感染，以复合青霉素类、三代或四代头孢菌素、三代或四代喹诺酮类等药物联合用药为好。

二、鲍曼不动杆菌

鲍曼不动杆菌是最常见的导致医院内感染的病原菌之一，在非发酵菌中，其临床检出率仅次于铜绿假单胞菌，可以引起包括下呼吸道感染、菌血症、泌尿系统感染在内的各类感染。临床上分离到的鲍曼不动杆菌多数为多重耐药菌株甚至泛耐药菌株，常常导致抗感染失败或者疗程延长，因此日益受到重视。

(一)病原学

1. 形态与染色 革兰阴性球杆菌，大小为 $(1 \sim 1.5) \mu m \times (1.5 \sim 2.5) \mu m$，单个或成双排列，有时呈丝状或链状，似奈瑟菌。无芽孢，无鞭毛，革兰染色不易脱色。痰标本直接涂片查见革兰阴性球杆菌。

2. 培养特性 专性需氧，最适生长温度为 35 ℃；营养要求不高，在普通培养基上生长良好。在血琼脂平板上 35 ℃培养 18 ~ 24 h，形成直径 2 ~ 3 mm、圆形、灰白色、光滑、边缘整齐的菌落，部分菌落呈黏液状。在麦康凯琼脂等平板上 35 ℃培养 18 ~ 24 h 呈浅粉红色或深粉红色的菌落。48 h 后菌落呈深红色，部分菌株呈黏液型菌落。

3. 生化特性 氧化酶阴性，动力阴性，硝酸盐试验阴性，为该菌的典型"三阴"试验。分解葡萄糖，葡萄糖 O/F 为氧化型。

4. 毒力 近几年，通过全基因组测序、基因敲除技术，结合多种动物模型，确定了鲍曼不动杆菌的主要毒力因子，包括外膜蛋白 A、磷脂酶、脂多糖、荚膜多糖等。

（1）外膜蛋白 A：协助鲍曼不动杆菌黏附和形成生物膜，避免被清除，并增强该菌在多种环境中的生存能力。

（2）磷脂酶：主要包括磷脂酶 C 和磷脂酶 D，这些酶通过裂解宿主细胞膜的磷脂，促进鲍曼不动杆菌侵入宿主细胞，导致宿主细胞裂解。

（二）流行病学

鲍曼不动杆菌为条件致病菌，是医院感染常见病原菌之一。营养要求不高，适宜在潮湿环境中生长，如自来水、各种导管、液体去污剂、牛奶及冷冻食物中均有检出的可能。健康人群的皮肤、咽喉、结膜、尿液、粪便、阴道分泌物中亦能分离到该菌，25% 的正常人皮肤带菌，7% 的健康人咽部带有该菌。

不动杆菌属在防御机制正常的宿主中不易致病，感染易发生于外科手术后，有严重基础疾病及免疫功能低下者，老年人、早产儿和新生儿，气管切开插管、静脉导管、空气湿化、广谱抗生素的应用及长期入住重症监护病房等。主要通过下列途径引起院内感染：①医务人员的手。医务人员手带菌在治疗操作和护理中造成病人间的传播。②污染的医疗器械。因为医疗器械的污染和消毒不严可引起院内感染。③空气。本菌在干燥条件下如皮肤、钢板上存活时间长，易以气溶胶形式在空气中传播。医院中各科室不动杆菌属感染发生率依次为 ICU、外科、内科、妇科、新生儿室、小儿科和产科，教学医院的发病率高于一般综合性医院。

（三）临床表现

标本中分离到的不动杆菌绝大多数为鲍曼不动杆菌，主要引起医院获得性肺炎尤其是呼吸机相关性肺炎、尿路感染、伤口感染、菌血症、皮肤软组织感染、继发性脑膜炎等。鲍曼不动杆菌引起的呼吸机相关性肺炎和血流感染具有较高的发病率和死亡率，它可携带整合子使其获得多重耐药，易于传播而引起院内感染暴发流行，其他菌种引起的感染比较少见。

1. 呼吸道感染 由于鲍曼不动杆菌在口咽部的一过性定植和气管切开后的高定植率，因此最易引起呼吸道感染。不动杆菌属引起社区获得性肺炎少见，偶可在正常小儿中引起社区获得性气管支气管炎或细支气管炎，亦可在免疫缺陷成人患者中引起社区获得性气管支气管炎。医院肺炎的易感因素有气管插管、气管切开、应用广谱抗菌药物、入住 ICU、新近外科手术和严重肺部基础疾病等，继发血流感染和脓毒性休克者预后差。

2. 血流感染 大多继发于肺部感染或留置静脉导管，病情轻重不一，轻者可呈一过性表现，重者伴有休克。并发症有心内膜炎、腹腔脓肿及血栓性静脉炎等。

3. 尿路感染　鲍曼不动杆菌为下尿道定植菌，极少引起侵袭性感染。其发病高危因素包括：医疗相关因素，如手术治疗、留置尿管、局部用药；尿路梗阻性疾病，如前列腺增生、尿路结石、尿道狭窄；长期全身使用抗菌药物；放疗与化疗；机体免疫功能受损；长期卧床等。

4. 颅内感染　脑膜炎通常发生于颅脑外伤或神经外科手术后，但亦有健康宿主发生不动杆菌脑膜炎的报道。脑膜炎可表现为突发或反复发作。高危因素为外伤或手术导致血脑屏障破坏及术后留置引流管。可表现为脑膜炎、脑脓肿等，约30% 的患者可有瘀斑样皮疹。脑脊液涂片革兰染色易与脑膜炎奈瑟菌混淆。

5. 皮肤软组织感染　鲍曼不动杆菌为创口（如战伤）、手术切口和烧伤感染的病原菌。皮肤屏障破坏及鲍曼不动杆菌皮肤定植是重要诱因，多发生于免疫功能低下的患者，如糖尿病患者、中性粒细胞减少者、药瘾者、艾滋病患者和长期住院的重症患者。鲍曼不动杆菌皮肤软组织感染多为继发性混合感染，严重的创口感染常合并血流感染。静脉导管污染本菌可引起严重的皮肤蜂窝织炎。

（四）实验室诊断

1. 常规检查　鲍曼不动杆菌引起的呼吸道感染具有细菌性肺炎的一般表现，如发热、大量痰液等，故通常血象增高、C反应蛋白及降钙素原增高。

2. 病原学检查

（1）标本的采集：按疾病和检验目的，可分别采取不同类型的标本。对疑为菌血症或脑膜炎的患者可采集血液、脑脊液进行增菌培养。医院内感染监测可采集医院病区或手术室的空气、水、地面、门把手、诊疗器械、被单及日常生活用品等标本。

（2）检验方法与鉴定：

1）直接镜检：痰液、脓液等直接涂片，脑脊液等离心后取沉淀物涂片，革兰染色镜检，革兰阴性球杆菌，单个或成双排列，似奈瑟菌，革兰染色不易脱色。

2）分离培养：血标本应先增菌培养，痰液、脓液及脑脊液沉淀物直接接种血琼脂平板，在血平板上形成圆形、光滑、湿润、边缘整齐的灰白色菌落。在麦康凯培养基上生长良好，形成无色或粉红色菌落，部分菌株呈黏液状。

3）鉴定：

a. 属间鉴别：不动杆菌属与其他非发酵革兰阴性杆菌属间的鉴别见表3－9。本菌属主要生物学特征包括革兰阴性球杆菌、成双排列、无动力、专性需氧、在麦康凯平板与血平板上生长良好。主要生化试验为氧化酶阴性、触酶阳性、葡萄糖氧化发酵试验为氧化型或产碱型。据以上可初步确定为不动杆菌属。

b. 属内鉴别：鲍曼不动杆菌与属内其他临床常见菌种的鉴别特征见表3－11。

表 3-11 临床常见不动杆菌的鉴别

菌种	鲍曼 不动杆菌	洛菲 不动杆菌	醋酸钙 不动杆菌	约氏 不动杆菌	溶血 不动杆菌	琼氏 不动杆菌
37 ℃生长	+	+	+	−	+	+
41 ℃生长	+	−	−	−	−	+
44 ℃生长	+	−	−	−	−	−
血平板溶血	−	−	−	−	+	−
葡萄球产酸	+	−	+	−	−/+	−
木糖产酸	+	−	−	−	−/+	−
乳糖产酸	+	+	+	+	−	+
苯丙氨酸脱氨酶	−	−	−	−	−	−
精氨酸双水解	+	+	+	−/+	+	+
丙二酸盐利用	+	−	+	−/+	−	−
戊二酸盐利用	+	−	+	−	−	−
枸橼酸盐利用	+	−	+	+	+	−/+
水解明胶	−	−	−	−	+	−

注:"+"表示90%以上菌株阳性,"−"表示90%以上菌株阴性,"−/+"表示大部分阴性,少部分阳性。

(3)检验程序:临床常见非发酵菌检验程序同图 3-4。

(4)抗菌药物敏感性:鲍曼不动杆菌常见多重耐药,对氨苄西林、头孢菌素、氯霉素和喹诺酮类药物大多耐药,对碳青霉烯类抗生素敏感,但耐药性呈上升趋势。耐药率较低的尚有亚胺培南-西司他丁、头孢他啶、头孢哌酮-舒巴坦、氨苄西林-舒巴坦、哌拉西林-他唑巴坦及阿米卡星等。在经验用药阶段,首选头孢哌酮-舒巴坦、亚胺培南-西司他丁,还可选用氨苄西林-舒巴坦、替卡西林-克拉维酸、阿米卡星、新一代氟喹诺酮类。对病情较重者,主张 β-内酰胺类与氨基糖苷类(或氟喹诺酮类或利福平)联合应用。然后,则根据药敏结果调整选药方案。不同菌株对同种抗生素耐药性不同,因此对分离菌株均应进行药敏试验。

三、嗜麦芽窄食单胞菌

嗜麦芽窄食单胞菌(Stenotrophomonas maltophilia)是窄食单胞菌属中最先发现的一个菌种,也是该菌属中主要致人类疾病的细菌。其分离率仅次于铜绿假单胞菌及鲍曼不动杆菌,位居非发酵菌的第三位,是医院感染的重要病原菌之一。

(一)病原学

1. 形态与染色 嗜麦芽窄食单胞菌为革兰阴性杆菌,大小为(0.4~0.7)μm ×

$(0.7 \sim 1.8)\mu m$，菌体直或微弯、单个或成对排列、一端丛鞭毛，无芽孢、无荚膜。

2. 培养特性　专性需氧，营养要求不高，可在普通琼脂平板、血琼脂平板和麦康凯琼脂平板上生长，最适生长温度 35 ℃，4 ℃不生长，近半数菌株 42 ℃生长。细菌在血琼脂平板上 35 ℃培养 18 ~ 24 h，形成圆形、光滑、湿润、浅黄色菌落，无溶血；培养 48 h 菌落增大，可呈黄色、绿色或灰白色，菌落中心可有变透明的趋势，称为"猫眼"现象。在麦康凯平板上形成淡黄色、半透明的不发酵乳糖的菌落，SS 平板上生长不良。

3. 生化特性　该菌氧化酶阴性，动力阳性，能氧化分解麦芽糖与葡萄糖，并且分解麦芽糖比分解葡萄糖迅速明显，故名嗜麦芽窄食单胞菌。

4. 毒力　嗜麦芽窄食单胞菌的致病机制与毒力因子还不完全清楚，可能与其产生的弹性蛋白酶、脂酶、黏多糖酶、透明质酸酶、DNA 酶和溶血素等有关。

(二)流行病学

嗜麦芽窄食单胞菌广泛分布于水、土壤、植物根系和食物中，也可从健康人咽部、痰液、粪便中检出。同时该菌也是人和动物皮肤、胃肠道及呼吸道常见的定植菌，具有黏附性，能够耐受常规消毒，在医院环境和医务人员皮肤上的分离率更高，从而使得感染机会大大增加。医院内透析装置、雾化吸入器及机械呼吸装置等均可分离到此菌。该菌的毒力低，为条件致病菌，大多引起医院感染，也可为该菌与其他病原菌的混合感染。该菌还对山羊、鳄鱼、鲶鱼、猪等动物，以及水稻等植物致病。因此，嗜麦芽窄食单胞菌是人、畜、水产动物和水稻等植物共同的病原菌。

(三)临床表现

嗜麦芽窄食单胞菌可引起肺炎、菌血症、尿路感染、伤口感染、心内膜炎、脑膜炎、医源性败血症等，感染发病率呈逐年上升趋势。

1. 下呼吸道感染　嗜麦芽窄食单胞菌引起的下呼吸道感染多发生于使用碳青霉烯类等广谱抗菌药、机械通气、入住监护病房及肿瘤等患者，可有发热、咳嗽、咳痰等临床表现。

2. 血流感染　多为中心静脉导管相关的血流感染，或伴有其他严重的基础疾病，肿瘤患者和免疫缺陷患者以抗菌药预防用药者发生率高。

3. 其他感染　本菌尚可引起自身或人工瓣膜的心内膜炎、肝脓肿，脑膜炎、眼内炎，胆管感染、鼻窦炎及创面感染等。

(四)实验室诊断

1. 常规检查　嗜麦芽窄食单胞菌感染会出现白细胞计数、C 反应蛋白等炎症指标升高。

2. 病原学检查

(1)标本的采集：取相应患病部位的标本，如血液、痰液、尿液或感染伤口脓液标本等。

（2）检验方法与鉴定：

1）直接镜检：痰液、脓液等直接涂片，脑脊液等离心后取沉淀物涂片，革兰染色镜检，革兰阴性杆菌，菌体直或微弯、单个或成对排列。

2）分离培养：血标本应先增菌培养，痰液、脓液及脑脊液沉淀物直接接种血琼脂平板，在血琼脂平板上形成圆形、光滑、湿润、浅黄色的菌落，48 h 菌落增大，可呈黄色、绿色或灰白色，菌落中心可有变透明的趋势，称为"猫眼"现象。在麦康凯琼脂平板上形成淡黄色、半透明菌落。

3）鉴定：

a. 属间鉴别：窄食单胞菌属与其他非发酵革兰阴性杆菌属间的鉴别见表 3 - 9。本菌属主要生物学特征包括革兰阴性杆菌、端生丛鞭毛、黄色菌落、氧化酶阴性、葡萄糖氧化发酵试验为氧化型。

b. 属内鉴别：嗜麦芽窄食单胞菌的鉴别可通过氧化麦芽糖、不分解甘露醇和乳糖、水解七叶苷与明胶、DNA 酶阳性、脲酶阴性、精氨酸双水解阴性、硫化氢阴性等试验确定。

（3）检验程序：临床常见非发酵菌检验程序同图 3 - 4。

（4）抗菌药物敏感性：嗜麦芽窄食单胞菌对碳青霉烯类、青霉素、头孢菌素类、氨基糖苷类等多种抗生素表现为固有耐药。另外该菌在接触某些敏感药物后很快也会产生耐药性，使得临床可选择的药物十分有限。米诺环素、复方磺胺甲噁唑对嗜麦芽窄食单胞菌有较高的抗菌活性，可作为临床医师治疗此菌感染的首选药物。

第六节　结核分枝杆菌感染

结核分枝杆菌（Mycobacterium tuberculosis）可导致人或动物的结核病（tuberculosis）。结核病是一种慢性感染性疾病，可累及全身多个脏器，以肺结核（pulmonary tuberculosis）最为常见，占各器官结核病总数的 80% ~ 90%。人体感染结核分枝杆菌后仅少数表现为急性发病，大多数呈潜伏感染或者慢性发病过程。结核病是继艾滋病之后，由单一传染性病原体引起的最致命的传染性疾病，是威胁人类健康的严重全球性公共卫生问题。据世界卫生组织报道，全球约 1/3 的人口感染过结核分枝杆菌，遍布全球所有地区，发病率约为 10%。HIV 携带者、营养不良或糖尿病等免疫系统受损者，以及吸烟者或小于 4 岁的儿童的发病率较高。我国是世界上 30 个结核病高负担国家之一，结核病发病数排世界第三位。

一、病原学

(一)形态与染色

结核分枝杆菌为直或略带弯曲的细长杆菌，大小为$(0.2 \sim 0.6)\mu m \times (1 \sim 4)\mu m$，有时可见分枝状，呈单个、成堆或成束状排列，在陈旧培养物或药物治疗后出现多种形态，如球状、串珠状或丝状。革兰染色不易着色，抗酸染色阳性；用荧光染料金胺 O 染色，在荧光显微镜下菌体可发出橘黄色荧光。本菌无鞭毛，无芽孢。

(二)培养特性

结核分枝杆菌为专性需氧菌，这一特性使典型的结核病变总是发生于通气最好的肺部上叶，也易于生长在肾脏，因这些部位氧含量较高。5%左右的CO_2能促进其生长。最适生长温度为35℃，最适 pH 值为$6.5 \sim 6.8$。营养要求较高，从临床标本初次分离培养时，常用含鸡蛋、血清、马铃薯、氨基酸、丙三醇等复杂有机物及少量无机盐类如磷、钾、硫、镁等的培养基；菌种经传代后在营养要求较低，含基本物质的培养基上也可以生长。结核分枝杆菌生长缓慢，$18 \sim 24$ h 分裂一代，在罗 – 琴(L – J)等固体培养基上，一般$2 \sim 4$周才能形成肉眼可见菌落；菌落呈乳白色或淡黄色，粗糙、凸起、边缘不整齐，干燥，不透明，结节状或菜花样。在液体培养基中结核分枝杆菌菌体可相互粘连，并按纵轴平行排列成绳索状。此现象由细胞壁脂质分子海藻糖二分枝菌酸酯(trehalose dimycolate，TDM)引起，故 TDM 亦称为索状因子。由于细菌含脂质量多，具疏水性，加之有需氧需求，故易形成皱褶的菌膜浮于液面。若加 Tween – 80，则细菌分散，呈均匀生长，有利于药物敏感试验及动物接种。

(三)生化特性

生化反应是鉴别分枝杆菌属菌种的关键。结核分枝杆菌与牛分枝杆菌均不发酵糖类。两者的区别在于前者可合成烟酸和还原硝酸盐，而后者不能。热触酶试验对区别结核分枝杆菌与非结核分枝杆菌有重要意义，结核分枝杆菌为阴性结果，非结核分枝杆菌为阳性结果。

(四)抵抗力

结核分枝杆菌对理化因素的抵抗力较强。本菌耐干燥，黏附在尘埃上可保持传染性$8 \sim 10$ d，在干燥痰内可存活$6 \sim 8$个月。耐酸碱，在酸(3% HCl 或 6% H_2SO_4)或碱(4% NaOH)中，30 min 不受影响，因此酸或碱可在分离培养时用于处理有杂菌污染的标本和消化标本中的黏稠物质。结核分枝杆菌耐受 1∶13000 的孔雀绿或 1∶75000 的结晶紫等染料，将这些染料加入培养基中可抑制杂菌生长。结核分枝杆菌对湿热敏感，在液体中加热至$62 \sim 63$ ℃ 15 min 或煮沸即被杀死。对紫外线敏感，直接日光照射数小时可被杀死，可用于结核患者衣服、书籍等的消毒。对乙醇敏感，在70%乙醇中作用2 min即可死亡。结核分枝杆菌的抵抗力与环境中有机物的存在有密切关系，如痰液可增强结核分枝杆菌的抵抗力。因大多数消毒剂可使痰中的蛋白质凝固，包在细菌周围，使细菌不易被杀死。5%苯酚在无痰时30 min可杀死结核分枝杆菌，有痰时需要24 h；5%来苏儿无痰时5 min杀死结核分枝杆菌，有痰时需要1~2 h。

（五）变异性

结核分枝杆菌易发生形态、菌落、毒力及耐药性变异。在陈旧病灶和临床标本中的结核分枝杆菌形态常不典型，可呈颗粒状，串珠状，短棒状，长丝形等。结核分枝杆菌在一些抗生素、溶菌酶的作用下，可失去细胞壁结构而变为L型细菌，其菌落也可由粗糙型变成光滑型。

结核分枝杆菌在人工培养基上长期连续传代，其毒力可减弱。卡介苗（BCG）就是Calmette和Guerin将有毒的牛分枝杆菌在含有甘油、胆汁、马铃薯的培养基中经13年230次传代而获得的减毒活疫苗，现广泛用于预防接种。

结核分枝杆菌对药物的敏感性也在变异，对异烟肼、链霉素、利福平等抗生素可发生耐药性变异，结核分枝杆菌的耐药性变异主要与其染色体基因突变有关。临床上日益增多的对多种抗结核药物同时耐药的多重耐药菌株，为结核病的治疗带来巨大困难。

（六）毒力

结核分枝杆菌无内毒素，也不产生外毒素和侵袭性酶类，其致病作用与细菌在组织细胞内定居和顽强增殖，其菌体成分，尤其是细胞壁中的脂质和蛋白质等，能逃避固有免疫的清除，延缓抗感染细胞免疫应答的建立，引起炎症反应，以及诱导机体产生迟发型超敏反应导致的免疫病理损伤等有关。

1. 脂质 是细菌致病性的主要毒力因子，决定结核分枝杆菌的侵袭生存能力。这些脂质组分基本都是糖结合物即糖脂。结核分枝杆菌细胞壁糖脂组分有多种，其细微的差异决定了不同毒力株的差异、疾病程度和结局。①索状因子：存在于结核分枝杆菌细胞壁的一种糖脂，能使该菌在液体培养基中融合生长成索状。主要毒性是损伤细胞线粒体膜，影响细胞的呼吸、抑制粒细胞的游走和引起慢性肉芽肿。②磷脂：能促进单核细胞增生，并使炎症灶中的巨噬细胞转变为类上皮细胞，从而形成结核结节。③硫酸脑苷脂：存在于细胞壁，能抑制溶酶体与吞噬体的结合，有助于病菌在吞噬细胞内长期存活。④蜡质D：肽糖脂与分枝菌酸的复合物，具有佐剂作用，可激发机体产生迟发型超敏反应。

2. 蛋白质 结核分枝杆菌具有多种蛋白成分，作为毒力因子与致病性相关。①结核菌素：是菌体蛋白的主要成分。结核菌素本身无毒，但与蜡质D结合注入体内能诱发对结核菌素的迟发型超敏反应。结核分枝杆菌的蛋白质可刺激机体产生抗体，但这种抗体对机体无保护作用。②分枝菌生长素：为一种脂溶性的铁螯合物，对铁有亲和力，可作为载铁体夺取机体中的铁。铁是结核分枝杆菌生长必要的微量元素，因而能与宿主机体竞争铁。③抗原85复合物：是结核分枝杆菌分泌的一组蛋白结合的复合物，可结合机体组织中的纤维连接蛋白，与逃避免疫和结核结节形成有关。

3. 荚膜 结核分枝杆菌荚膜的主要成分是多糖，包括葡聚糖、阿拉伯甘露聚糖、甘露糖等，还含有部分脂质和蛋白质。荚膜与细菌黏附与入侵细胞、抵抗吞噬及其他免疫因子杀伤或耐受酸碱有关。

二、流行病学

（一）传染源

开放性肺结核患者的排菌是结核分枝杆菌传播的主要来源。暴露于结核分枝杆菌或者与结核病患者近距离接触均有可能获得感染。

（二）传播途径

患者咳嗽排出的结核分枝杆菌悬浮在飞沫中，当被人吸入后即可引起感染。而飞沫直径亦是重要影响因素，大颗粒多在气道沉积后随黏液纤毛运动排出体外。高声讲话、用力咳嗽及打喷嚏所产生的飞沫直径小，最易传播。患者随地吐痰，痰液干燥后结核分枝杆菌随尘埃飞扬，亦可造成吸入感染。其他途径如饮用带菌牛奶经消化道感染，患病孕妇经胎盘引起母婴间传播等。

（三）易感人群

人群普遍易感。但人体感染结核并不一定发病，可以长期携带结核菌，感染者既无临床症状又不排菌，仅相关免疫学检测阳性，称为潜伏结核感染。目前已知的导致潜伏结核活动的高危因素包括密切接触活动性结核患者、器官移植、终末期肾病接受透析治疗、HIV 感染、尘肺、接受肿瘤坏死因子 – α（TNF – a）拮抗剂治疗等。

（四）流行特征

2023 年 11 月 7 日，世界卫生组织发布《2023 年全球结核病报告》（以下简称为《报告》）。报告中估算 2022 年全球结核病发病人数为 1060 万，发病率为 133/10万。全世界 192 个国家和地区有 750 万人被确诊为肺结核患者，是世卫组织自 1995年开始在全球范围监测结核病以来的最高确诊人数。

中国目前是全球第三大结核病高负担国家。《报告》中估算 2022 年中国结核病新发患者数 74.8 万，估算发病率 52/10 万，贡献了全球 7.1% 的结核病病例，在

30 个结核病高负担国家中我国结核病发病数排第 3 位，低于印度尼西亚（10%）和印度（27%）。我国的结核病死亡数估算为 3 万，结核病死亡率为 2/10 万。估算耐多药/利福平耐药结核病患者为 3 万。

三、临床表现

感染结核分枝杆菌后并非都能发生疾病，表现临床症状或体征。一般情况下，在初次感染后，3%～4% 感染者发展为活动性疾病，5%～10% 在一年内发生疾病。病人可表现为低热、盗汗、咳嗽、乏力、食欲缺乏、贫血、少量咯血等，严重者可出现大咯血。自然状态下，结核分枝杆菌感染的发生、发展和结局复杂，受多种因素影响，不同来源或传染源的菌株、机体的易感性以及机体免疫状态与感染的发生、发展和结局密切相关。

（一）肺结核的症状和体征

1. 全身症状 发热为肺结核最常见的全身毒性症状，多数为长期低热，通常于午后或傍晚开始，次晨降至正常，可伴有倦怠、乏力、夜间盗汗，或无明显自觉不适。有的患者表现为体温不稳定，于轻微劳动后体温略见升高，虽经休息半小时以上仍难平复；妇女于月经期前体温增高，月经后亦不能迅速恢复正常。当病灶急剧进展扩散时则出现高热，呈稽留热或弛张热热型，可以有畏寒，但很少寒战。

2. 呼吸系统症状 浸润性病灶咳嗽轻微，干咳或仅有少量黏液痰。有空洞形成时痰量增加，若伴继发感染，痰呈脓性。合并支气管结核则咳嗽加剧，可出现刺激性呛咳，伴局限性哮鸣或喘鸣。1/3～1/2 患者在不同病期有咯血。此外，重度毒血症状和高热可引起气急，广泛肺组织破坏、胸膜增厚和肺气肿时也常发生气急，严重者可并发肺心病和心肺功能不全。

3. 体征 取决于病变性质、部位、范围或程度。粟粒性肺结核偶可并发急性呼吸窘迫综合征，表现严重呼吸困难和顽固性低氧血症。病灶以渗出型病变为主的肺实变且范围较广或干酪性肺炎，叩诊浊音，听诊闻及支气管呼吸音和细湿啰音。继发性肺结核好发于上叶尖后段，故听诊于肩胛间区闻及细湿啰音有较大提示性诊断价值。空洞性病变位置浅表而引流支气管通畅时有支气管呼吸音或伴湿啰音；巨大空洞可闻带金属调空瓮音。慢性纤维空洞性肺结核的体征有患侧胸廓塌陷、气管和纵隔移位、叩诊音浊、听诊呼吸音降低或闻及湿啰音，以及肺气肿征象。支气管结核患者可闻及局限性哮鸣音，于呼气或咳嗽末较为明显。

（二）肺外结核的临床类型和表现

肺结核是结核病的主要类型，此外，其他如淋巴结结核、骨关节结核、消化系统结核、泌尿系统结核、生殖系统结核及中枢神经系统结核构成整个结核病的疾病谱。腹腔内结核病变，包括肠结核、肠系膜淋巴结结核及输卵管结核等，在发展过程中往往涉及其邻近腹膜而导致局限性腹膜炎。肾结核则占肺外结核的15%，系结核分枝杆菌由肺部等原发病灶经血行播散至肾脏所引起，起病较为隐匿，多在原发性结核感染后5~20年才发病。多见于成年人，儿童少见。女性生殖系统结核则可在出现不明原因月经异常、不育等情况下发现。结核性脑膜炎则可表现出头痛、喷射性呕吐、意识障碍等中枢神经系统感染症状。总之，结核病是一种全身性的疾病，肺结核仍是结核病的主要类型，但其他系统的结核病亦不能忽视。

四、实验室诊断

（一）常规检查

1. 血常规检查 结核病患者血象一般无异常，严重病例可有继发性贫血，急性粟粒性肺结核可有白细胞总数减低或类白血病反应。

2. 红细胞沉降率 活动性肺结核红细胞沉降率可以增快，常提示病灶进展，但对肺结核的诊断无特异性，可作为判断疗效的参考。

3. 胸腔积液检查 属渗出液性质，偶呈血性。

（二）病原学检查

1. 标本的采集 结核分枝杆菌可在很多临床标本中出现，包括呼吸道标本、尿液、粪便、血液、脑脊液、胸腹水、关节液、组织活检标本和很多组织或器官的吸出物等。

（1）呼吸道标本：自然咳出的痰、生理盐水雾化吸入诱导的痰标本、经气管的吸出物、支气管肺泡灌洗液、支气管肺泡刷出物、喉部拭子和鼻咽部拭子等都可作为结核分枝杆菌实验室检查的标本，痰和支气管吸出物是其中最常见的标本。收集痰液时，应连续三天收集清晨由肺深部咳出的痰液，或通过高渗性盐水雾化吸入诱导的痰液，5~10 ml，盛放于带密实盖子的无菌、干燥、广口器皿中立即送检，如不能立即送检，标本可置冰箱中保存过夜。如果不能收集到咳出的或诱导的痰液，则可使用支气管镜采集标本，这些标本包括支气管肺泡刷出物、支气管冲洗液、支气管肺泡灌洗液或经支气管的活检标本。

（2）尿液：最好收集清晨第一次尿的中段尿15 ml，通过无菌针头或注射器从导尿管中吸出的尿液也可作为送检标本，不推荐采用多次收集合并起来送检的尿液标本进行结核分枝杆菌检查，因这类标本收集时间长、易污染，不易检出结核分枝杆菌。

（3）粪便：标本的抗酸菌检查，对可能感染鸟分枝杆菌复合群的艾滋病患者有一定的作用，但对非艾滋病患者的意义不大。操作时选取脓血便5~10 g置于灭菌、干燥的广口瓶内送检。

（4）其他：血液、脑脊液、胸腹水和关节液等，无菌抽取后置无菌试管抗凝后送检；脓液或分泌物应直接从溃疡处采取，深部脓肿用无菌注射器抽取后置无菌试管送检。

2. 检验方法与鉴定

（1）直接镜检：

1）直接涂片法：用干燥、清洁的玻片，挑取高压或液化处理后的痰标本 0.05 ~ 0.10 ml，于玻片正面右侧 2/3 处，均匀涂成 10 mm × 20 mm 的卵圆形痰膜。痰膜朝上静置自然干燥后进行染色镜检。一张载玻片上只能涂抹一份痰标本，一张载玻片只能使用一次，不得清洗后再次用于痰涂片染色检查。

2）离心涂片法：痰标本经灭菌、离心后，取沉淀物涂片。

3）漂浮集菌涂片法：取晨痰或 12 ~ 24 h 留置痰，经 121 ℃ 高压灭菌 15 min，待冷却后取出。取 5 ~ 10 ml 痰液于玻璃容器中，加灭菌蒸馏水 20 ~ 30 ml（不超过容器的 1/3），加二甲苯 0.3 ml，放振荡器振荡 10 min 后取出，加蒸馏水至满，将已编号的载玻片盖于瓶口上，静置 20 min，取下载玻片，自然干燥，火焰固定，染色镜检。

4）结果观察：抗酸染色后，使用 1000 倍油镜进行细致观察。在蓝色的背景下，抗酸菌呈红色，其他细菌和细胞呈蓝色。①读片方法如下。首先从左至右观察相邻的视野，当玻片移动至痰膜一端时，纵向下移换一个视野，然后从右向左观察，像犁地一样，反复阅读而不重复，通常 10 mm × 20 mm 大小的痰膜，使用 1000 倍油镜，每行可观察 100 个视野，观察 3 行则约为 300 个视野，仔细观察完 300 个视野（一般至少需要 5 min），若未发现抗酸杆菌，才可做出阴性报告。需要注意，为防止抗酸杆菌的交叉污染，严禁镜头直接接触玻片上的痰膜。如果痰检中查见抗酸杆菌，需清洁镜头后继续观察下一张痰片。②报告方式如下文所示。

抗酸杆菌阴性（ - ）：未查见抗酸杆菌/300 个视野。

抗酸杆菌可疑（ ± ）：1 ~ 2 个/300 个视野。

抗酸杆菌阳性（ + ）：1 ~ 9 个/100 个视野。

抗酸杆菌阳性（ + + ）：1 ~ 9 个/10 个视野。

抗酸杆菌阳性（ + + + ）：1 ~ 9 个/每个视野。

抗酸杆菌阳性（ + + + + ）：>9 个/每个视野。

（2）分离培养：

1）标本处理：

a. 痰液：挑取痰液约 5 ml 至已标记的 50 ml 离心试管中；加等量的 2% NALC - NaOH 前处理液（去污染）；漩涡振荡 20 s；静置 15 min，勿超过 20 min；加无菌磷酸盐缓冲液（pH 6.8）至约 50 ml，盖紧盖子：3000 r/min 离心 15 min；倒掉上清液；添加 13 ml 无菌磷酸盐缓冲液（pH 6.8）以中和 pH 至 6.8。

b. 体液（包括脑脊液、腹水、胸腔积液）：无菌体液直接接种：标本量 >10 ml，3000 r/min 离心 15 min，取沉淀物接种；污染标本，须用痰液处理方法处理后再接种。

c. 粪便：挑取约 1 g 粪便置标记的 50 ml 离心试管内，加 5 ml 肉汤，混匀；加等量的 2% NALC – NaOH 前处理液；漩涡振荡 20 s；静置 15 min；加无菌磷酸盐缓冲液(pH 6.8)至约 50 ml，盖紧盖子；3000 r/min 离心 15 min；倒掉上清液；添加 1 ~ 3 ml 磷酸盐缓冲液(pH 6.8)以中和 pH 至 6.8。

2）L – J 培养基培养：在约 5 ml 痰液中加入 5 ~ 10 ml 4% NaOH 溶液，漩涡振荡 20 s；室温静置 15 min，无菌吸取消化后标本 0.1 ml，滴于酸性 L – J 培养基，将接种过的斜面来回晃动，使菌液均匀铺于斜面上，从加入处理液至接种勿超过 20 min。斜面朝上放 35 ℃恒温箱内培养。每一标本同时接种 2 支。

3）结果观察：接种后第一周每天观察，此后，每周观察一次。阳性结果经涂片证实立刻报告。若 7 d 内报阳，则为快速生长菌，超过 7 d 则为缓慢生长菌。阴性结果至 8 周报告，必要时可延长。

（3）分枝杆菌快速培养检测系统：是通过分枝杆菌快速培养仪测定细菌生长代谢，来检测分枝杆菌生长情况的方法。由于应用营养丰富的液体培养基，并且检测仪能连续监测，故提高了从标本中检出分枝杆菌的敏感性。为保证检查方法的可靠性，目前分枝杆菌快速培养检测系统除提供相应仪器、试剂以外，均根据系统制定了相应的临床标本前处理方法、接种、检测和报告结果的检查规程，其检测结果的重复性和可比性均能得到认可。目前常用分枝杆菌快速培养仪检测系统有 BACTEC MGIT960 和 BacT/Aert 3D 等。

1）BACTEC MGIT 960 检测系统基本原理是在培养瓶底部含有包被于树脂上的荧光显示剂，由于该显示剂为氧抑制性。当分枝杆菌生长，培养瓶中氧气将不断被消耗，培养瓶底部的荧光显示剂随着瓶中氧气浓度变化而发生反应，并释放荧光。检测仪每隔 60 分钟连续检测培养基中荧光强度，从而判断培养瓶中分枝杆菌生长情况。

2）BacT/Alert 3D 检测系统基本原理是培养瓶底有颜色感应器，当有分枝杆菌生长时，生长过程产生 CO_2，导致 pH 值改变，传感器颜色从绿色变为黄色，仪器每 10 分钟自动连续地检测、报告结果。

在进行分枝杆菌快速培养检测时，标本接种前的去污染处理，必须严格按照系统说明书中给定的方法进行。解育检测过程中系统报告阳性时，相应标本的培养液必须首先进行抗酸染色镜检，发现抗酸菌后方可发出阳性报告。快速培养仪检测系统的优点：缩短培养时间，阳性病例平均阳性天数 9 ~ 14 d；提高阳性检出率；可进行药敏试验；操作简便。快速培养仪检测系统的缺点：液体培养基无法观察菌落形态；仪器和试剂价格比较贵，因此使用受到一定限制；培养污染率比罗氏培养基略高。

（4）生物学鉴定：

1）属间鉴别：分枝杆菌属与相似菌属的鉴别见表 3 – 12。

表 3-12　分枝杆菌属与相似菌属的鉴别

菌属	杆状	分断菌丝	气生菌丝	抗酸染色	革兰染色	生长速度(天)	青霉素	芳香硫酸酯酶反应
分枝杆菌属	+	-	-	+，强	+，弱	2~60	通常耐药	+
红球菌属	+	+	-	+，弱	+，强	1~2	敏感	-
诺卡菌属	+	+	+	部分，+	+，强	1~5	耐药	少见
棒状杆菌属	+	-	-	有时+，弱	+，强	1~2	敏感	-

注：" + "表示90%以上菌株阳性，" - "表示90%以上菌株阴性。

2)属内鉴别：结核分枝杆菌复合群细菌的主要鉴定特性见表3-13。

表 3-13　结核分枝杆菌复合群细菌的主要鉴定特性

鉴定特征	结核分枝杆菌	非洲分枝杆菌	牛分枝杆菌
烟酸	+	-	-
硝酸盐还原	+	-	-
脲酶	+	+	+
触酶68 ℃稳定性	-	-	-
亚碲酸盐还原	-	-	-
芳基硫酸酯酶	-	-	-
5% NaCl 生长	-	-	-
吐温水解(10 天)	+	-	-
吡嗪酰胺酶	+	-	-
T_2H 上生长	+	V	-
菌落特征	粗糙型	粗糙型	L-J上光滑型
生长温度范围(℃)	33~39	35~38	35~38
生长率(R = rapid，S = slow)	S	S	S
色素(P = 光产色，S = 暗产色，N = 不产色)	N	N	N

注：" + "表示90%以上菌株阳性，" - "表示90%以上菌株阴性，"V"表示不定。

(5)免疫学鉴定：

1)结核菌素试验：用结核菌素纯蛋白衍生物(purified protein derivative，PPD)进行皮肤试验来测定机体对结核分枝杆菌是否产生迟发型变态反应。取 0.1 ml(5 个单位)PPD 注射前臂皮内，48~72 h 后观察注射部位是否有红肿硬结，并测量红肿硬结的直径。不同人群结果的解释不同，一般≥5 mm 者为阳性，表示感染过结核分枝杆菌或接种过卡介苗，但不一定患结核病；≥15 mm 提示可能有活动性结核；

<5 mm 者为阴性，表明未感染过结核分枝杆菌，但应排除 HIV 感染者等免疫力低下的人群。

2）抗原检测：用 ELISA 法直接检测脑脊液中的结核分枝杆菌特异性抗原，如分泌性蛋白 MPT64，在结核性脑膜炎的快速诊断中已经得到应用，具有快速、敏感、特异性高的特点。痰液、支气管灌洗液、胸腔积液、腹水等标本中因含有较多蛋白或细胞成分，其应用受到一定的限制，但仍有应用前景。

3）抗 PPD IgG 检测：用 ELISA 法检测结核病患者血清中的抗 PPD IgG 可作为活动性结核分枝杆菌感染的快速诊断方法之一。

4）结核感染 T 细胞斑点试验（T－SPOT）：机体感染结核分枝杆菌后，产生特异性的效应 T 淋巴细胞，后者再次受到结核分枝杆菌特异性抗原刺激时会分泌 γ－干扰素，因此可通过检测 γ－干扰素判断是否存在结核特异性的细胞免疫反应，来辅助诊断结核病或结核感染。T－SPOT 具有较高的敏感性和特异性。

（6）分子生物学鉴定：目前一些分子生物学技术已经应用到分枝杆菌的临床实验室检查中。PCR 检测结核分枝杆菌 DNA，可用于培养出的结核分枝杆菌鉴定及送检标本中结核分枝杆菌的直接检查。XpertMTB/RIF 检测系统是通过检测结核分枝杆菌基因组中的 rpoB 基因及其突变情况，实现结核分枝杆菌核酸和利福平耐药检测的全自动实时荧光定量核酸扩增技术。具有以下优势。特异性好，能准确区分结核分枝杆菌和非结核分枝杆菌；灵敏度高，检测快速，仅需要两个小时就能完成检查；适用于各种标本，痰液、肺泡灌洗液、肺组织、脑脊液、关节液及尿液等均可用于检测；同时可以检测利福平耐药，检测对一线抗结核药物利福平的耐药情况，敏感性、特异性极高，可及时为临床用药提供有效参考。

3. 抗菌药物敏感性　结核分枝杆菌药敏试验的药物主要包括抗结核一线药物乙胺丁醇、利福平、异烟肼和吡嗪酰胺。仅在抗结核一线药物治疗无效时使用的抗结核二线药物，如氨基糖苷类的链霉素、卡那霉素和丁胺卡那及喹诺酮类的氧氟沙星和左氧氟沙星等，因其副作用大而不推荐做常规药敏试验。近年来，随着抗结核药物使用年数的增加，结核分枝杆菌的耐药情况日益严重，为结核病的控制带来新的挑战。世界卫生组织报道甚至出现了全面耐药结核分枝杆菌，即对检测的所有抗结核药物均耐药。因此，规范微生物实验室对结核分枝杆菌药敏试验的操作，提高对耐药结核分枝杆菌的检测能力，同时应用商品化的检测系统，缩短孵育时间进行培养和鉴定，具有重要的意义。

第四章
常见病毒性感染的实验室诊断

第一节　乙型肝炎病毒感染

乙型肝炎病毒(hepatitis B virus，HBV)在分类上归属于嗜肝 DNA 病毒科(Hepadnaviridae)正嗜肝 DNA 病毒属(Orthohepadnavirus)，是乙型肝炎(简称乙肝)的病原体。HBV 感染是全球性的公共卫生问题，估计全球 HBV 携带者高达 3.7 亿人。我国是乙型肝炎的高流行区，整体人群 HBV 携带率约 7.18%。

一、病原学

(一)形态与结构

HBV 感染者的血清中，可通过电镜看到三种不同形态的 HBV 颗粒，即大球形颗粒、小球形颗粒和管形颗粒。

1. 大球形颗粒　又称 Dane 颗粒，是具有感染性的完整的 HBV 颗粒，电镜下呈球形，具有双层结构，直径约 42 nm，外层相当于病毒的包膜，由脂质双层和病毒编码的包膜蛋白组成。包膜蛋白有 3 种，分别为小蛋白(small protein，S 蛋白)、中蛋白(middlle protein，M 蛋白)和大蛋白(large protein，L 蛋白)，三者的比例约为4∶1∶1。S 蛋白为 HBV 表面抗原(hepatitis B surface antigen，HBsAg)。M 蛋白含 HBsAg 及前 S2 蛋白(PreS2)，L 蛋白含 HBsAg、PreS2 和前 S1 蛋白(PreS1)。内层为病毒的核心，相当于病毒的核衣壳，呈二十面体立体对称，直径约 27nm，核心表面的衣壳蛋白也称为 HBV 核心抗原(hepatitis B core antigen，HBcAg)。病毒核心内部含病毒的双链 DNA 和 DNA 多聚酶等。

2. 小球形颗粒　为一种中空颗粒，直径 22 nm，大量存在于感染者的血液中，主要成分为 HBsAg，是由 HBV 在肝细胞内复制时产生过剩的 HBsAg 装配而成，不含病毒 DNA 及 DNA 多聚酶，因此无感染性。

3. 管形颗粒　由小球形颗粒聚合而成，直径与小球形颗粒相同，长度 100 ~

500 mm，亦存在于血液中。

（二）基因组与编码蛋白

HBV 基因组的结构特殊，为不完全双链环状 DNA，两条 DNA 链的长度不一致，长链为负链，含完整的 HBV 基因组，大小约 3200 个核苷酸。短链为正链，长度为负链的 50% ~ 99%。两条 DNA 链的 5′端各有约 250 个碱基可相互配对，因此，正负链 5′端可构成黏性末端，使 DNA 分子形成环状结构。在黏性末端两侧各有由 11 个核苷酸(5′ – TTCACCTCTCC)组成的直接重复序列(direct repeat，DR)，称为 DR1 和 DR2 区。DR 区是病毒 DNA 成环和病毒复制的关键序列。在病毒复制时，负链 DNA 的 5′末端与病毒 DNA 聚合酶 N 末端的末端蛋白(terminal protein，TP)共价结合，从而启动负链 DNA 的合成。正链的 5′末端有一段短的核苷酸序列，是引导正链 DNA 合成的引物。HBV 负链 DNA 含有 4 个可读框(ORF)，分别称为 S、C、P 和 X 区。各 ORF 相互重叠，使基因组的利用率大大提高。

1. S 区 由 S 基因、preS2 基因和 preS1 基因组成，均有各自的起始密码子。S 基因编码 S 蛋白，即 HBsAg；S 和 preS2 基因编码 M 蛋白，即 HBsAg + PreS2 蛋白；S、preS2 和 preS1 基因编码 L 蛋白，即 HBsAg + PreS2 蛋白 + PreS1 蛋白。HBsAg 为糖基化蛋白，大量存在于感染者的血液中，是 HBV 感染的主要标志。HBsAg 含有 B 细胞表位和 T 细胞表位，可刺激机体产生保护性细胞免疫和体液免疫应答，因此 HBsAg 是制备疫苗最主要的成分。PreSl 蛋白及 PreS2 蛋白也具有免疫原性，可刺激机体产生特异性抗体。此外，PreS1 可能具有与肝细胞表面受体结合的表位，在介导 HBV 对肝细胞的吸附过程中起关键作用。

2. C 区 由前 C(pre – C)基因和 C 基因组成。pre – C 基因位于 C 基因上游，长 87 bp，与 C 基因共同编码 Pre – C 蛋白。Pre – C 蛋白是 HBeAg 的前体蛋白，经切割加工后形成 HBeAg 并分泌到血液循环中也可存在于肝细胞的胞质和胞膜上。HBeAg 为非结构蛋白，一般不出现在 HBV 颗粒中。HBeAg 可刺激机体产生抗 – HBe，该抗体能与受染肝细胞表面的 HBeAg 结合，通过补体介导的杀伤作用破坏受染的肝细胞，从而有助于病毒的清除。

C 基因编码病毒的衣壳蛋白，即 HBcAg。HBcAg 除作为衣壳蛋白构成病毒的核衣壳外，还存在于感染细胞的胞核、胞质和胞膜上，但一般不游离于血液循环中，故不易从感染者的血液中检出。HBcAg 抗原性强，能刺激机体产生抗体及细胞免疫应答。

3. P 区 最长，编码 DNA 聚合酶，该酶含有 4 个结构域，分别为 N 末端蛋白区(TP)、DNA 聚合酶/逆转录酶区(DNA polymerase/reverse transcriptase，Pol/RT)、RNA 酶 H 区(RNase H)和间隔区(spacer)，因此该酶既具有 DNA 聚合酶的活性亦具有逆转录酶和 RNase H 的活性。

4. X 区 编码的 X 蛋白是一种多功能蛋白质，具有广泛的反式激活作用，可反式激活细胞内的原癌基因、HBV 基因及多种信号通路，并具有与 *p53* 基因相互作用及影响细胞周期等活性，因此 X 蛋白能促进 HBV 的复制并与肝癌的发生发展密切相关。

（三）HBV 的复制

HBV 的复制过程如下：①HBV 通过 PreS1 和 PreS2 与肝细胞受体特异吸附、结合并穿入肝细胞内，脱壳；②DNA 进入核内，形成超螺旋的共价闭合环状 DNA（covalently closed circular DNA，cccDNA）；③在细胞 RNA 聚合酶Ⅱ作用下，以负链 DNA 为模板转录合成亚基因组 RNA（0.8 kb、2.1kb、2.4kb 三种 mRNA）及全基因组 RNA（3.5 kb mRNA）。3.5 kb mRNA 具有双相功能，既作为 mRNA 编码 HBV 蛋白，又作为合成子代 DNA 的模板（此时称为前基因组 RNA，pregenomicRNA，pgRNA）；④在胞质中，0.8 kb mRNA 编码 HBx，2.1 kb mRNA 编码 PreS2 + HBsAg（表面抗原中蛋白）及 HBsAg，2.4 kb mRNA 编码 PreS1 + PreS2 + HBsAg（表面抗原大蛋白），3.5 kb mRNA 编码 DNA 聚合酶、HBcAg 及 HBeAg 前体蛋白；⑤HBV DNA 聚合酶、3.5 kb pgRNA 及 HBcAg 包装成核心颗粒。在核心颗粒内，HBV DNA 聚合酶将 3.5 kb mRNA 反转录为全长 HBV 负链 DNA，同时在该酶作用下 RNA 链被水解，进而以负链 DNA 为模板合成互补的部分正链 DNA；⑥核心颗粒进入内质网，获得包膜蛋白（主要是 HBsAg）后形成完整的病毒颗粒，以芽生方式释放到肝细胞外，重新感染其他肝细胞。

（四）HBV 的血清型和基因型

1. 血清型 HBsAg 分子中有一段抗原性很强的序列，称为 a 抗原表位，此外还有二组互相排斥的抗原表位（d/y 和 w/r），这些抗原表位按不同组合形式，构成 HBsAg 的四种主要血清型，即 adr、adw、ayr、ayw。HBsAg 血清型的分布有明显的地区性和种族差异，我国汉族以 adr 多见，少数民族多为 ayw。因有共同的 a 抗原表位，故血清型之间有一定的交叉免疫保护作用。

2. 基因型 根据 HBV 基因组全序列的差异≥8%，可将 HBV 分为 A～J 10 个基因型，各基因型又可分为多个不同的亚型。不同地区流行的基因型不同，A 型主要见于美国和西欧，D 型见于中东、北非和南欧，E 型见于非洲，我国及亚洲其他地区流行的主要是 B 型和 C 型，我国北方以 C 型为主，南方以 B 型为主，偶有 A 型和 D 型的报道。

（五）动物模型与细胞培养

HBV 具有严格的种属特异性，宿主范围狭窄，自然状态下只能感染人和少数灵长类动物。黑猩猩是对 HBV 最敏感的动物，常用来进行 HBV 的致病机制研究和疫苗效果评价。嗜肝 DNA 病毒科的其他成员，如鸭乙型肝炎病毒、土拨鼠肝炎病毒及地松鼠肝炎病毒等可在其相应的天然宿主中造成类似人类乙型肝炎的感染，因此可用这些动物作为实验动物模型，其中鸭乙型肝炎病毒因动物宿主来源方便，已被国内外广泛用于筛选抗病毒药物及免疫耐受机制的研究。HBV的体外培养困难，目前主要采用人原代肝细胞或病毒DNA转染的肝癌细胞系培养HBV，后者可长期稳定表达HBV抗原成分或产生Dane颗粒。

（六）抵抗力

HBV对理化因素的抵抗力很强，对低温、干燥、紫外线均有抵抗性，不被70%乙醇灭活。高压蒸汽灭菌、100 ℃ 10 mins等可灭活HBV。0.5%过氧乙酸、5%次氯酸钠、3%漂白粉液、0.2%苯扎溴铵以及环氧乙烷等可破坏HBV的包膜，故常用于针对HBV的消毒。上述化学消毒剂可使HBV失去感染性，但仍可保持HBsAg的免疫原性和抗原性。

二、流行病学

（一）传染源

HBV主要传染源为乙型肝炎患者或HBsAg携带者，传染性强弱与HBV病毒载量有关。HBsAg携带者因无症状而不易被察觉，而且人数众多，是最主要的传染源。感染者的血液、羊水、阴道分泌物、精液、唾液、乳汁等多种体液均含有病毒，具有传染性，尤其是在潜伏期、急性期或慢性活动期，含有病毒的体液或血液直接或通过破损的皮肤和黏膜进入体内皆可造成传播。

（二）传播途径

HBV主要经过三种途径传播，即经血液传播、母婴传播、性接触和日常生活接触传播，其中经血液传播和母婴传播最为常见。

1. 血液或血制品传播 HBV在血液循环中大量存在，微量的污染血进入人体即可导致感染，所以输血、注射、外科或牙科手术、针刺、共用剃刀或牙刷及皮肤黏膜的微小损伤等均可造成传播。医院内污染的器械（如内镜、牙科或妇产科器械等）可致医院内传播。

2. 母婴传播 可经胎盘和产道感染，乙肝"大三阳"（HBsAg、HBeAg、HBcAb三项指标均为阳性）的母亲传播率可高达95%。其中宫内感染率为10%～15%，其余大部分为围生期感染，即分娩时新生儿经产道被感染。此外，HBV也可通过哺乳传播。

3. 性传播及密切接触传播 HBV感染者的唾液、乳汁、精液及阴道分泌物等体液中均含有病毒，因此HBV可通过日常生活密切接触或性接触传播。HBsAg阳性者的配偶较其他家庭成员更易受感染，表明HBV可以经性途径传播。在我国等HBV高流行区，性传播不是HBV的主要传播方式；但在低流行区，HBV感染主要发生在性乱者和静脉药瘾者中，所以西方国家将乙型肝炎列为性传播疾病。

（三）易感人群

抗 - HBs 阴性者均为易感人群。婴幼儿是获得 HBV 感染的最危险时期。新生儿通常不具有来自母体的先天性抗 - HBs，因而普遍易感。高危人群包括 HBsAg 阳性母亲的新生儿、HBsAg 阳性者的家属、反复输血及血制品者（如血友病患者）、血液透析患者、多个性伴侣者、静脉药瘾者、接触血液的医务工作者等。感染后或疫苗接种后出现抗 - HBs 者有免疫力。

（四）流行特征

乙型肝炎病毒感染广泛分布于世界各地，一般呈散发，无明显季节性，但是有地区性差异。全球约有 2.57 亿慢性 HBV 感染者，非洲地区和西太平洋地区占68%。据估计，目前我国一般人群 HBsAg 流行率为 5% ~ 6%，慢性 HBV 感染者约7000 万例，其中慢性乙型肝炎患者 2000 万 ~3000 万例。本病有性别差异，男性高于女性，男女比例约为 1.4∶1；本病婴幼儿感染多见；有家庭聚集现象，此现象与母婴传播及日常生活接触传播有关。

三、临床表现

HBV 感染后临床表现呈多样性，可表现为急性肝炎、慢性肝炎、重型肝炎、或无症状携带者，其中部分慢性肝炎可发展成肝硬化或肝细胞癌。潜伏期为 28 ~160 d，平均 70 ~80 d。

（一）急性乙型肝炎

急性乙型肝炎分急性黄疸型、急性无黄疸型和急性淤胆型，临床表现与甲型肝炎相似，多呈自限性（占 90% ~95%），常在半年内痊愈。成年急性乙型肝炎约10% 转为慢性。

（二）慢性乙型肝炎

急性乙型肝炎病程超过半年，仍有肝炎症状、体征及肝功能异常者可诊断为慢性肝炎。发病日期不明或虽无肝炎病史，但肝组织病理学检查符合慢性肝炎，或根据症状、体征、化验、B 超及 CT 检查综合分析，作出相应诊断。由于急性乙型肝炎少见慢性化过程，而我国大部分慢性乙型肝炎系母婴传播所致，均经过了数年到数十年的免疫耐受期，故隐袭发病者十分普遍。慢性肝病的症状主要有体力下降、乏力、消瘦、食欲减退、肝区不适或隐痛，体征主要有面色晦暗、蜘蛛痣、肝掌、面部毛细血管扩张、腮腺肿大、肝、脾增大，男性乳房发育及关节痛等。

随着慢性乙型肝炎抗病毒治疗及 HBV DNA 前 C 基因突变的研究深入，目前主张按 HBeAg 及抗 - HBe 状况将慢性乙型肝炎分为以下两大类。

1. HBeAg 阳性慢性肝炎 由野生株 HBV 感染引起，按其自然史可分 HBeAg 阳

性期和抗 - HBe 阳性期。HBeAg 阳性期体内 HBV 复制活跃，血清含有高水平的 HBV DNA，在机体从免疫耐受期进入免疫清除期以后，肝脏有不同程度的活动性炎症。当 HBeAg 向抗 - HBe 转换时，肝功能损害往往一过性加重，然后进入抗 - HBe 阳性期。此期体内 HBV 复制减弱或停止，血清 HBV DNA 转阴，肝脏活动性炎症消散，肝功能恢复正常。然而，反复或进行性发作亦可发展成重型肝炎、肝硬化及肝癌。

2. HBeAg 阴性慢性肝炎　主要由前 C 基因突变株 HBV 感染所致。特点是血清 HBeAg 阴性，伴或不伴抗 - HBe 阳性，体内 HBV DNA 呈不同程度复制，肝脏有慢性活动性炎症，血清 ALT 水平波动性很大，易发展成重型肝炎、肝硬化及肝癌，IFN - α 疗效不佳。本型主要分布在地中海国家，可高达 80% ~ 90%；近年包括我国在内的远东地区也逐渐增加，约占 40%。

(三)重型乙型肝炎

病因及诱因复杂，包括重叠感染(如乙型肝炎重叠其他肝炎病毒感染)、机体免疫状况、妊娠、HBV 前 C 区突变、过度疲劳、精神刺激、饮酒、应用肝损药物、合并细菌感染、有其他并发症(如甲状腺功能亢进、糖尿病)等。表现一系列肝衰竭综合征：极度乏力，严重消化道症状，神经、精神症状(嗜睡、性格改变、烦躁不安、昏迷等)，有明显出血现象，凝血酶原时间显著延长及凝血酶原活动度 <40%。黄疸进行性加深，胆红素上升大于正常值 10 倍。可出现中毒性鼓肠，肝臭，肝肾综合征等。可见扑翼样震颤及病理反射，肝浊音界进行性缩小。胆酶分离，血氨升高等。

四、实验室诊断

(一)常规检查

1. 血常规　急性肝炎初期白细胞总数正常或略高，黄疸期白细胞总数正常或稍低，淋巴细胞相对增多，偶可见异型淋巴细胞。重型肝炎时白细胞可升高，红细胞及血红蛋白可下降。肝炎肝硬化伴脾功能亢进者可有血小板、红细胞、白细胞减少的"三少"现象。

2. 肝功能检查

(1)血清酶测定：

1)丙氨酸氨基转移酶(ALT)：ALT 在肝细胞损伤时释放入血，是目前临床上反映肝细胞功能的最常用指标。ALT 对肝病诊断的特异性比天冬氨酸氨基转移酶(AST)高。急性肝炎时 ALT 明显升高，AST/ALT 常小于 1，黄疸出现后 ALT 开始下降。慢性肝炎和肝硬化时 ALT 轻度或(至)中度升高或反复异常，AST/ALT 常大于 1。重型肝炎患者可出现 ALT 快速下降，胆红素不断升高的"胆酶分离"现象，提示肝细胞大量坏死。

2）天冬氨酸氨基转移酶（AST）：此酶在心肌含量最高，依次为心、肝、骨骼肌、肾、胰。在肝脏，AST80%存在于肝细胞线粒体中，仅20%在胞质。肝病时血清AST升高，提示线粒体损伤，病情易持久且较严重，通常与肝病严重程度成正相关。急性肝炎时如果AST持续在高水平，有转为慢性肝炎的可能。

3）乳酸脱氢酶（LDH）：肝病时可显著升高，但肌病时亦可升高，须配合临床加以鉴别。LDH升高在重症肝炎（肝衰竭）时亦提示肝细胞缺血、缺氧。

4）γ-氨酰转肽酶（γ-GT）：肝炎和肝癌患者可显著升高，在胆管炎症、阻塞的情况下更明显。

5）碱性磷酸酶（ALP或AKP）：正常人血清中ALP主要来源于肝和骨组织，ALP测定主要用于肝病和骨病的临床诊断。当肝内或肝外胆汁排泄受阻时，肝组织表达的ALP不能排出体外而回流入血，导致血清ALP活性升高。儿童生长发育期可明显增加。

（2）血清蛋白：主要由白蛋白（A）及α_2、α_2、β及γ球蛋白（G）组成。前4种主要由肝细胞合成，γ球蛋白主要由浆细胞合成。白蛋白半衰期较长，约21天。急性肝炎时，血清蛋白质和量可在正常范围内。慢性肝炎中度以上、肝硬化、（亚急性及慢性）重型肝炎时白蛋白下降，γ球蛋白升高，白/球（A/G）比例下降甚至倒置。

（3）胆红素：急性或慢性黄疸型肝炎时血清胆红素升高，活动性肝硬化时亦可升高且消退缓慢，重型肝炎常超过171 μmol/L。胆红素含量是反映肝细胞损伤严重程度的重要指标。直接胆红素在总胆红素中的比例尚可反映淤胆的程度。

（4）胆汁酸：血清中胆汁酸含量很低，当肝炎活动时胆汁酸升高。由于肝脏对胆红素和胆汁酸的运转系统不同，检测胆汁酸有助于鉴别胆汁淤积和高胆红素血症。

（5）凝血功能：包括PT（凝血酶原时间）、PTA（凝血酶原活动度）、INR（国际标准化比率）等，凝血功能是诊断肝衰竭和判断预后的主要指标。PT延长或PTA下降与肝损害严重程度密切相关。健康成年人INR大约为1.0，INR值越大表示凝血功能越差。

（二）病原学检查

1. 标本的采集　依据SOP进行血清或血浆采集、运送、处理和贮存。免疫学检测可用血清或血浆。核酸检测多用血清，如采用血浆，应为枸橼酸盐或者EDTA抗凝，因肝素可与DNA结合，从而干扰Taq DNA聚合酶作用，导致PCR假阴性。标本应在采集后6 h内处理，24 h内检测，否则存放于-70 ℃。

2. 检验方法与鉴定

（1）直接镜检：HBV临床检测一般不采用电镜或光学显微镜，然而做肝穿刺活检判断肝组织损伤范围及评价抗病毒治疗效果时会用显微镜做免疫组化实验，免疫组化也有助于区分急性肝炎、慢性肝炎和肝硬化。

（2）免疫学检测：检测 HBV 标志物是临床最常用的病原学诊断方法。目前常用 ELISA 定性测定 HBV 标志物用于判断是否感染 HBV、CLIA 定量/半定量测定用于 HBV 治疗效果的评估、HBV 疫苗接种效果的评价。HBV 标志物主要包括三个抗原抗体系统，HBsAg 与抗 HBs、HBeAg 与抗 HBe、HBcAg 与抗 HBc，由于 HBcAg 在血液中难以测出，故临床免疫学检测不包括 HBcAg，而抗 HBc 分为抗 HBc IgM 和抗 HBc IgG，因此 HBV 标志物检测俗称乙肝两对半检测。必要时也可检测 PreS1 和 PreS2 的抗原和抗体。

1）HBsAg 和抗 HBs：血液中检出 HBsAg 为机体感染 HBV 的重要指标之一。HBsAg 阳性见于急性肝炎、慢性肝炎或无症状携带者。急性肝炎恢复后，HBsAg 一般在 1~4 个月内消失，持续 6 个月以上则认为转为慢性肝炎。无症状 HBsAg 携带者是指肝功能正常的乙肝患者，虽然肝组织已有病变，但无临床症状。在急性感染恢复期可检出抗 HBs，一般是在 HBsAg 从血清消失后发生抗 HBs 阳转。抗 HBs 是一种中和抗体，是乙肝康复的重要标志。抗 HBs 对同型病毒感染具有保护作用，可持续数年。抗 HBs 出现是 HBsAg 疫苗免疫成功的标志。

2）HBeAg 和抗 HBe：HBeAg 是一种可溶性抗原，是 HBV 复制及传染性强的指标，在潜伏期与 HBsAg 同时或在 HBsAg 出现稍后数天就可在血液中检出。HBeAg 持续存在时间一般不超过 10 周，如超过 10 周则提示感染转为慢性化。抗 HBe 出现于 HBeAg 阴转后，比抗 HBs 晚但消失早，其阳性表示 HBV 复制水平低，传染性下降，病变趋于静止（但有前 C 区突变者例外）。

3）HBcAg 和抗 HBc：HBcAg 存在于病毒核心部分及受染的肝细胞核内，是 HBV 存在和复制活跃的直接指标。血液中量微，不易检测。HBcAg 抗原性强，在 HBV 感染早期即可刺激机体产生抗 HBc，较抗 HBs 出现早得多，早期以 IgM 为主，随后产生 IgG 型抗体。抗 HBc IgM 阳性多见于乙型肝炎急性期，但慢性乙肝患者也可持续低效价阳性，尤其是病变活动时；HBc 总抗体主要是抗 HBc IgG，只要感染过 HBV，无论病毒是否被清除，此抗体均为阳性，可持续存在数年。抗 HBc 不是保护性抗体，不能中和乙肝病毒。

4）PreS1、PreS2 和抗 PreS1、抗 PreS2：由于 PreS1 和 PreS2 先于 HBV DNA 出现，且与 HBsAg、HBeAg、HBV DNA 及 HBV DNA 多聚酶呈正相关，因此可作为 HBV 新近感染的标志，表示有 HBV 复制及血液有传染性。PreS1 和 PreS2 的免疫原性比 HBsAg 更强，因此抗 PreS1、抗 PreS2 是 HBV 感染后最早出现的抗体，与抗 HBs 一样亦为中和抗体，提示机体开始清除病毒。因此有人认为添加前 S 蛋白可增加现有乙肝疫苗的免疫效果。前 S 蛋白和抗前 S 蛋白一般不作为临床常规检测项目。

HBV 免疫学标志与临床关系较为复杂，必须对几项指标综合分析，可估计感染阶段及临床疾病预后，HBV 的抗原、抗体检测结果及临床意义见表 4-1。

表 4-1　HBV 抗原、抗体检测结果及临床意义

HBsAg	HBeAg	抗 HBs	抗 HBe	抗 HBc IgM	抗 HBc IgG	临床意义
+	-	-	-	-	-	HBV 感染者或无症状携带者
+	+	-	-	-	-	潜伏期或急性乙肝早期
+	+	-	-	+	-	急性或慢性乙型肝炎（传染性强，俗称"大三阳"）
+	-	-	+	-	+	急性感染趋向恢复（俗称"小三阳"）
+	-	-	-	+	+	急、慢性乙型肝炎或无症状携带者
-	-	+	+	-	+	既往感染
-	-	-	-	-	+	既往感染
-	-	+	-	-	-	既往感染或接种过疫苗

（3）核酸检测：血清中存在 HBV DNA 是诊断感染最直接的依据，可用定性 PCR 法、荧光定量 PCR 法和核酸杂交法检测。HBV DNA 定性和定量检测反映病毒复制情况或水平，主要用于慢性感染的诊断、血清 DNA 及其水平的监测及抗病毒疗效。核酸杂交技术直接检测血清中 DNA。目前最常用的方法是定性 PCR 法和实时荧光定量 PCR 法。定性 PCR 法可使 DNA 在体外成百万倍扩增，提高敏感性，可在 HBsAg 阳性前 2~4 周检出 HBV DNA。实时荧光定量 PCR 法是指 PCR 反应体系中加入荧光基团，利用荧光信号积累实时监测整个 PCR 过程，通过测定每个反应管内的荧光信号值达到设定阈值时所经历的循环数来反映未知模板的核酸量，最后通过标准曲线对未知模板核酸量进行定量分析的方法。

核酸检测 HBV DNA 能反映病毒复制情况或水平，可用于评价疾病活动度，筛查抗病毒治疗对象，判断治疗效果，优化抗病毒治疗，启动抗病毒治疗时的监测等。但 DNA 阳性及其拷贝数与肝脏病理损害程度不相关。

3. 药物敏感性　慢性 HBV 患者需要长期服用核苷类药物进行治疗，但长期服用核苷类药物容易产生耐药性，加上治疗不够规范，造成我国目前大量的乙肝患者发生病毒变异和耐药，因此，HBV 的耐药性检测是乙肝抗病毒治疗中疗效监测的关键。HBV 对不同核苷类似物的耐药变异位点一般相对稳定，可以筛查感染者体内病毒耐药株和耐药位点，从而指导临床用药。例如，反转录酶（RT）区某些位点变异与耐药相关，可以通过对血清样本进行 PCR 扩增全长 RT 区后，产物直接测序，接着进行生物信息学分析。另外最好对耐药变异、HBsAg 变异、基因型、血清型同时进行分析。

第二节　丙型肝炎病毒感染

丙型肝炎病毒(hepatitis C virus，HCV)是有包膜的单股正链 RNA 病毒，因其基因结构及表型特征与黄病毒和瘟病毒相似，所以目前将 HCV 归于黄病毒科(Flaviviridae)丙型肝炎病毒属(Hepacivirus)。

丙型肝炎病毒感染呈全球性分布，主要经血液或血制品传播。HCV 感染的重要特征是感染易于慢性化，急性期后易于发展成慢性肝炎，部分病人可进一步发展为肝硬化或肝癌。

一、病原学

(一)形态与结构

HCV 呈球形，直径 30 ~ 65 nm，由包膜、衣壳和核心三部分组成，其表面突起。包膜来源于宿主细胞膜，其中镶嵌病毒包膜蛋白；衣壳主要由核心蛋白构成；核心为一单正链 RNA。HCV 在体内的存在形式有 4 种，即完整 HCV 颗粒、不完整 HCV 颗粒、与免疫球蛋白或脂蛋白结合的颗粒和由感染细胞释放含 HCV 成分的小泡。

(二)基因组与编码蛋白

1. 基因组　HCV 基因组为单正链 RNA(+ssRNA)，约有 9500 bp，由 5′端非编码区(NCR)、一个单一开放读码框(ORF)和 3′端 NCR 组成。ORF 编码 3010 ~ 3033 个氨基酸的多聚蛋白前体，在宿主细胞信号酶和病毒蛋白酶共同作用下加工成病毒蛋白，包括病毒的结构蛋白核心蛋白(C)、部分包膜蛋白(E1 和 E2)及病毒的非结构蛋白 NS2 ~ NS5。基因排列顺序依次为：5′NCR – C – E1 – E2 – NS2 – NS3 – NS4A – NS4B – NS5A – NS5B – NCR3′。其中，NCR 对 HCV RNA 结构稳定性的维持及病毒蛋白的翻译有重要功能。5′NCR 极少变异，为保守的基因序列，参与蛋白翻译的启动，目前作为基因诊断的靶区域；3′NCR 核苷酸序列及长度变异较大。

2. 结构蛋白　包括核心蛋白 C、包膜蛋白(E1 和 E2)。

(1)核心蛋白 C：加工成熟的 C 蛋白有 172 ~ 182 个残基，在病毒株间相对保守。C 蛋白构成病毒核衣壳蛋白，具有很强的抗原性，可诱发多数感染者在感染早期产生抗 HCV，且持续时间长。另外，C 蛋白还参与调控病毒基因转录、细胞增殖与死亡、脂类代谢等，并在病毒感染的免疫耐受和免疫抑制中起重要作用。

(2)包膜蛋白 E1 和 E2：E1 和 E2 是位于病毒包膜上由病毒编码的糖蛋白，分子量分别为 33 kD(gp33)和 70 kD(gp70)，两者可相互作用形成非共价的异源二聚体。E 蛋白变异性大，疏水性强，抗原性弱。E 蛋白与病毒的侵袭力有关，病毒感染时借助 E1 和 E2 与宿主细胞表面的受体相结合，侵入细胞。

3. 非结构蛋白 HCV 的 6 个非结构蛋白包括 NS2、NS3、NS4A、NS4B、NS5A 和 NS5B。其中，NS2 和 NS3 蛋白酶在 HCV 基因组的复制过程中起重要作用；NS3 基因在 HCV 不同型和亚型中的变异性较大，其编码的 NS3 蛋白具有很强的抗原性，在大多数 HCV 感染者体内都会产生较高滴度的特异性抗体；NS5A 存在干扰素敏感性决定位点，与干扰素治疗效果有关；NS5B 是 HCV 复制所必需的 RNA 依赖的 RNA 聚合酶，在 HCV 复制过程起着至关重要的作用。

(三) HCV 的复制

HCV 的复制发生于膜相关的复制复合物内。与其他黄病毒相似，HCV 的复制周期由以下若干步骤组成：①HCV 借助氨基葡聚糖黏附并聚集于宿主细胞表面，与宿主细胞表面的 CD81 等受体分子结合，依赖受体介导的细胞内吞作用穿入宿主细胞并将其基因组 RNA 释放入细胞质；②进入宿主细胞质的 HCV 基因组 RNA 作为模板，翻译出蛋白前体并裂解修饰为结构蛋白和非结构蛋白，并形成一个与细胞内膜状结构相结合的病毒复制酶复合物；③以侵入的 HCV 正链 RNA 为模板合成负链 RNA 作为复制中间体；④以负链 RNA 为模板合成正链 RNA，正链 RNA 可以重新用于合成新的负链 RNA、表达多聚蛋白及作为基因组被包装入子代病毒粒子；⑤病毒粒子从感染细胞释放。

(四) HCV 的基因分型与变异

HCV 最大特点为基因组的高度变异性，不同 HCV 分离株的核苷酸及氨基酸同源性有较大的差异，因此对 HCV 进行分型有助于了解各地区 HCV 的流行及进化情况，为 HCV 的诊断、治疗、预防等提供理论基础。HCV 变异性主要表现在基因型、亚型、准种及株等四个层面。HCV 基因分型是根据其核苷酸序列的同源性及彼此间的进化关系确定的。用于分型的基因区域和方法有多种，但公认的为 1993 年 Simmonds 等建立的进化树分型法，该法基于 HCV NS5 区基因序列及进化关系将 HCV 分为 6 个基因型(用阿拉伯数字表示)，型内再分亚型(以英文小写字母表示)，即 1a、1b、1c、2a、2b、2c、3a、3b、4a、5a、6a 等 11 个基因亚型。欧美流行株以 1a、1b、2a、2b 和 3a 较为常见，中国大陆多见 1b 和 2a 两型，且以 1b 型为主，南方城市(南京、南宁、成都)1b 型占 90% 以上，北方城市(哈尔滨、沈阳、兰州)2a 型占 46% ~ 70%。每型的生物学特性各异，各型之间是否具有交叉免疫目前尚不明确。

HCV 基因组中 E1 和 E2 区易发生变异，特别是 E2 区的变异性最大。E2 区内有两个高变区，与 HCV 的免疫逃逸机制有关。由于 E2 区不断变异形成许多核酸序列不同的 HCV 变异株，表现为同一感染者体内同时存在同一基因亚型的不同变异株的 HCV 感染，由此形成 HCV 同一基因亚型内的不同基因异质性群体，称为 HCV

准种。这种基因变异与丙型肝炎易发展成慢性肝炎、HCV 易形成免疫逃逸株及疫苗研制困难等有密切的关系。

（五）易感动物

HCV 可感染黑猩猩，并可在其体内连续传代，黑猩猩是目前唯一理想的动物模型。目前广泛使用的 HCV 体外复制细胞模型是 JFH－1/HCVcc（HCV cell culture），由 2a 型 HCV RNA（JFH－1 株）构建而成，能自我复制并具感染性。

（六）抵抗力

HCV 对理化因素抵抗力不强，对乙醚、三氯甲烷等有机溶剂敏感，100 ℃ 5 min、紫外线照射、甲醛（1：6000）、20% 次氯酸、2% 戊二醛等均可使之灭活。血液或血制品经 60 ℃ 处理 30 h 可使 HCV 的传染性消失。

二、流行病学

（一）传染源

急、慢性患者和无症状病毒携带者。慢性患者和病毒携带者有更重要的传染源意义。

（二）传播途径

类似乙型肝炎，由于体液中 HCV 含量较少，且为 RNA 病毒，外界抵抗力较低，其传播较乙型肝炎局限，主要通过肠道外途径传播。

1. 输血及血制品 曾是最主要的传播途径，输血后 70% 以上肝炎是丙型肝炎。随着筛查方法的改善，此传播方式已得到明显控制，但抗－HCV 阴性的 HCV 携带供血员尚不能筛除，输血仍有传播丙型肝炎的可能，特别是反复输血、血制品者。

2. 注射、针刺、器官移植、骨髓移植、血液透析 如静脉注射毒品、使用非一次性注射器和针头等。器官移植、骨髓移植及血液透析患者亦是高危人群。

3. 性传播 多个性伴侣及同性恋者属高危人群。

（三）易感人群

人类对 HCV 普遍易感。抗－HCV 并非保护性抗体，感染后对不同株无保护性免疫。

（四）流行特征

HCV 主要经血液传播，因此丙型肝炎过去称为输血后肝炎。传染源主要是丙型肝炎患者和 HCV 阳性血制品。主要通过血液传播和垂直传播，性传播的概率很小。5%～10% 通过垂直传播，剖宫产可以降低母婴传播率，罕见宫内感染和母乳喂养传播。HCV 合并感染 HIV 的孕妇，母婴传播率可达 18.9%。危险因素包括静脉药瘾、使用被病毒污染的血液或生物制品、文身、不安全性行为、医源性感染等，病毒不通过虫媒传播。

丙型肝炎呈全球性流行，HCV 感染是欧美及日本等国家终末期肝病的最主要原因。我国血清流行病学调查资料显示，我国一般人群抗－HCV 阳性率为 0.60%。以长江为界，北方高于南方。抗－HCV 阳性率随年龄增长而逐渐上升，1～4 岁组为 0.09%，50～59 岁组上升至 0.77%。男女间无明显差异。

三、临床表现

丙型肝炎的临床表现一般较轻，常为亚临床型。输血后丙型肝炎潜伏期 2～26 周，平均 8 周。

（一）急性肝炎

急性丙型肝炎约占 HCV 感染的 20%，这意味着约 80% 病人将发生慢性化。40%～75% 的急性 HCV 感染患者是无症状的。临床发病者除急性肝炎相关的临床症状外，肝功能异常主要是血清谷丙转氨酶（ALT）升高，但峰值较乙型肝炎低。ALT 升高曲线分三种类型：单相型、双相型和平台型。单相型可能是一种急性自限性 HCV 感染，很少慢性化；双相型临床表现较重，慢性率也较高；平台型 ALT 升高持续时间较长。输血后丙型肝炎 2/3 以上为无黄疸型，多无明显症状或症状很轻，非输血后散发性丙型肝炎无黄疸型病例更多。即使急性黄疸型病例，临床症状也较轻，少见黄疸，血清 ALT 轻、中度升高。仅少数病例临床症状明显，肝功能改变较重。

（二）重型肝炎

单纯 HCV 感染引起的重型肝炎很少见，这可能归因于丙型肝炎的惰性特征。近年研究提示，乙型肝炎或慢性 HBV 携带者重叠 HCV 感染，以及慢性丙型肝炎同时嗜酒者颇易重型化。此外，在慢性丙型肝炎发展到失代偿性肝硬化后可见肝衰竭。

（三）慢性肝炎

各家报道丙型肝炎慢性化率为 60%～85%。由慢性丙型肝炎演变为肝硬化者高达 20% 以上，从输血到诊断为肝硬化需 20～25 年。在肝硬化的基础上又可转变为肝细胞癌，年发生率 1%～4%。

（四）无症状慢性 HCV 携带者

HCV 隐性感染及无症状慢性 HCV 携带者多见。根据临床演变和 ALT 变化的不同形式，慢性 HCV 感染可分为反复发作型、持续异常型、无症状携带型三种类型。

四、实验室诊断

(一)常规检查

外周血白细胞总数正常或偏低，淋巴细胞相对增多，偶见异型淋巴细胞。肝功能异常主要是血清 ALT 升高。

(二)病原学检查

1. 标本的采集　免疫学检测标本可用血清或血浆。HCV RNA 检测多采用血清，如用血浆，应为枸橼酸盐或者乙二胺四乙酸（EDTA）抗凝，避免用肝素抗凝，因其对 DNA 聚合酶有抑制作用。由于血液中存在高浓度的蛋白酶和 RNA 酶，因此标本应在采集后尽快分离血清或血浆，并于 4～6 h 内冷藏或冻存。最好冻存在 −70 ℃及以下，因为在 −20 ℃时 HCV RNA 易发生明显降解。解冻后标本应持续保持在低温状态，避免反复冻融。

2. 检验方法与鉴定

（1）抗体检测：一般抗 HCV IgM 或 IgG 阳性者血液中含有 HCV RNA，其血液有传染性，因此所有供血者均应通过 HCV 血清学检测进行筛选。若抗 HCV IgM 阳性可对 HCV 感染进行早期诊断，但 HCV IgM 抗体存在与否不能提示病毒复制状态；HCV IgG 抗体则是筛选慢性丙型肝炎的主要指标。由于抗 HCV 出现较晚，急性肝炎患者即使抗 HCV 阴性也不能完全排除 HCV 感染。HCV IgM 抗体检出率较低，如只检测此项容易造成漏检，因此，需同时检测 HCV RNA，后者是反映病毒复制的可靠指标。

HCV 抗体检测方法：分为筛选试验和确认试验，筛选试验主要采用 ELISA 方法，确认试验采用重组免疫印迹试验（recombinant immunoblot assay，RIBA）。

1）筛选试验（ELISA）：由于 HCV 感染人体后机体所处的免疫状态和感染阶段不同，机体针对病毒特定蛋白产生的特异性抗体出现的时间也不同，HCV 结构区和非结构区的每一片段抗原都有不同的血清学诊断意义。目前广泛使用的抗 HCV IgG ELISA 第三代试剂，是将 HCV 的 C、NS3、NS4 和 NS5 作为抗原，检测患者血清或血浆中的抗 HCV IgG。这种方法有较好的敏感性，检出率可达 90% 以上，但可能会出现假阳性。对测定比值不高的阳性结果应做确认实验加以证实。

2）确认试验（RIBA）：选用重组抗原 cl00p，c33c，c22p，NS5，以及两个质控对照超氧化物歧化酶（SOD）和 IgG。包被在硝酸纤维素膜上，加入待检血清和酶标记的第二反应系统，根据底物显色来判断结果。

（2）抗原检测：外周血中丙型肝炎核心抗原（HCV‑c Ag）与病毒 RNA 有良好的相关性，可能成为早期感染的实验室检测指标，但血清中抗原水平低，常规免疫学检测方法难以获得阳性结果。

（3）核酸检测：主要包括 HCV RNA 检测和基因分型。

1）HCV RNA 检测：检测肝组织内 HCV RNA 可采用原位斑点核酸杂交法，而血清中 HCV RNA 含量较低，多采用较灵敏的荧光 PCR 和 PCR - ELISA 方法，PCR 引物多选用最保守的 5′NCR 序列。荧光定量 PCR 仪定量检测标本中的 RNA 拷贝数，可对丙型肝炎患者干扰素治疗的疗效进行评估。患者感染 HCV 后 1 ~ 3 周，外周血清中即可检测出 HCV RNA，HCV RNA 出现早于 HCV 抗体，HCV RNA 持续 6 个月以上阳性即为慢性感染。

2）HCV 的基因分型：基因分型对于丙型肝炎流行病学的研究具有重要作用，同时有助于对治疗应答情况的预测和疗程的优化。目前对 HCV 的基因分型可通过核苷酸测序分析、PCR - RFLP 和型特异探针杂交等方法对 HCV 5′NCR 和其相邻的核心区进行分析。PCR 检测也用于评价和分析 HCV RNA 基因变异的程度。5′NCR 的分析主要用于型的鉴别，核心区的分析主要用于亚型的鉴别。HCV 核心区同源率若大于 94%，为同一亚型；介于 89% 和 94% 之间为同一型的不同亚型；同源率小于 89% 为不同型。

3. 药物敏感性　近年来国外新研发了一些小分子化合物，可通过直接抑制 HCV 的蛋白酶、RNA 聚合酶或病毒的其他位点而发挥很强的抑制病毒复制的作用，称为直接抗病毒药物；如 NS3/NS4A 蛋白酶抑制剂 Telaprevir、Boceprevir，RNA 聚合酶抑制剂 Mericitabin、Filibuvir 等，已在国外上市或进入临床试验阶段。但是，由于 HCV 具有较快的复制速度，且其聚合酶的复制精度差，易导致病毒序列出现大量的基因变异，从而导致病毒耐药，低浓度耐药病毒株在使用药物前可能已普遍存在。

第三节　人类免疫缺陷病毒感染

人免疫缺陷病毒（human immunodeficiency virus，HIV）是人类获得性免疫缺陷综合征（acquired immunodeficiency syndrome，AIDS，简称艾滋病）的病原体，是反转录病毒科慢病毒属成员。人免疫缺陷病毒包括 HIV - 1、HIV - 2 两个型，HIV - 1 是引起全球艾滋病流行的主要病原体；HIV - 2 主要分离自西部非洲，毒力较弱。

一、病原学

（一）形态与结构

HIV 呈球形，直径 100 ~ 120 nm，有包膜，核衣壳为二十面体（衣壳蛋白，p24），病毒颗粒中含有 2 条相同的单正链 RNA。病毒颗粒表面的刺突为包膜糖蛋白 gp120 和跨膜糖蛋白 gp41，核衣壳与包膜之间为基质蛋白（MA，p17）。病毒颗粒还含有病毒复制不可或缺的逆转录酶（RT）、整合酶（IN）和蛋白酶（PR）。

（二）基因组与编码蛋白

HIV 基因组是由 2 条相同的单股正链 RNA 在 5′端通过氢键互相连接形成的二聚体。病毒基因组全长约 9.7kb，有 3 个结构基因 *gag*、*pol*、*env* 和 6 个调控基因 *tar*、*rev*、*nef*、*vif*、*vpr*、*vpu*，在基因组 5′端和 3′端均有一段 LTR。

1. *gag* 基因 编码前体蛋白 p55，经蛋白酶裂解后形成核衣壳蛋白 p7、内膜蛋白 p17 和衣壳蛋白 p24。衣壳蛋白 p24 的特异性最强，与多数其他的反转录病毒无抗原交叉。HIV-1 与 HIV-2 的 p24 有轻度交叉反应。

2. *env* 基因 编码前体蛋白 p160，经蛋白酶切割后形成 gp120 和 gp41 两种包膜糖蛋白。在 gp120 高变区 V3 肽段含有病毒体与中和抗体结合的位点，也是病毒体和宿主细胞表面的 CD4 分子结合的部位。gp41 的疏水性氨基酸末端具有介导病毒包膜与宿主胞膜融合的作用。

3. *pol* 基因 编码病毒复制所需的酶类，p66 为反转录酶，p32 为整合酶。p66 具有多聚酶和核酸内切酶的功能，与病毒复制密切相关。p32 与病毒 cDNA 整合于宿主细胞染色体中有关。

4. LTR 是病毒基因组两端重复的一段核苷酸序列，含起始子、增强子、TATA 序列及多个与病毒及细胞调节蛋白反应的区域，对病毒基因组转录的调控起关键作用。

HIV 基因表达调节机制复杂，6 个调节基因及主要功能如下。①*tat* 基因：编码一种反式激活因子，与 LTR 上的应答元件结合后能启动及促进病毒基因的 mRNA 转录。正调节所有病毒蛋白的合成，促进病毒增殖和消灭潜伏状态。②*rev* 基因：编码一种转录后的反式激活因子，其作用是促进大分子 mRNA 从胞核向胞质转运，增加结构蛋白的合成。③*nef* 基因：编码负调节蛋白，对病毒的结构蛋白和调节蛋白的表达均有下调作用。④*vpu* 基因：编码病毒 Vpu 蛋白，在细胞内主要定位于细胞膜。促进病毒颗粒释放。⑤*vif* 基因：编码 Vif 蛋白。Vif 蛋白是一个分子量为 23kDa 的病毒颗粒感染性因子，加强病毒的感染性。⑥*vpr* 基因：编码病毒 Vpr 蛋白，Vpr 蛋白是一种反转录激活因子，具有促进感染细胞增殖和分化的作用，为病毒复制和基因表达提供适宜的环境条件。

（三）HIV 的复制

HIV 的复制是一个特殊而复杂的过程。首先，HIV 病毒体的包膜糖蛋白刺突与细胞上的特异性受体结合；然后病毒包膜与细胞膜发生融合，核衣壳进入细胞质内并脱壳，释放 RNA 以进行反转录复制。之后，以病毒 RNA 为模板，通过反转录酶的作用产生互补的负链 DNA，构成 RNA:DNA 中间体；中间体中的亲代 RNA 链由 RNA 酶 H 水解去除，再以由负链 DNA 为模板合成正链 DNA，从而组成双链 DNA

（病毒 cDNA）；此时基因组的两端形成 LTR 序列，并由胞质移行到胞核中。在整合酶的作用下，病毒 cDNA 整合入细胞染色体中。这种整合的病毒双链 DNA 即为前病毒（provirus）。当前病毒活化、进行自身转录时，LTR 有启动和增强病毒转录的作用。在宿主细胞 RNA 多聚酶作用下，病毒 DNA 被转录成 RNA；有些 RNA 经拼接后成为病毒 mRNA；另一些 RNA 则经加帽，加尾后成为病毒的子代 RNA；mRNA 在细胞核糖体上先转译成多蛋白，在病毒蛋白酶的作用下，多蛋白被裂解成各种结构蛋白和调节蛋白。病毒子代 RNA 与一些结构蛋白装配成核衣壳，并由宿主细胞膜获得包膜组成完整的有感染性的子代病毒，最后以出芽方式释放到细胞外。

细胞表面的 CD4$^+$ 分子是 HIV 的主要受体。除 CD4$^+$ 受体外，HIV 尚需一些辅助受体才能使病毒包膜与细胞膜产生有效的融合作用。现已发现的辅助受体有 CXCR4 和 CCR5，CXCR4 是 HIV 的亲 T 细胞病毒株的辅助受体；CCR5 是 HIV 的亲巨噬细胞病毒株的辅助受体。一般在 HIV 感染早期，血液中以亲巨噬细胞病毒株占优势。随着疾病的发展，亲 T 细胞病毒株逐渐增多。在过渡期间可出现双亲嗜性的病毒株，最后以亲 T 细胞的病毒株为主，结果大量 CD4$^+$T 细胞受病毒感染而破坏。

（四）HIV 的基因分型与变异

HIV 有两种类型，即 HIV - 1 和 HIV - 2。分型依据是基因序列及与其他灵长类动物慢病毒的进化关系。两型核酸序列差异超过 40%。根据 Env 基因序列现将 HIV - 1 分为 M、O、N、P 共 4 个组，以 M 组的流行最为广泛，又可进一步分为若干亚型、亚亚型及流行重组型等。

HIV 具有高度变异性，其逆转录酶无校正功能，错配性高是导致病毒基因频繁变异的重要因素。各基因的变异程度不一，Env 基因最易发生突变，导致其编码的包膜糖蛋白 gp120 抗原性发生变异，这是病毒逃避宿主免疫反应的主要机制，也给疫苗的研制带来困难。

（五）培养特性

HIV 感染的宿主范围和细胞范围较窄，在体外仅感染表面有 CD4 受体的 T 细胞、巨噬细胞，故实验室常用新分离的正常人或用患者自身的 T 细胞培养病毒；HIV 亦可在某些 T 细胞株中增殖；感染后细胞出现不同程度的病变，培养液中可检测到逆转录酶活性，培养细胞中可检测到病毒抗原。HIV - 1 和 HIV - 2 都有严格的宿主范围，黑猩猩和恒河猴是 HIV 感染的动物模型，但感染过程及症状与人不同。

（六）抵抗力

HIV 对理化因素抵抗力较弱。常用消毒剂有 0.5% 次氯酸钠、5% 甲醛、2% 戊二醛、0.5% 过氧乙酸、70% 乙醇等，室温处理 10 ~ 30 min 即可灭活 HIV。高压灭菌 121℃ 20 min，或者煮沸 100℃ 20 min 均可达到灭活病毒的目的；但在冷冻血制品中，须经 68℃ 加热 72 h 才能保证灭活病毒。HIV 对紫外线有较强的抵抗力。

二、流行病学

（一）传染源

HIV 感染者和艾滋病患者是本病唯一的传染源。无症状血清 HIV 抗体阳性的 HIV 感染者是具有重要意义的传染源，血清病毒核酸阳性而抗－HIV 抗体阴性的窗口期感染者亦是重要的传染源，窗口期通常为 2~6 周。

（二）传播途径

HIV 的传播途径主要是性接触、血液接触和母婴传播。

1. 性接触传播 HIV 存在于血液、精液和阴道分泌物中，唾液、眼泪和乳汁等体液也含 HIV。性接触传播是主要的传播途径（包括同性、异性和双性性接触）。HIV 通过性接触摩擦所致细微破损即可侵入机体致病。精液含 HIV 量远高于阴道分泌物。与发病率有关的因素包括性伴侣数量、性伴侣的感染阶段、性交方式和性交保护措施等。

2. 经血液和血制品传播 共用针具静脉吸毒，输入被 HIV 污染的血液或血制品及介入性医疗操作等均可导致感染。

3. 母婴传播 感染 HIV 的孕妇可经胎盘将病毒传给胎儿，也可经产道及产后血性分泌物、哺乳等传给婴儿。HIV 阳性孕妇 11%~60% 会发生母婴传播。

4. 其他 接受 HIV 感染者的器官移植、人工授精或污染的器械等，医务人员被 HIV 污染的针头刺伤或破损皮肤受污染也可受感染。目前无证据表明可经食物、水、昆虫或生活接触传播。

（三）易感人群

人群普遍易感，15~49 岁发病者占 80%。儿童和妇女感染率逐年上升。男－男同性恋、静脉药物依赖者、性乱者、多次接受输血或血制品者为高危人群。

（四）流行特征

中国疾控中心发布的数据显示，截至 2022 年底，我国报告存活艾滋病感染者 122.3 万例，累计报告死亡病例 41.8 万例，感染率和死亡率均处全球较低水平。经过各方面共同努力，我国艾滋病防治工作取得明显成效，基本阻断了经输血和血制品传播，有效控制了经注射吸毒和母婴传播，自 2020 年起，我国经输血途径感染艾滋病病例呈零报告；2022 年，我国艾滋病母婴传播率下降至 3%；重点人群艾滋病防治知识知晓率达 90% 以上；全国艾滋病治疗覆盖率、病毒抑制率均保持在较高水平，艾滋病救治及药品供应体系已覆盖 2517 个县（区、市）；抗病毒治疗覆盖比例超 90%，治疗成功比例超 95%。

联合国艾滋病规划署最新发布《2023 全球艾滋病防治进展报告》显示，全球目前有 3900 万艾滋病病毒感染者，其中 2980 万正在接受抗反转录病毒治疗，2022 年有 130 万艾滋病病毒新发感染，63 万人死于艾滋病相关疾病。

三、临床表现

典型的 HIV 感染自然病程包括急性 HIV 感染期、慢性感染期和艾滋病期。各阶段的持续时间不等（可为数月至数年），且都有与各期相对应的特殊临床表现和实验室发现。机体从感染 HIV 到发展为 AIDS，大约需经 10 年时间，但不同个体间可有很大差异，有的人可从无症状期迅速发展为 AIDS，有的人则需经过漫长时期缓慢发展为 AIDS。

（一）急性 HIV 感染期

HIV 初次感染机体后，病毒在 $CD4^+T$ 细胞和单核－巨噬细胞群中增殖和扩散，机体处于 HIV 的原发感染期。此期感染者血中出现 $CD4^+T$ 细胞数减少、HIV 病毒数量增多，可有发热、淋巴结肿大、咽炎、皮肤斑丘疹和黏膜溃疡等自限性症状，也可不表现任何临床症状。极少数病例可出现急性神经疾病，如脑膜炎、脑炎、多发性周围神经病变或肌病等。这段时期感染者体内尚未产生针对 HIV 的抗体，处于"窗口期"，HIV 抗体检测阴性。

感染 6~8 周后，血清中开始出现 HIV 抗体。随着感染的进一步发展，体内产生的抗体逐渐增多，抗体检测转为阳性。研究发现，人体感染 HIV 后血清中出现抗体的平均时间为 45 d 左右。

（二）慢性感染期

随后转入无症状 HIV 感染期，又称亚临床感染期。此期患者大多没有感染症状和体征，部分感染者可有颈部、腋下或腹股沟等处的浅表淋巴结肿大。感染者血清 HIV 抗体阳性，$CD4^+T$ 细胞减少，CD4/CD8 比值下降（<1.0）。此期可持续数月至数年，时间长短取决于病毒的增殖速度及 HIV 对 $CD4^+T$ 细胞的损伤程度。据美国 CDC 推算，该期 1~14 年，平均 6 年。

（三）艾滋病期

当机体免疫系统受破坏到一定程度，感染者出现持续性或间歇性的全身症状和"轻微"的机会性感染。全身症状包括持续性全身淋巴结肿大，乏力，厌食，发热，体重减轻、夜间盗汗，间歇性腹泻，血小板减少。轻微感染多发生于口腔和皮肤黏膜，常见口腔念珠菌、口腔黏膜毛状白斑、特发性口疮、牙龈炎，皮肤真菌感染、带状疱疹、单纯疱疹、毛囊炎、脂溢性皮炎、瘙痒性皮炎等。此阶段感染者血液中的病毒载量开始上升，$CD4^+T$ 细胞减少速度明显加快。之后，感染者开始发生一种或几种指征性疾病，包括淋巴瘤、卡波济肉瘤，以及卡氏肺囊虫肺炎、弓形虫病、巨细胞病毒感染、隐球菌性脑膜炎、快速进展的肺结核等机会性感染。实验室检查可见 CD4$^+$T 细胞计数下降，血循环中病毒载量增多或 P24 抗原升高。HIV 感染者发展为 AIDS 的病程长短不一。

HIV 病毒感染以损伤宿主免疫系统为主要特征。HIV 病毒侵入机体后，能选择性侵犯 CD4$^+$T 细胞，引起以 CD4T 细胞缺损和功能障碍为主的严重免疫缺陷。此外，单核 - 巨噬细胞系统的细胞因表达少量 CD4$^+$受体亦可被 HIV 感染。HIV 感染机体后出现慢性感染与病毒的免疫逃逸机制有关：①HIV 直接损伤 CD4$^+$T 细胞，使机体免疫系统功能低下甚至丧失；②病毒基因整合于宿主细胞染色体中，进入一种"潜伏状态"，细胞不表达或表达很少的病毒蛋白，但一定条件下，该潜伏状态可迅速转化为激活表达大量子代病毒，成为体内长期存在的病毒储存库；③病毒包膜糖蛋白一些区段具有高变性，导致不断出现新抗原，逃避免疫系统识别；④HIV 损害其他各种免疫细胞并诱导其凋亡。

四、实验室诊断

(一)常规检查

白细胞、红细胞、血红蛋白及血小板都有不同程度的降低，常出现尿蛋白和肝功能或肾功能的异常。

(二)病原学检查

1. 标本的采集 HIV 患者的血液、精液、阴道分泌物、乳汁、唾液、脑脊液、骨髓、皮肤及中枢神经组织等标本，均可分离到病毒。HIV 原发感染 2 周内，血液中无法检测到病毒；感染 2 周后，出现病毒血症，可检测病毒抗原或病毒反转录酶活性；感染 6~8 周后直到艾滋病病毒出现前，可检测病毒抗体；艾滋病期，可检测血清中 HIV 抗原。在不同时期应选择不同的检验方法。用于抗体和抗原检测的血清或血浆等标本，1 周内检测的可 2~8 ℃保存，一周以上应存放于 - 20 ℃或以下。用于核酸检测的标本，4 d 内检测的可 4 ℃保存，3 个月以内应存放于 - 20 ℃或以下，3 个月以上应置 - 70 ℃以下。

2. 检验方法与鉴定

(1)抗体检测：HIV 抗体检测可用于诊断、血液筛查、监测等。临床常以 HIV 抗体检测结果作为 HIV 感染者诊断和术前筛查依据。HIV 抗体检测分为筛查试验和确认试验。筛查试验阳性，须做确证试验。筛查试验阴性，一般不需做确证试验。

1)筛查试验：根据检测原理不同分为酶联免疫吸附法、凝集法和层析法，可对血液、唾液和尿液标本进行常规或快速检测。目前临床进行血液筛查常用的方法为 ELISA。目前的第三代 ELISA 试剂采用基因重组多肽抗原包被和标记，有较高敏感性和特异性的三代双抗原夹心试剂，可检测 HIV - 1、HIV - 2 和 HIV - 1 型的 O 亚型，窗口期由 10 周缩短至 3~4 周。近来开发的第四代 ELISA 试剂为抗原抗体联合测定试剂，可同时检测 p24 抗原和抗 HIV - 1/2 抗体。与第三代试剂相比，检出时间提前了 4 ~ 9 d，还可降低血液筛查的危险度。

在尚未建立艾滋病筛查实验室或大医院急诊手术前的 HIV 检查，可由经过培训的技术人员在规定的场所用快速试剂进行筛查试验。使用的快速试剂包括明胶颗粒凝集试验、斑点 ELISA、斑点免疫胶体金快速试验、艾滋病唾液检测卡等。筛查试验包括初筛试验和复检试验。

a. 初筛试验：选用符合要求的筛查试剂对标本进行初筛检测，对呈阴性反应的标本报告"HIV 抗体阴性"；结果呈阳性反应的标本，报告"HIV 抗体待复检"，需进一步做复检试验。

b. 复检试验：对初筛呈阳性反应的标本，需使用原有试剂（初筛试验试剂）和另外一种不同原理的试剂，或另外两种不同原理或不同厂家的试剂进行复检试验。如两种试剂复检均呈阴性反应，报告 HIV 抗体阴性；如均呈阳性反应，或一阴一阳，需送艾滋病确证实验室做确证试验。

2）确证试验：HIV 抗体筛查呈阳性反应的标本由于存在假阳性的可能，必须做确证试验。方法有免疫印迹试验、条带免疫试验、放射免疫沉淀试验及免疫荧光试验，目前以免疫印迹试验最为常用。免疫印迹试验的大致步骤是，将提纯的 HIV 处理后，通过聚丙烯酸胺凝胶电泳使病毒蛋白质按分子量大小分开，然后在电场力作用下转移到硝酸纤维膜上待用。进行测定时，先用含动物血清蛋白的封闭液封闭膜上无蛋白部位，然后将待检血清与膜条反应；洗涤后加入酶标记的抗人 IgG；之后加入酶作用底物进行显色。若血清中含有 HIV 抗体，可与相应蛋白质结合并在相应的蛋白质部位出现色带，提示待测血清中含有抗该种蛋白的抗体，结果为阳性；膜条不出现色带，为阴性。该试验敏感性和特异性均较高。依据确证实验结果，可得出 HIV 抗体"阳性""阴性"或"不确定"结果。

（2）抗原检测：常用夹心 ELISA 法检测 p24 抗原，其阳性低于 HIV 抗体检测，但由于 HIV 抗体通常在感染后 4 ~ 8 周甚至更久才出现，而 p24 抗原则出现于抗体产生之前，抗体出现后转阴，但在 HIV 感染的后期再度上升；因此，在急性感染期检测血浆中 p24 抗原可用于 HIV - 1 感染窗口期的诊断；此外，还常用于抗 HIV 药物疗效的监测、感染者病情发展的动态观察、HIV 抗体不确定或 HIV - 1 阳性母亲所生婴儿的鉴别诊断，以及细胞培养中的 HIV 检测等。

（3）核酸检测：随着分子生物学方法不断被应用到 HIV 的检测中，HIV 的实验室诊断方法取得了很大的进展，核酸检测已经成了 HIV 实验室检测的发展方向。HIV 核酸检测常用于①早期诊断，如新生儿的 HIV 感染早期诊断，因为新生儿体内有来自母体的抗体，血清学检测结果具有很大的不确定性；②在 HIV 抗体未产生之前（窗口期）辅助诊断原发感染，为阻断窗口期 HIV 经血传播，有些发达国家已将 HIV RNA 的 RT - PCR 检测纳入血源检测；③疑难样本的辅助诊断；④遗传变异监测，可用于 HIV 分子流行病学监测，包括 HIV - 1 和 HIV - 2 感染的鉴别诊断、HIV

感染传播链的分析、HIV 基因亚型和重组病毒的鉴定和分析及人群 HIV 遗传变异趋势的监测；⑤病毒耐药性的检测和监测；⑥病程监控及预测，HIV 感染后病毒载量变化具有一定规律，这种变化与疾病的进程有着密切的相关性，因此定期进行病毒载量检测有助于确定疾病发展的阶段，以确定相应的治疗方案；⑦监测临床药物治疗反应。

应用 PCR 技术检测外周血淋巴细胞中 HIV 的前病毒 DNA 序列，或用反转录 PCR(RT - PCR)法检测血浆中游离 HIV RNA。HIV 核酸检测有定性和定量两类。

1)HIV 核酸定性测定：定性检测用于 HIV 感染的辅助诊断。HIV 核酸检测阴性，只可报告本次实验结果阴性，不可排除 HIV 感染；HIV 核酸检测阳性，可作为诊断 HIV 感染的辅助指标，不单独用于 HIV 感染的诊断。检测方法为商品化试剂盒和实验室自建方法，商品化试剂盒应严格按说明书操作；实验室自建方法使用反转录 PCR(RT - PCR)法时包括核酸提取、反转录合成 cDNA，PCR 扩增反应、扩增产物分析等步骤。

2)HIV 核酸定量测定：对感染或患者体内游离病毒核酸 RNA 含量的定量测定。HIV 核酸定量检测的意义为监测 HIV 感染者的病程进展、HIV 感染早期诊断及抗病毒治疗效果等。目前常用定量 RT-PCR 检测血浆(清)标本中 HIV RNA 的拷贝数或国际单位来表示(c/ml 或 IU/ml)，亦称病毒载量，即患者血浆(清)中 HIV RNA 的数量，比 CD4$^+$T 细胞计数更能反映抗病毒治疗效果。目前使用的病毒载量测定技术主要基于靶核酸扩增 RT-PCR 和信号放大扩增两种方法。测定结果小于最低检测限时，注明最低检测限水平。低于最低检测限的结果不能排除 HIV 感染。

HIV RNA 水平测定应避免在患者急性感染期(如细菌性肺炎、结核感染、卡氏肺孢子菌肺炎等)和免疫接种期进行，因此时(2~4 周)血浆 HIV RNA 可升高。血浆 HIV RNA 的测定应在同一实验室用同一方法进行，并在决定开始治疗或调整方案时重复验证。

(4)病毒分离鉴定：HIV 可以利用外周血淋巴细胞培养，从患者标本分离 HIV 需 4~6 周，多用于研究。方法是将标本细胞与经有丝分裂原刺激的外周血单核细胞混合培养。首先分离正常人淋巴细胞(或传代 T 细胞株 H9、CEM)，用 PHA 刺激并培养 3~4 d 后，接种患者的单核细胞、骨髓细胞、血浆或脑脊液等标本，经定期换培养液、补加 PHA 激活的正常人淋巴细胞、培养 2~4 周后，如出现不同程度病变，尤其是多核巨细胞，则说明有病毒增殖。进一步可通过以下方法定量。①反转录酶活性检测；②间接免疫荧光法检测 p24，计算感染细胞的百分数；③RT-PCR测定 HIV 核酸。

3. 药物敏感性 目前临床上常用的药物有蛋白酶抑制剂、核苷或核苷酸类逆转录酶抑制剂和非核苷类逆转录酶抑制剂、整合酶抑制剂等，随着高效抗反转录病毒联合疗法的广泛开展，HIV 耐药变异株不断出现，甚至对 1 种药物的耐药可引起多种药物的交叉耐药。耐药检测可指导临床医生制定抗病毒治疗方案、检测抗病毒治疗的效果、了解耐药毒株的流行情况。

HIV-1耐药性的检测方法分为基因型检测法和表型检测法两种。表型检测法基于体外培养技术，通过检测抑制病毒生长所需的药物浓度判断病毒对药物的敏感程度。基因型检测基于对耐药相关基因突变的检测，目前主要扩增 pol 基因区，目的基因片段覆盖蛋白酶区 4~99 位氨基酸和逆转录酶区 38~320 位氨基酸的基因区域，该法操作简便、快速、重复性好且成本低，在实验室中较为常用，但不能直接提供药物的耐受情况。

第四节　流行性感冒病毒感染

流行性感冒病毒（influenza virus），简称流感病毒属于正黏病毒科（orthomyxoviridae），是流行性感冒的病原体。该科和人类病毒感染相关的有三个属，每属各有一个型，即甲型、乙型和丙型流感病毒。病毒核酸为单股、负链、分节段的RNA。甲型与乙型流感病毒基因组分为 8 个节段，丙型流感病毒分为 7 个节段。

一、病原学

（一）形态与结构

流感病毒呈球形，直径 80~120 nm。初分离时具有多种形态，有时呈丝状或杆状。病毒核酸与衣壳组成核衣壳，有包膜，包膜表面有刺突。

（二）基因组与编码蛋白

流感病毒基因组是分节段的单负链 RNA，全长 13.6 kb，其末端的 12~13 个核苷酸高度保守，与病毒复制有关，病毒复制在细胞核内进行。甲型和乙型流感病毒有 8 个 RNA 节段，丙型流感病毒只有 7 个 RNA 节段。每个 RNA 节段的长度在 890~2341bp 之间，分别编码不同的蛋白质。第 1~3 个 RNA 片段分别编码聚合酶碱性蛋白 2（polymerase basic protein 2，PB2）、聚合酶碱性蛋白 1（polymerase basic protein 1，PB1）和聚合酶酸性蛋白（polymerase acidic protein，PA），共同组成 RNA 依赖的 RNA 聚合酶（RNA dependent RNA polymerase）复合体，PB1 和 PB2 有 RNA 聚合酶活性，PA 有核酸外切酶活性；第 4~6 个 RNA 片段分别编码血凝素（hemagglutinin，HA）、核蛋白（nucleoprotein，NP）和神经氨酸酶（neuraminidase，NA）；第 7 个 RNA 片段编码基质蛋白（matrix protein，MP），包括 M1 和 M2；第 8 个 RNA 片段编码非结构蛋白（non-structural protein，NS），包括 NS1 和 NS2。丙型流感病毒缺乏第6个 RNA 片段，而第 4 个 RNA 片段编码的蛋白质具有 NA 和 HA 的功能。

1. 核衣壳　位于病毒体的核心，呈螺旋对称，无感染性。由病毒基因组、RNA

依赖的 RNA 聚合酶复合体（PB1、PB2 和 PA），以及覆盖表面的 NP 共同组成，即病毒的核糖核蛋白（viral ribonucleoproteins，vRNP）。其中，NP 是主要的结构蛋白，抗原结构稳定，很少发生变异，与 M 蛋白共同决定病毒的型特异性，但不能诱导中和抗体产生。在流感病毒复制过程中，vRNP 可以经主动转运进入细胞核，启动病毒基因组的转录与复制。

2. 包膜　流感病毒的包膜分为两层。外层主要来自宿主细胞的脂质双层膜，表面分布着呈放射状排列的两种刺突，即血凝素（HA）和神经氨酸酶（NA）。HA 和 NA 均为糖蛋白，突起长度约 10nm；HA 数量较多，两者的数量之比为（4～5）:1。此外，外层包膜上还分布有基质蛋白 2（M2），它具有离子通道的作用，可使膜内 pH 值下降，有助于病毒进入宿主细胞。每个病毒颗粒上 M2 蛋白的数量少，只有几十个拷贝。内层为基质蛋白 1（matrix protein，M1），占病毒蛋白的 40%，是含量最多的结构蛋白。

（1）HA：约占病毒蛋白的 25%，为糖蛋白三聚体，每个单体的前体蛋白（HA0）由血凝素 1（HA1）和血凝素 2（HA2）通过精氨酸和二硫键连接而成。HA 必须在细胞蛋白酶水解作用下裂解精氨酸而活化为由二硫键连接的 HA1 和 HA2 后，才能形成病毒的感染性。HA1 是病毒与红细胞、宿主细胞受体唾液酸连接的部位，与病毒吸附与感染有关；HA2 具有膜融合活性，参与病毒包膜与细胞膜融合并释放病毒核衣壳的过程。

HA 的主要功能包括①凝集红细胞：HA 通过与红细胞表面的糖蛋白受体结合，引起多种动物或人红细胞凝集，但病毒特异性抗体可以抑制红细胞凝集的形成。用血凝试验与血凝抑制试验可辅助检测和鉴定流感病毒等。②吸附宿主细胞：HA 通过与细胞表面特异性受体结合，促进流感病毒与宿主细胞的吸附，参与病毒的组织嗜性和病毒进入细胞的过程。③具有抗原性：HA 刺激机体产生的特异性抗体为保护性抗体，具有中和病毒感染性和抑制血凝的作用。

（2）NA：约占病毒蛋白的 5%，为糖蛋白四聚体，由 4 个立体亚单位组成，呈纤维状镶嵌于包膜脂质双层中，末端有扁球形结构。

NA 的主要功能包括①参与病毒释放：NA 通过水解病毒感染细胞表面糖蛋白末端的 N - 乙酰神经氨酸，促使成熟病毒体的出芽释放。②促进病毒扩散：NA 通过破坏病毒与细胞膜上病毒特异受体的结合，液化细胞表面黏液，促进病毒从细胞上解离及病毒的扩散。③具有抗原性：NA 刺激产生的特异性抗体可以抑制病毒的释放与扩散，但不能中和病毒的感染性。

（3）M1 蛋白：位于包膜的内层。每个病毒体有大约 3000 个 M1 蛋白分子，占病毒蛋白的 40%，参与病毒的包装和出芽，具有保护病毒核心和维持病毒形态的作用。M1 蛋白抗原性稳定，具有型特异性，但其诱生的抗体没有中和流感病毒的能力，所以抗 M1 抗体不具有保护作用。

（三）流感病毒的复制

流感病毒感染宿主时，病毒 HA 与宿主呼吸道黏膜上皮细胞膜表面的受体唾液酸结合，引起细胞膜内陷，并以胞饮方式吞入病毒颗粒；随后在病毒 M 蛋白离子通道作用下，降低细胞内 pH，引起 HA 蛋白变构，以及病毒包膜与细胞膜融合而释放病毒核衣壳进入细胞质。病毒核衣壳以 vRNP 形式，通过核膜孔从细胞质转移到细胞核内，启动病毒 RNA 的转录复制，生成的 mRNA 转移到胞质，指导合成病毒的结构蛋白和非结构蛋白，并装配流感病毒，最后以出芽方式释放出子代病毒颗粒。

（四）流感病毒的分型与变异

1. 分型 根据流感病毒 NP 和 M1 蛋白抗原性的不同，将人流感病毒分甲（A）、乙（B）、丙（C）三型。甲型流感病毒再根据 HA 和 NA 的抗原性的不同分为若干亚型，目前 HA 包括 16 种亚型（H1～H16），NA 包括 9 种亚型（N1～N9）。乙型流感病毒间虽存在一定变异，但尚无亚型之分；丙型流感病毒至今尚未发现抗原变异和亚型。甲型流感病毒的所有亚型均存在于禽类，在人群中流行过的亚型只是 H1～H3 和 N1～N2，所以可以把禽类的流感病毒理解为人类流感病毒的"储存库"。虽然甲型流感病毒的 HA 和 NA 均容易发生变异，但以 HA 尤为突出，而出现的新亚型容易在人群中引起流感大流行。乙型与丙型流感病毒的抗原性较稳定，较少发生变异，所以不容易引起乙型与丙型流感的大流行。

2. 变异 流感病毒容易发生变异，其变异除基因内部发生局部变异外，还因为核酸分节段，容易发生基因重排（gene reassortment）。流感病毒容易发生抗原性变异和温度敏感性变异，抗原性变异是流感病毒变异的主要形式，可导致新亚型病毒的形成，温度敏感性变异则有利流感疫苗制备。根据流感病毒抗原性变异的程度，分为两种形式：①抗原性漂移（antigenic drift），指抗原的变异幅度小，HA 和 NA 氨基酸的变异率小于 1%，属于量变。这种变异是由病毒基因点突变引起的，而人群的免疫力起了选择性作用，所以不会引起流感的大规模流行，仅引起中、小规模流行。②抗原性转变（antigenic shit），指抗原变异幅度大，HA 或 NA 氨基酸的变异率达到 20%～50%，属质变，常形成新的亚型（如 H1N1→H2N2，或 H2N2→H3N2）。这种变异可以由点突变积累形成，也可由基因重排引起，如果由基因点突变积累引起的，一般需要 30 年左右才会出现新的亚型；但如果是由基因重排引起的，则只需 10 年左右就会出现新的亚型。

（五）培养特性

病毒分离培养的三种方式都可用于培养流感病毒，但最常用的方法是鸡胚培养。如果采用动物接种培养流感病毒，最敏感的动物是雪貂，但较少使用；也可用小鼠培养流感病毒，而且流感病毒在小鼠体内连续传代后其毒力可增强，引起小鼠肺部广泛病变或死亡。流感病毒可在鸡胚尿囊腔及羊膜腔中生长繁殖，初次分离以羊膜腔接种为宜，传代培养则采用尿囊腔接种；流感病毒增殖后不引起鸡胚明显的病理改变，常需用血凝试验检测流感病毒并判定其效价。还可用组织细胞培养流感病毒，常用的细胞为狗肾传代细胞（MDCK）和猴肾细胞（PMK），但流感病毒增殖后引起的 CPE 不明显，需用红细胞吸附试验或免疫荧光方法来判定流感病毒的感染和增殖情况。

（六）抵抗力

较弱，不耐热，56 ℃ 30 min 即被灭活，在室温下很快丧失传染性，0 ~ 4 ℃ 则可存活数周；对干燥、日光、紫外线以及甲醛、乙醇等敏感。

二、流行病学

（一）传染源

患者及隐性感染者是主要传染源，自潜伏期末即可传染，病初 2 ~ 3 d 时传染性最强，病后 7 d 依然可以排毒，一般来说体温正常后很少带毒。病毒存在于患者的鼻涕、口涎、痰液中，并随咳嗽、喷嚏排出体外。人禽流感的传染源主要是患禽流感或携带禽流感病毒的鸡、鸭、鹅等禽类及其排泄物，特别是鸡。目前一些研究证据表明野禽可能是禽流感的传染源头。

（二）传播途径

主要通过空气飞沫传播。病毒存在于患者或隐性感染者的呼吸道分泌物中，通过说话、咳嗽或喷嚏等方式散播至空气中，易感者吸入后即能感染。传播速度取决于人群的拥挤程度。通过食用污染食品或接触污染的玩具等也可引起传播。

（三）易感人群

人对流感病毒普遍易感，与年龄、性别、职业等因素无关。新生儿对流感病毒的敏感性与成年人相同。一般认为人对禽流感病毒缺乏免疫力，青少年发病率高，儿童病情较重。与不明原因病死家禽或感染、疑似感染禽流感的禽类密切接触的人员为高暴露人群。

（四）流行特征

流感病毒传入人群后，具有较强的传染性，且抗原极易发生变异，加之以呼吸道传播为主，极易引起流行和大流行。流感大流行时无明显季节性。在我国温带或寒温带地区，流感的散发流行一般多发生于冬春季，在亚热带地区或热带地区，则更多是在夏季流行。流行往往突然发生，迅速蔓延，于 2 ~ 3 周内病例数达高峰，一次流行可持续 6 ~ 8 周。发病率较高，流行过程持续时间较短。一般流感流行在我国北方重于南方。流感在人群蔓延的速度和广度与人口密度有关。流行后人群重新获得一定的免疫力。乙型流感与甲型相似，亦可引起流行。而丙型流感多为散发感染。

三、临床表现

潜伏期为 1~3 d，最短为数小时，最长可达 4 d。流感的症状通常较普通感冒重，在临床上可分为单纯型、胃肠型、肺炎型和中毒型四种表现类型。

（一）单纯型

主要表现为起病急，高热、寒战、头痛、乏力、食欲减退、全身肌肉酸痛等全身中毒症状，上呼吸道卡他症状相对较轻或不明显，少数病例可有咳嗽、鼻塞、流涕、咽干痛、声嘶等上呼吸道症状，体温 1~2 d 达高峰，3~4 d 后逐渐下降，热退后全身症状好转，乏力可持续 1~2 周，上呼吸道症状持续数日后消失。此型最为常见，预后良好。

（二）胃肠型

主要症状为呕吐、腹泻腹痛、食欲下降等，多见于儿童，较少见。

（三）肺炎型

患者可表现为高热不退、气急、发绀、咯血、极度疲乏等症状，甚至呼吸衰竭，此型少见，主要发生于婴幼儿、老年人、孕妇、慢性心肺疾病患者和免疫功能低下者。病初与单纯型流感相似，1~2 d 后病情加重。体检双肺呼吸音低，布满湿啰音，但无实变体征。痰液中可分离到流感病毒。对抗菌药物治疗无效。本型病死率高，最后多因呼吸及循环衰竭于 5~10 d 内死亡。

（四）中毒型

有全身毒血症表现，可有高热或明显的神经系统和心血管系统受损表现，晚期亦可出现中毒型心肌损害，严重者可出现休克，弥散性血管内凝血，循环衰竭等，病死率较高，预后不良，极少见。此外，在流感流行时，有相当数量的轻型患者，症状与普通感冒极为相似，常难于区别。

四、实验室诊断

（一）常规检查

白细胞总数正常或降低，分类正常或淋巴细胞相对增高，若继发细菌感染，白细胞及中性粒细胞可增多；重者可有乳酸脱氢酶（LDH）、肌酸激酶（CK）等增高。

（二）病原学检查

1. 标本的采集 无菌采集急性期患者（发病后 3 d 内）鼻腔洗液、鼻拭子、咽喉拭子及咽漱液等，必要时采集支气管分泌物。标本采集后应低温保存并迅速送检，不能立即检查的应置 -70 ℃冻存。血清学诊断需采集双份血清检测抗体水平。

2. 检验方法与鉴定

（1）抗原检测：常采用薄膜免疫层析技术检测甲型和乙型流感的抗原。在测试条的膜上有单独的区域分别固定有特异性的甲型和乙型流感单克隆抗体和有色金结合物，后者也是由特异的甲型和乙型流感抗体组成。拭子标本需要一个标本制备步骤，即将拭子上的样本洗脱到提取液中，然后将检测条放入提取液中。15 min 时，根据在甲型和乙型流感检测区域是否存在红色或粉色线条来判读检测结果。对于一个有效的检测，其对照区应可见一条红色或粉色的对照线。

（2）形态学检查：免疫电镜观察是快速和直接的检测方法。一般用相应特异性抗体与标本或细胞培养物相互作用后，电镜下直接观察。对于拭子标本可涂片固定后与甲型、乙型流感病毒的抗体共同孵育，然后与荧光素标记的二抗染色后，在荧光显微镜下观察。

（3）核酸检测：用普通反转录聚合酶链反应（RT - PCR）或者 real - time RT - PCR 直接检测患者上呼吸道分泌物中的病毒 RNA，该检测方法快速、敏感且特异，可用于感染的诊断和分型鉴定。

（4）分离培养和鉴定：分离培养是实验室诊断流感的金标准。分离培养前应充分振荡标本液，置 4 ℃ 5～10 min，待其自然沉淀，取上清液 3 ml，按每毫升加青霉素 250 单位和链霉素 250 μg，混匀置 4 ℃，2 小时后即可接种。分离甲、乙型流感病毒可接种 9～11 日龄鸡胚，分离丙型流感病毒则用 7～8 日龄鸡胚。初次接种选择羊膜腔，传代培养可接种尿囊腔，接种后鸡胚置 33～35 ℃培养 2～3 d（丙型流感病毒需 5 d），收获羊水或尿囊液进行血凝试验，阳性者再用血凝抑制试验鉴定型别，也可检测病毒抗原或病毒 RNA 进行分型鉴定。阴性者应盲传 3 次，仍为阴性，则证实无病毒生长。标本也可接种 MDCK、人胚肾或猴肾细胞培养，但病毒增殖后并不出现明显 CPE，常用血凝试验或免疫荧光法来检测病毒存在。如 10～15 d 后仍为阴性，则可盲传一代。动物接种较少应用。

（5）抗体检测：采集患者急性期（早期 1～5 d）发病和恢复期（发病后 2～4 周）的双份血清进行微量血凝抑制试验检测，如抗体效价升高 4 倍或以上即有诊断意义。

3. 药物敏感性 现在已经开发出的抗流感病毒药物大致分为两类，一类以病毒表面的糖蛋白神经氨酸酶为药物靶点，如奥司他韦和扎那米韦，可抑制病毒颗粒从感染细胞中释放；一类以质子通道 M2 蛋白为药物靶点，常用的有金刚烷胺和金刚乙胺，可与 M2 蛋白结合阻遏 M2 质子通道，使侵入宿主细胞中的流感病毒不能脱壳，因此不能在感染的细胞中复制而死亡。

然而，流感病毒基因组变异率是很高的，随着已有的抗流感病毒药物的大量使用甚至是滥用，针对这些药物有抗药性的病毒株所占的比例越来越大，特别是对金刚烷胺、金刚乙胺有抗药性的病毒所占比例持续攀升。

第五章
常见真菌性感染的实验室诊断

第一节　白念珠菌感染

念珠菌是临床常见的条件致病性真菌，广泛分布于自然界，也是正常人体体表、上呼吸道、胃肠道和阴道的定植菌之一。宿主长期应用广谱抗菌药、糖皮质激素、免疫抑制剂、长期放置导管等医源性因素容易导致念珠菌的感染。白念珠菌是临床分离念珠菌属中最常见也是最重要的念珠菌，可引起人体浅表及深部器官或系统感染。

一、病原学

（一）形态与染色

白念珠菌又称白假丝酵母菌，菌体细胞呈球形或卵圆形，与酵母菌相似，菌体比葡萄球菌大 5 ~ 6 倍，2 ~ 4 μm，革兰染色阳性，常着色不均。在血清中 35 ℃ 孵育 2 ~ 3 h 后菌体出芽生长形成真正的芽管。在玉米 – 吐温 80 培养基上孵育 2 ~ 3 d 可见顶端圆形的厚壁孢子。在病理标本中常见菌细胞出芽生成假菌丝，假菌丝长短不一，收缩断裂又成为芽生的菌细胞。

（二）培养特性

白念珠菌在 25 ~ 37 ℃ 生长良好，42 ~ 45 ℃ 仍可生长，培养物具有酵母气味。经 24 ~ 48 h 培养：在血琼脂平板上呈乳白色，凸起，表面光滑，边缘整齐的菌落。在巧克力平板上生长良好，形成略大、乳酪样菌落。在 SDA 培养基上形成奶油色、表面光滑的菌落。在 CHROMagar（科玛嘉）显色培养基上呈绿色菌落。临床初分离菌株在血琼脂平板或巧克力平板上菌落常不规则，边缘呈放射状。

（三）生化特性

白念珠菌能发酵葡萄糖和麦芽糖，产酸产气，少数菌株能发酵蔗糖，产酸但不产气，不发酵乳糖。同化利用葡萄糖、麦芽糖、蔗糖、半乳糖、木糖、海藻糖，不利用乳糖、蜜二糖、纤维二糖和肌醇。不产生尿素酶，不还原硝酸盐。在玉米－吐温80培养基上25 ℃孵育3~5 d可产生厚壁孢子。在动物血清中35 ℃孵育2~3 h形成芽管。

二、流行病学

白念珠菌广泛存在于自然界的土壤、医院环境、各种用品表面及水果、奶制品等食品上，亦广泛存在于正常人体的皮肤、口腔、鼻咽部、胃肠道和阴道等处。

（一）传染源

念珠菌病患者、带菌者以及被念珠菌污染的食物、水等均为传染源。

（二）传播途径

1. 内源性 较为多见，因念珠菌是人体正常菌群，在一定条件下大量增殖并侵袭周围组织，引起自身感染，常见部位是消化道及肺部。

2. 外源性 主要通过直接接触感染，包括性传播、母婴垂直传播、亲水性作业等；也可通过医护人员、医疗器械等间接接触感染；还可通过饮水、食物等方式传播。

（三）易感人群

好发于有严重基础疾病及免疫功能低下患者，如患有糖尿病、恶性肿瘤等严重基础疾病、应用细胞毒性免疫抑制剂、长期大量使用广谱抗生素及长期导管留置的患者，其中各种类型的导管留置是念珠菌感染的主要入侵途径之一。

（四）流行特征

本病遍及全球，全年均可发病，无性别差异。免疫功能正常的患者，以皮肤黏膜感染为主，各年龄段均可发生，最常见于婴幼儿，治疗效果好。免疫功能低下或缺陷的患者则好发系统性念珠菌病。近20年来，深部念珠菌病的发病率呈明显上升趋势，且随着抗真菌药物的广泛应用，临床耐药菌株的产生也日益增多。

三、临床表现

念珠菌能侵袭人体的表皮、皮下组织及内脏器官，并可发生全身播散性感染。现主要介绍黏膜和系统性念珠菌病。

（一）黏膜念珠菌病

1. 口咽部念珠菌病 患者可自觉疼痛和吞咽困难。常见于舌、软腭、颊、咽等部位黏膜表面，可见灰白色假膜覆盖；边缘清楚有红晕，严重者可产生局部溃疡或坏死。

2. 食管念珠菌病　表现为吞咽困难、胸骨后灼痛感。镜检可见黏膜上白色斑块及广泛炎症。

3. 生殖道念珠菌病　外阴部红肿、烧灼感和剧烈瘙痒。阴道分泌物增多，典型者伴有豆渣样白色小块。体检可见为阴道壁充血水肿，阴道黏膜表面覆盖有灰白色假膜。累及外阴时可见红斑、糜烂溃疡和皲裂。

(二)系统性念珠菌病

1. 呼吸系统念珠菌病　念珠菌从口腔直接蔓延或者经血行播散，引起支气管和肺部感染。表现为慢性支气管炎和肺炎，患者常出现低热、咳嗽、咳痰，痰液黏稠呈"拉丝"状，甚至咯血，肺部听诊可闻及湿啰音，X线检查可见支气管周围致密阴影或双肺弥漫性结节性改变。用纤维支气管镜获取支气管分泌物做真菌培养结果较为可靠。

2. 消化系统念珠菌病　多为鹅口疮下行感染，导致食管炎及肠炎。食管念珠菌病以进食不适、吞咽困难为主要症状，内镜可见食管壁下段充血水肿，假性白斑或表浅溃疡；肠道念珠菌病多发于儿童，以长期腹泻多见。肝脾念珠菌病及腹腔念珠菌病多继发于播散型念珠菌病。

3. 泌尿系统念珠菌病　原发感染多由导尿管留置后念珠菌上行感染引起，患者表现为尿频、尿急、排尿困难甚至血尿等膀胱炎症状。肾脏感染多为血行播散，可累及肾皮质和髓质，局部坏死、脓肿，可导致肾功能损害，患者表现为发热、寒战、腰痛和腹痛。尿常规检查可见红细胞和白细胞，直接镜检可发现菌丝和芽孢，培养阳性有助确诊。

4. 念珠菌菌血症　多为局灶感染发生血行播散所致，又称为播散性念珠菌病，可累及全身各组织和器官，以肾脏和心内膜损害多见。临床表现为长期发热，抗生素治疗无效，多器官同时受累，病死率高。确诊有赖于血培养，但阳性率不到50%。

5. 念珠菌性心内膜炎　常继发于心脏瓣膜病、人工瓣膜、心脏手术或心导管检查术后患者，临床表现类似其他感染性心内膜炎，瓣膜赘生物通常较大，栓子脱落易累及大动脉，预后差。

6. 念珠菌性脑膜炎　少见，由血行播散所致。可致脑膜炎及脑脓肿，表现为发热、头痛、呕吐、烦躁、颈项强直，但颅内压增高不明显。脑脊液中细胞数轻度升高，糖含量偏低，蛋白含量升高，真菌培养阳性。

四、实验室诊断

(一)标本的采集

根据感染部位的不同，采集不同的标本。采集标本时应避免病灶周围正常菌群污染。

(二)检验方法与鉴定

1. 标本直接检查

(1)直接镜检:脓、痰标本可直接涂片,革兰染色后镜检。患部如为皮肤或指(趾)甲,取皮屑或甲屑用 10% KOH 消化后镜检。镜下可见圆形或卵圆形的菌体及芽生孢子,同时尚可观察到假菌丝。如见出芽的酵母菌与假菌丝,才可确认白念珠菌感染,如有大量假菌丝,表明处于活跃增殖期,有助于指导临床治疗。

(2)G 试验:可测定多种不同种类真菌细胞壁的 1,3-β-D-葡聚糖成分。真菌细胞壁中 1,3-β-D-葡聚糖占细胞壁成分的 50%。真菌进入体内血液或组织后被机体的吞噬细胞所吞噬,真菌被消化,细胞壁被破坏,此时 1,3-β-D-葡聚糖就释放到血液和体液中,通过检测血液或体液中的 1,3-β-D-葡聚糖就可以诊断侵袭性真菌感染及侵袭性真菌病。而在真菌定植的情况下,真菌不接触机体吞噬细胞故不能释放出 1,3-β-D-葡聚糖。因此,血清 G 试验就成为区别定植和感染的重要依据。

G 试验检测快速,可在 1~2 h 得出检测结果。血液及无菌体液中检出 1-3-β-D-葡聚糖为深部真菌,如念珠菌、曲霉菌和酵母菌等感染的标志。G 试验检测一般先于临床症状平均 4 d,平均早于发热 5 d,早于呼吸道症状平均 10.7 d,故可作为侵袭性真菌病早期诊断方法之一。对于念珠菌血症,G 试验检测是首选检查方法。

(3)抗原检测:取患者血清做 ELISA、免疫印迹法等检测白念珠菌抗原,如烯醇化酶、甘露聚糖抗原及念珠菌热敏抗原。

(4)抗体检测:早期诊断可采用患者血清作 ELISA 夹心法、免疫酶斑点试验,方法简便、快速。也可用乳胶凝集试验和对流免疫电泳试验等检测血清中抗白念珠菌抗体。

(5)核酸检测:用 PCR 法将白念珠菌 DNA 分子扩增后以分子探针检测,具有较好的敏感性和特异性。现有学者提出用短肽噬菌体展示技术与 ELISA 结合,高分辨率熔解曲线与真菌通用引物 PCR 结合鉴定白念珠菌及其他念珠菌。

2. 分离培养

(1)在 SDA 平板上 25~37 ℃孵育生长良好,24~48 h 可见菌落生长,菌落呈奶油样、光滑、柔软、有光泽,陈旧性培养物可有皱褶,42 ℃及含放线菌酮培养基上均能生长。

(2)在血平板、巧克力平板上生长良好,形成乳白色菌落,从标本中分离出来的白念珠菌在血平板、巧克力平板、麦康凯平板上的菌落常不规则,边缘生出"触角",称为"伪足样"生长。

(3)在 CHROMagar(科玛嘉)显色培养基上呈翠绿色菌落。

3. 鉴定

(1)属间鉴别:念珠菌与酵母菌,两者菌落形态很相似,易造成混淆,应注意区别。生长在玉米－吐温80培养基的念珠菌可产生假菌丝，镜下观察即可与酵母菌区分开。在鉴定念珠菌属时，假菌丝中隔处连接芽生孢子，为其重要特征。念珠菌属与其他菌落形态相似真菌的鉴别主要依据有无真假菌丝、厚壁孢子、芽生孢子、关节孢子、环痕孢子、菌落色素生成、液体培养基是否表面生长、是否能在含放线菌酮培养基上生长以及糖发酵、糖同化试验和尿素酶试验等相鉴别。有假菌丝和芽生孢子的为念珠菌属；有假菌丝、芽生孢子和关节孢子，脲酶试验阳性为丝孢酵母属；没有假菌丝，只有真菌丝和关节孢子，脲酶试验阴性为地霉属。

（2）属内鉴别：

1）本属中血清芽管试验除白念珠菌外均不产生芽管，且玉米－吐温80培养基中唯白念珠菌产生顶端圆形厚壁孢子。

2）与光滑念珠菌的鉴别：光滑念珠菌无菌丝和假菌丝，孢子大小较一致。

3）与热带念珠菌的鉴别：热带念珠菌能发酵蔗糖，同化纤维二糖。

4）与克柔念珠菌的鉴别：克柔念珠菌不发酵麦芽糖和半乳糖，不同化麦芽糖、蔗糖和半乳糖。

5）CHROMagar（科玛嘉）显色培养基上颜色不同。

6）用ID32酵母生化鉴定板条来与其他念珠菌相鉴别。

4. 抗菌药物敏感性　白念珠菌对两性霉素B及其脂质体、三唑类（如氟康唑、伊曲康唑、伏立康唑及泊沙康唑等）、棘白菌素类（如卡泊芬净、阿尼芬净及米卡芬净等）及5－FC等药物敏感，但对5－FC极易产生耐药性。临床治疗时常两种药物联合使用。

第二节　新生隐球菌感染

隐球菌属种类较多，在自然界分布广泛，可在土壤、鸟粪，尤其是鸽粪中大量存在，也可存在于人体的体表、口腔及粪便中。新生隐球菌（Cryptococcus neoformans）是该属引起人类感染最常见的病原菌种。

一、病原学

（一）形态与染色

隐球菌为圆形或卵圆形，菌体直径一般在 2 ~ 15 μm，大者直径可达 20 μm，革兰染色阳性。新生隐球菌菌体外有宽厚荚膜，荚膜比菌体大 1 ~ 3 倍，折光性强，一般染色法不易着色，常用墨汁负染色法，可见圆形菌体，外绕有一较宽阔的空白带（荚膜）。菌细胞常有出芽，但无真、假菌丝。新生隐球菌在病变组织中的胶样液化囊腔里聚集成堆，菌体大小不一，常可见到单芽生孢子。

（二）培养特性

标本接种于 SDA 和血、巧克力培养基上，25 ℃和 37 ℃均能生长，2~5 d 有菌落生长，少数 2~3 周才看见菌落，应每天观察。在 SDA 培养基上，菌落因产生荚膜呈黏液状，奶油色，光滑，随着培养时间的延长可出现棕黄色、褐色。在血平板上，未经治疗隐球菌菌落成黏液状。巧克力平板上，可呈奶油状，培养时间延长为棕黄色。在 CHROMagar 显色平板上，最初为无色黏液状或奶油状，随着培养时间延长出现淡紫色。

治疗后患者中分离到的部分菌株不产荚膜或荚膜窄小，菌落与念珠菌菌落相似。第一代培养物有时候可见小荚膜，继代消失，但在 1% 蛋白胨水中培养可产生丰富的荚膜。在含咖啡酸培养基如 Bird seed 琼脂上形成棕黑色菌落。40 ℃及在含放线菌酮的培养基上不生长。

（三）生化特性

新生隐球菌咖啡酸试验 3 天内可产生棕色色素，脲酶试验阳性，硝酸盐还原试验阴性，不发酵糖、醇类，但能同化葡萄糖、蔗糖、棉子糖、肌醇和半乳糖等。

（四）抗原

根据荚膜多糖抗原特异性的差异可分为 A、B、C、D 和 AD 五种血清型，以 A型最常见。血清型 A、D 和 AD 属于新生隐球菌新生变种，血清型 B 和 C 属于新生隐球菌格特变种。A、D 型呈全球性分布，艾滋病患者对这两型隐球菌易感，B 和C 型感染较少见，主要分布于热带和亚热带地区，易侵犯免疫功能正常者，侵犯脑实质后可形成隐球菌结节。

（五）毒力

1. 荚膜 新生隐球菌在体外无荚膜，进入人体后很快形成荚膜。荚膜多糖为新生隐球菌的主要毒力因子，参与抑制机体免疫功能、增强免疫耐受性。荚膜多糖还能抑制补体参与粒细胞的吞噬过程，削弱 T 细胞特异性抗隐球菌的免疫应答，使隐球菌能够在体内存活，发挥致病性。

2. 黑色素 新生隐球菌的另一致病因子是黑色素，系由隐球菌的酚氧化物酶将人体的左旋多巴、多巴胺等酚化而来，黑色素能清除宿主效应细胞产生的过氧化物和其他氧化物，以保护隐球菌免受攻击。黑色素缺如的隐球菌致病性明显低下，易被宿主细胞吞噬。由于正常人脑脊液中缺乏补体、可溶性抗隐球菌因子以及脑组织中缺乏对新生隐球菌的炎症细胞，再加上脑组织具有高浓度的儿茶酚胺介质，通过酚氧化酶系统为新生隐球菌产生黑色素，促进新生隐球菌的生长，所以，肺外播散一般先累及中枢神经系统。

二、流行病学

(一)传染源

新生隐球菌为环境腐生菌，广泛存在于土壤、鸽粪中，也可从健康人的皮肤、黏膜、粪便中以及桉树等树木分离到新生隐球菌，偶可在蔬菜、水果、牛乳等处分离到新生隐球菌。鸽粪中新生隐球菌的密度高，被认为是最重要的传染源。

(二)传播途径

环境中的病原体主要通过呼吸道，也可通过皮肤伤口或消化道进入人体引起疾病，或成为带菌者。人通常是通过吸入环境中气溶胶化的新生隐球菌孢子而感染。尚未证实存在动物与人或人与人之间的直接传播。

(三)易感人群

一些正常人体内存在新生隐球菌，但只有严重基础疾病或免疫功能异常者才易感染和发病，如糖尿病、肾衰竭、肝硬化、恶性淋巴瘤、白血病、结节病、系统性红斑狼疮、器官移植以及长期大量使用糖皮质激素和其他免疫抑制剂等患者。艾滋病患者对新生隐球菌的易感性增加，5%～10%的艾滋病患者并发新生隐球菌病，已成为艾滋病患者最常见的四种机会性感染之一。

(四)流行特征

新生隐球菌病呈世界性分布，高度散发。青壮年多见，男女比例约为3：1，没有明显的种族和职业发病倾向。应注意患者是否有暴露于鸟粪，特别是鸽粪史；是否存在影响免疫防御功能的基础疾病和因素，如恶性肿瘤、结缔组织病、器官移植和使用糖皮质激素或免疫抑制剂等，其中，HIV感染是本病重要的易感因素。即使没有流行病学资料也不能排除本病可能。

三、临床表现

潜伏期为数周至数年不等。临床表现轻重不一，变化多样。

(一)中枢神经系统新生隐球菌病

以新生隐球菌脑膜炎最常见。患者起病缓慢，病初症状不明显，常有头痛，可位于前额、双侧颞部、枕后或眼眶后，多为胀痛或钝痛，呈间歇性，伴低热或不发热。以后头痛程度逐渐加重，发作频率和持续时间增加。在数周之内，随着颅内压的进一步增加，患者的头痛加剧，可伴恶心、呕吐、烦躁和性格改变等表现，体检可发现步态蹒跚，颈项强直、布鲁津斯基征或凯尔尼格征等脑膜刺激征阳性。老年人可仅表现为痴呆，其他神经系统的表现不明显。

如果得不到有效的治疗，患者病情恶化，病变累及脑实质，可出现淡漠、意识障碍、抽搐或偏瘫，病理神经反射阳性。病灶累及视神经和听神经时，可出现视力模糊、畏光、复视、眼球后疼痛，听力下降或丧失等表现。垂危的患者可发生颞叶沟回疝或小脑扁桃体疝而危及生命。

艾滋病患者继发中枢神经系统新生隐球菌病，发热和抽搐的表现比没有免疫抑制的患者更为常见，病程呈进行性发展。

(二)肺新生隐球菌病

新生隐球菌虽主要通过呼吸道进入人体，但肺新生隐球菌病的发病率常不足15%，远不及中枢神经系统新生隐球菌病多见。肺新生隐球菌病可发生在无肺外病变的情况下，同样，中枢神经系统新生隐球菌病等肺外感染，肺也可没有感染病灶。

肺新生隐球菌病临床症状轻重不一，可以从无症状的自限性感染，乃至在艾滋病患者中表现为暴发性经过，出现成人呼吸窘迫综合征而迅速死亡。大多数肺新生隐球菌病患者，症状轻微，表现为低热、乏力和体重减轻等慢性消耗症状，咳嗽、黏液痰和胸痛常见，但咯血少见。

艾滋病患者如继发肺新生隐球菌病，其病程常呈进展性，更容易发生血行播散，或者发展为急性呼吸窘迫综合征。

(三)皮肤新生隐球菌病

新生隐球菌发生血行播散时，大约有5%患者出现皮肤病变，可表现为痤疮样皮疹，皮疹出现破溃时可形成溃疡或瘘管。

(四)骨骼、关节新生隐球菌病

骨骼、关节新生隐球菌病约占新生隐球菌病的10%，表现为连续数月的骨骼、关节肿胀和疼痛，出现溶骨性病变时，通常以冷脓肿形式出现，并可累及皮肤。

(五)播散性或全身性新生隐球菌病

由肺原发性病灶血行播散所引起，除了中枢神经系统之外，几乎可波及全身各组织器官，如肾、肾上腺、甲状腺、心、肝、脾、肌肉、淋巴结、唾液腺和眼球等。一般症状类似结核病，出现肉芽肿病变时，个别患者在组织学上与癌性病变类似。

四、实验室诊断

(一)常规检查

血常规多正常，部分患者可出现淋巴细胞比例增高，轻至中度贫血，红细胞沉降率可正常或轻度增加。艾滋病患者白细胞计数降低，有不同程度的贫血。病变不累及泌尿系统时，尿常规无异常。

（二）病原学检查

1. 标本的采集 根据感染部位的不同，采集不同的标本。采集标本时应避免病灶周围正常菌群污染。对于疑似隐球菌性脑膜炎患者，以腰椎穿刺术无菌采集脑脊液 3~5 ml，特殊情况可采用小脑延髓池或脑室穿刺术，标本采集后应立即送检。

2. 检验方法与鉴定

（1）直接镜检：脑脊液墨汁涂片直接镜检是诊断隐球菌脑膜炎最简便、最快速的方法，约 70% 的隐球菌脑膜炎患者可以获得阳性结果。痰、脓、离心沉淀后的脑脊液沉渣标本加墨汁作负染色镜检。见到圆形或卵圆形的有折光性的菌体，外周有一圈透明的肥厚荚膜即可确诊。

（2）分离培养：从脑脊液、痰液、皮肤病灶的分泌物、冷脓肿穿刺液和血液等标本培养分离出新生隐球菌是确诊的"金标准"。沙氏琼脂培养基、血液或脑心浸液琼脂均可用于培养新生隐球菌，培养 2~5 d 可见到菌落。由于脑脊液中隐球菌的含量较少，故需增加脑脊液培养次数才能提高阳性率，若连续培养 6 周仍没有菌落出现可视为培养阴性。

将标本接种于 SDA 培养基，室温或 37 ℃培养 2~5 d 后形成乳白色、不规则的酵母型菌落，表面有蜡样光泽。继续培养则菌落增厚，颜色由乳白、奶油色转变为橘黄色。镜检可见圆形或卵圆形菌体，无假菌丝。

（3）血清学检查：新生隐球菌荚膜抗原（Glucuronoxylomannan，GXM）由 3 种不同的单糖聚合而成，是引起病理变化的主要毒性因子，在菌体生长和繁殖过程中，GXM 不断分泌到胞外。GXM 的每个侧链 $\alpha(1,3)$ - 甘露聚糖上都有 $\beta(1,2)2$ 葡萄糖醛酸残基和数量不定的 $6-0-2$ 酰基。脑脊液或血液中出现该隐球菌荚膜多糖抗原提示隐球菌感染。脑脊液和血清样本抗原检测的敏感性和特异性可分别达到 97% 和 87%，能实现早期快速诊断。

1）乳胶凝集法（Latex agglutination test，LA）：是以高效价的抗隐球菌荚膜多糖抗体吸附于标准大小的乳胶颗粒上，检测血清或脑脊液中隐球菌荚膜多糖抗原的一种方法。该方法操作简便，可肉眼观察。一般以 1:8 或者 1:4 为阳性诊断阈值。

2）胶体金法（Colloidal Gold Method）：胶体金方法是继乳胶凝集后建立的检测隐球菌抗原的新方法。方法试剂盒在常温下性状稳定，技术要求条件低，操作简便，检测时间短，结果判定简单，已经得到临床的欢迎和广泛使用。胶体金是由氯金酸（$HAuCl_4$）在还原剂如白磷、抗坏血酸、枸橼酸钠、鞣酸等作用下，聚合成为特定大小的金颗粒，并由于静电作用成为一种稳定的胶体状态，称为胶体金。胶体金在弱碱环境下带负电荷，可与蛋白质分子的正电荷基团形成牢固的结合，由于这种结合是静电结合，所以不影响蛋白质的生物特性。用胶体金标记抗原或抗体，可以检测相对应的特异性抗体或抗原。而且在发生免疫学反应后，自然显示出颜色，可用肉眼直接观察。

3）酶联免疫吸附法（ELISA）：GXM 酶联免疫吸附法，所有定量测定均需首先确定标准曲线，通过酶标仪采用 450nm 波长吸光度（OD）比色检测。要对临床血清样本进行处理，目的是消除血清中蛋白物质对试验的干扰，而脑脊液则不需要进行处理，可直接进行检测。

新生隐球菌感染常有一个无症状临床阶段，GXM 试验对于无症状的隐球菌感染患者有很好的筛查价值。隐球菌首先通过呼吸道进入体内，然后进入血液，出现抗原血症，但是常常没有临床表现。随着时间推移，从肺内感染发展到中枢神经系统，这一过程平均需要 22 d，引发脑膜炎。在这一过程中，临床症状逐渐暴露和明显。如果能在无症状阶段早期诊断，将显著降低病死率。

（4）分子生物学检测：采用 PCR 方法检测痰液、支气管肺泡灌洗液、经支气管吸出物等的新生隐球菌 DNA 具有很高的特异性和敏感性，不仅可以用于新生隐球菌感染的早期诊断，还可以区别变种，且不受治疗的影响。

（5）鉴定：

1）属间鉴别：隐球菌墨汁负染可见较大圆形菌体及厚荚膜，不形成假菌丝，不发酵糖类，脲酶试验阳性，可与念珠菌相鉴别；能同化肌醇，可与红酵母相鉴别。

2）属内鉴别：新生隐球菌酚氧化酶阳性，能同化蔗糖、棉子糖、半乳糖，但不能同化乳糖，可与其他硝酸盐还原阴性的隐球菌鉴别。商品 API20C 板条可较好地鉴定本菌。隐球菌属内常见菌种鉴别，见表 5-1。

表 5-1 隐球菌属内常见菌种鉴别

	37 ℃	荚膜	尿素	KNO₃	酚氧化酶	蔗糖	乳糖	半乳糖	棉子糖	卫矛醇	蜜二糖
新生隐球菌	+	+	+	-	+	+	-	+	+	+	-
浅白隐球菌	V	+	+	+	-	+	+	+	+	+	+
罗伦隐球菌	+	+	+	-	-	+	+	+	+	+	+
浅黄隐球菌	-	+	+	-	-	+	-	+	+	+	+
地生隐球菌	V	+	+	-	-	+	+	+	-	-	-
指甲隐球菌	-	+	+	-	-	+	-	-	+	-	-

注："+"表示 90% 以上菌株阳性，"-"表示 90% 以上菌株阴性，"V"表示反应不定。

3. 抗菌药物敏感性 隐球菌属对两性霉素 B、5 – FC、氟康唑、伊曲康唑、伏立康唑和泊沙康唑敏感。有报道用特比萘芬成功治疗对多种药物耐药的皮肤隐球菌病。隐球菌一般对棘白菌素类抗真菌药物不敏感。

第三节 曲霉菌感染

曲霉（Aspergillus）广泛分布于自然界，种类繁多，分类鉴定比较复杂，少数属于机会致病菌。主要致病菌有烟曲霉（A. fumigatus）、黄曲霉（A. flavus）、黑曲霉（A. niger）、土曲霉（A. terreus）及构巢曲霉（A. nidulans）五种，以烟曲霉最为常见。

一、病原学

（一）形态与染色

曲霉菌形态包括菌丝、分生孢子梗和分生孢子头等。有性生殖的曲霉菌能产生闭囊壳，内含子囊和子囊孢子。部分曲霉菌能产生壳细胞。菌丝有隔、透明，菌丝特殊分化的厚壁膨大的菌丝细胞称为足细胞，足细胞也为曲霉菌的特征性结构之一。足细胞一侧垂直向上延长则形成分生孢子梗。分生孢子梗上面部分结构为分生孢子头，分生孢子头的形状、颜色和大小在曲霉菌鉴定和分类中占有非常重要地位，为曲霉菌的特征性结构。分生孢子头由顶囊、小梗（瓶梗和梗基的统称）和分生孢子组成。分生孢子梗顶端膨大部称为顶囊，顶囊上着生的柱形细胞称梗基，梗基上瓶状产孢细胞称瓶梗，小梗在顶囊表面平行或放射状着生。顶囊上只有瓶梗称单层小梗，同时有瓶梗和梗基称双层小梗。小梗上着生分生孢子，排列成链状。具有性生殖的曲霉菌能产生闭囊壳，部分曲霉菌能产生壳细胞。在组织中曲霉仅生长菌丝，呈放射状排列，若曲霉生长在与外界相通的器官内，镜检时偶尔能看到分生孢子头。常用乳酸酚棉蓝和 HE 染色对曲霉菌和组织进行染色，少数需用 GMS 或 PAS 染色。

1. 烟曲霉菌 培养物镜下可见菌丝体、分生孢子头和分生孢子。菌丝有隔膜、透明和含有颗粒，外侧粗糙。分生孢子头短柱形，长短不一，长可达 400 μm，直径约 50 μm。分生孢子梗光滑，长可达 300 μm，直径约 5 ~ 8 μm，分生孢子梗偶见分枝。顶囊为烧瓶状，直径约 20 ~ 30 μm。顶囊上仅有单层小梗，较长，密集排列呈栅状，布满顶囊的 4/5。分生孢子呈球形，绿色，外壁有小刺，直径 2.5 ~ 3 μm。标本直接涂片可见粗大有隔菌丝，末端呈 45°分叉。

2. 黄曲霉菌 培养物镜下可见菌丝体、分生孢子头和分生孢子，菌丝有隔膜、透明和内含颗粒，外壁粗糙。分生孢子头疏松放射状，随后可变为疏松柱状。分生孢子梗长 400 ~ 1000 μm，常无色，直径约 50 μm。小梗为单层，双层或单双层同时着生在一个顶囊上，布满顶囊，呈放射状。顶囊球形或近球形。分生孢子呈球形或梨形，表面粗糙，某些菌株产生褐色的菌核。

3. 黑曲霉菌 培养物镜下可见菌丝体、分生孢子头和分生孢子，菌丝有隔膜、透明和内含颗粒，外壁粗糙。分生孢子头为黑褐色，分生孢子梗长 $500 \sim 2500\ \mu m$，直径 $15 \sim 20\ \mu m$，无色或上部为浅黄色，光滑。顶囊近球形，直径 $20 \sim 50\ \mu m$，无色或黄褐色。双层小梗布满顶囊，呈褐色，梗基为 $(20 \sim 30)\ \mu m \times (5 \sim 6)\ \mu m$，甚至可达 $(60 \sim 70)\ \mu m \times (8 \sim 10)\ \mu m$，呈放射状，有时有横隔。分生孢子呈球形，直径 $4 \sim 5\ \mu m$。由于褐色色素沉积在内壁和外壁呈棍状或块状，故整个孢子表面较粗糙，有小刺。

4. 土曲霉菌 培养物镜下可见菌丝体、分生孢子头和分生孢子，菌丝有隔膜、透明和内含颗粒，外壁粗糙。分生孢子头致密圆柱状，分生孢子梗光滑无色。顶囊呈球形，直径 $10 \sim 16\ \mu m$。小梗双层，第一层短、分布顶囊表面的 $1/2 \sim 2/3$，放射状排列。分生孢子小而光滑，呈链状。

5. 构巢曲霉菌 培养物镜下可见菌丝体、分生孢子头和分生孢子，菌丝有隔膜、透明和内含颗粒，外壁粗糙。分生孢子头呈短柱状，分生孢子梗光滑有弯曲，长 $20\ \mu m$ 以内，顶囊呈圆形或半圆形，直径为 $8 \sim 10\ um$。双层小梗，梗基短，有分枝，分布于顶囊顶端表面的 $1/2$，呈放射状排列。分生孢子呈球形，有小刺，绿色。有性期产生闭囊壳球形，紫红色子囊内含 8 个子囊孢子，子囊孢子双凸镜形，大小约 $5\ \mu m \times 4\ \mu m$，红色至紫红色、棕红色，有两个鸡冠状凸起。

(二)培养特性

1. 烟曲霉菌 本菌在 $25 \sim 30\ ℃$ 生长迅速，$45\ ℃$ 仍可生长。PDA 培养基上菌落开始为白色，经 $2 \sim 3\ d$ 孵育后转为蓝绿色，但边缘仍为白色，进而呈深绿色至烟绿色。初为绒毛状或絮状，边缘白色，后变为粉末状深绿色，边缘部分也出现颜色，背面无色或带淡黄褐色。

2. 黄曲霉菌 在 SDA 及 PDA 培养基上 $25 \sim 30\ ℃$ 培养，生长迅速，菌落呈粗毛毡或絮状，中央黄色，边缘白色绒毛状，平坦或有放射状皱纹，2 周后菌落变为黄绿色或棕绿色，反面无色或略带褐色。

3. 黑曲霉菌 本菌 $25 \sim 30\ ℃$ 在 PDA 培养基上菌落生长迅速，10 d 左右菌落可达 $2.5 \sim 3\ cm$，菌落初为白色，常有鲜黄色区域，厚绒状，继而黑色，背面无色或中央部分略带褐色。

4. 土曲霉菌 $25 \sim 30\ ℃$ 在 SDA 培养基上形成圆形，质地柔软，绒毛状，呈黄褐色有浅放射状沟纹的菌落。

5. 构巢曲霉菌 $25 \sim 30\ ℃$ 在 PDA 培养基上中等速度生长，孵育 2 周直径可达 $5 \sim 6\ cm$，呈绒毛状，开始为灰白色，后变为鲜绿色，其后又变为紫褐色。2 周后菌落中央呈粉末状，边缘白色绒毛状，背面呈紫红色至紫黑色。SDA 上呈棕黄色菌落。在血琼脂平板上呈绒毛状菌落。

二、流行病学

（一）传染源

曲霉菌广泛分布于自然界，曲霉孢子存在于尘埃及土壤中，是主要的传染源。

（二）传播途径

外界环境中的曲霉分生孢子较小，且容易脱落，悬浮于空气中。人主要通过呼吸道吸入大量含曲霉孢子的尘埃而受染。部分患者可通过皮肤创伤直接接触感染。免疫功能低下者可发生血行播散至全身。医院空气污染可引起暴发流行。人与人之间的传播未见报道。

（三）易感人群

健康人对曲霉有极强的抵抗力，感染后不发病，只有当免疫功能低下时才发病。有严重慢性基础疾病、长期大量使用广谱抗生素、糖皮质激素、免疫抑制剂、烧伤和器官移植等患者为主要的高危人群。艾滋病患者极易感染发病，侵袭性曲霉病是艾滋病患者常见的机会性感染之一。

（四）流行特征

本病散发，呈世界性分布，近年发病率有增多趋势。

三、临床表现

曲霉是条件致病菌。曲霉主要致病方式有两种，一种为变态反应，另一种为侵袭性致病。免疫功能正常者，以非侵袭性曲霉病为主，免疫功能低下者，以侵袭性曲霉病为主。

（一）过敏性曲霉病

多见于过敏性体质患者，长期、反复接触含有曲霉孢子的霉变谷物、干草及从事某些发酵工作者发病率高。

1. 过敏性支气管肺曲霉病　为一种过敏性肺病，与曲霉引起的气道炎性破坏有关。可有哮喘、咳嗽、疲乏、胸痛等症状，体检可闻及哮鸣音，胸部 X 线检查可见节段性阴影，外周血及痰中嗜酸性粒细胞增加，血清 IgE > 1000 IU/ml。长期接触者可发生过敏性肺炎、不可恢复的肺纤维化或肺组织肉芽肿。短期接触者病情差别较大，常在吸入霉变物质后 6 小时左右发病。可有咳嗽、呼吸困难，有时发热、寒战，胸部 X 线检查可见广泛间质性浸润，血中嗜酸性粒细胞增加。停止接触过敏原后可自行恢复。

2. 过敏性曲霉鼻窦炎　最为常见，好发于青壮年，常有反复发作的鼻窦炎、鼻息肉或哮喘史。表现为间歇性单侧或双侧鼻塞、头痛；鼻腔、鼻窦内存在呈黄绿色、极其黏稠的分泌物，含变应性黏蛋白；真菌涂片或培养阳性，是该病的重要特征。CT扫描示鼻窦中央密度增高影。随着变应性黏蛋白的不断堆积，可导致窦壁骨质变薄、变形和扩张。病变波及眼眶时可出现突眼症状、波及颅内可引起相应定位体征。

(二)侵袭性曲霉病

1. 侵袭性肺曲霉病 是侵袭性曲霉病最常见的类型，病情较为凶险。多为局限性肉芽肿或广泛化脓性肺炎，伴脓肿形成。病灶呈急性凝固性坏死、坏死性血管炎、血栓及菌栓，甚至累及胸膜。症状以干咳、胸痛常见，部分患者有咯血，病变广泛时出现气急及呼吸困难，甚至呼吸衰竭。

2. 消化系统曲霉病 以肝脏受累为多见，其次是小肠、胃、食管、舌和胰脏。实质器官表现为脓肿或慢性纤维化，胃肠道可见溃疡形成。

3. 心血管系统曲霉病 通过血液循环或直接蔓延累及心内膜、心肌或心包，引起化脓、坏死或肉芽肿病变。曲霉常侵犯中小动脉，导致血管壁坏死或血栓，很少侵犯大血管。曲霉是仅次于念珠菌引起真菌性心内膜炎的病因。曲霉感染性心内膜炎预后较差，病死率接近100%。

4. 脑曲霉病 较少见，可由眼或邻近组织如耳、鼻、鼻窦等直接蔓延，或由肺原发病灶经血液循环引起。多表现为脑脓肿，其他还可出现皮质及皮质下梗死。临床表现为癫痫发作或局灶性神经系统体征。预后极差。

5. 泌尿生殖系统曲霉病 以肾为主，可达40%，有时前列腺也可受累。生殖器曲霉病男女均可发生，但较少见。

6. 皮肤黏膜曲霉病 原发性较少见，多继发于播散性曲霉病。皮损表现为红斑、丘疹、结节、脓肿及肉芽肿，严重可致溃疡及坏死。曲霉败血症患者的皮损常表现为皮下脓肿、真皮内蜂窝织炎或脓肿。

7. 曲霉败血症 多继发于肺曲霉病，通过血行播散而累及全身各组织器官。临床表现与念珠菌或革兰阴性败血症极为相似，起病急骤，进展迅速，病死率高。

四、实验室诊断

(一)常规检查

曲霉败血症或侵袭性肺曲霉病外周血白细胞总数增高；过敏性曲霉病外周血嗜酸性粒细胞增高，血清 IgE 水平常增高。

(二)病原学检查

1. 标本的采集 根据感染部位的不同，采集不同的标本。采集标本时应避免病灶周围正常菌群污染。

2. 检验方法与鉴定

(1)直接镜检：将标本置于载玻片上，加 1~2 滴 10%~20% 的 KOH。如果待检物是组织块，必须先切碎，加上盖玻片轻压。镜下可见较粗的分生孢子头，顶端膨大形成顶囊，顶囊上有小梗，小梗上有许多小分生孢子，透明二叉分支型(分枝呈45°角)有隔菌丝是曲霉菌的特征性表现。痰标本中出现烟曲霉不具诊断价值，而来自无菌部位的标本如支气管肺泡灌洗液涂片阳性，诊断价值较大，更常见于感染而非定植。

(2)分离培养：将标本接种于SDA培养基，25 ℃培养3~5 d或更长时间，观察生长速度、菌落颜色、表面质地等特征。并进行小琼脂块培养，乳酸酚棉蓝染色后，镜检观察菌丝体形态、顶囊形态、小梗结构与数目、分生孢子形态与颜色等特征，结合菌落特征进行鉴定。

(3)曲霉抗原检查：抗原检测中以G试验、GM试验方法值得推广，两者联合检查可提高曲霉的检出率。

1)G试验：血清和支气管肺泡灌洗液中的G试验可辅助诊断侵袭性曲霉病。G试验虽快速简便，但不具曲霉特异性，假阳性较高，菌血症患者的假阳性率约60%，革兰阳性球菌菌血症高达73%。

2)半乳甘露聚糖试验(GM试验)：半乳甘露聚糖(GM)抗原是广泛存在于曲霉属和青霉属细胞壁中的一类多糖。血清和支气管肺泡灌洗液中的GM抗原可作为早期诊断侵袭性曲霉感染的诊断指标。GM试验的敏感性和特异度为71%~89%。对高危成人患者1周检测2次，连续2次>0.5为阳性；对儿童，以GM连续2次>0.8或单次>1.5为阳性标准。约2/3的侵袭性肺曲霉病患者，血清GM试验阳性早于临床症状、体征和影像学表现。

血清GM和支气管肺泡灌洗液GM特异性相当，但后者诊断敏感性高于血清GM，也高于组织学、细胞学及培养，故在条件允许的情况下，对疑似侵袭性肺曲霉病患者均应行纤维支气管镜检查，将标准化采集的支气管肺泡灌洗液常规送真菌培养、细胞学检查及GM试验。

(4)曲霉抗体检测：应用于免疫功能正常者，用于诊断过敏性曲霉病、肺曲霉球、慢性坏死性曲霉病及其他免疫功能正常者的侵袭性曲霉感染，包括心内膜。

(5)鉴定：

1)属间鉴别：曲霉菌具有特殊的菌落和菌细胞形态，具有隔菌丝、分生孢子梗和特殊的分生孢子头结构(顶囊、小梗、链状小分生孢子)，易与其他菌属真菌区别。

2)属内鉴别：曲霉菌鉴定依据包括菌落特征、分生孢子头、分生孢子梗和菌丝等。临床常见曲霉菌形态鉴别，见表5-2。

3. 抗菌药物敏感性　曲霉属对两性霉素B、伊曲康唑、伏立康唑、泊沙康唑、特比萘芬、棘白菌素类药物(包括卡泊芬净、米卡芬净及阿尼芬净)敏感。美国感染病学会制订的曲霉病治疗指南中，伏立康唑为首选药物，棘白菌素类药物也可以用于侵袭性曲霉病的治疗。两性霉素B和卡泊芬净或伏立康唑和卡泊芬净有联合抗曲霉及其生物膜的作用。近年来有烟曲霉对唑类药物耐药乃至交叉耐药的报道。

表 5-2 临床常见曲霉菌属内的形态鉴别

特性		烟曲霉	黄曲霉	黑曲霉	土曲霉	构巢曲霉
SDA 菌落	生长速度	生长快	生长快	生长快	生长快	生长快
	形态	白色转绿色到深绿表面粉状	白色到黄色表面粉状	白色很快至褐色或黑色	洙褐色小、圆	暗绿色中央粉状边缘绒毛状
PDA 菌落	生长速度	生长快	生长快	生长快	生长快	生长快
	形态	深蓝绿色粉状	中央黄绿色粉状边缘白色绒毛状	黑色粉状	褐色粉状	暗绿色黄棕相间中央粉状边缘白绒状
孢子梗		壁光滑近顶端渐粗带绿色	壁光滑近顶端渐粗无色	壁光滑近顶端渐粗无色	壁光滑近顶端渐粗无色	壁光滑近顶端渐粗棕色
分生	长	长约 300 μm	长 400~850 μm	长 400~3000 μm	长 100~250 μm	长 70~150 μm
	直径	直径 5~8 μm	直径 20 μm	直径约 15~20 μm	直径 4.5~6 μm	直径 3~6 μm
顶囊		烧瓶状 20~30 μm	球形或近球形 25~45 μm	球形或近球形 30~75 μm	半球形 10~16 μm	半球形 8~10 μm
小梗		单层、长	单层、双层、占满顶囊放射状	双层、基层长占满顶囊放射状	双层、基层短占顶囊 2/3 放射状	双层、基层长占顶囊 1/2 放射状
分生孢子		有小棘、球形绿色、成链	占顶囊 4/5 木栅状基层长占满顶囊放射状	球形或梨形	有小棘、球形褐色	小而扁平	球形绿色
子囊		无	无	无	无	红色子囊

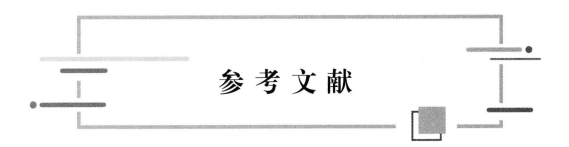

参考文献

[1]张文宏，王明贵．感染病学[M]．上海：复旦大学出版社，2020．

[2]孙淑娟，张才擎．感染性疾病[M]．北京：人民卫生出版社，2014．

[3]李敏，许建成．检验与临床思维案例·感染性疾病[M]．北京：科学出版
社，2022．

[4]李凡，徐志凯．医学微生物学[M]．第9版．北京：人民卫生出版社，2018．

[5]李兰娟，任红．传染病学[M]．第9版．北京：人民卫生出版社，2018．

[6]李明远，徐志凯．医学微生物学[M]．第3版．北京：人民卫生出版社，2015．

[7]陈东科，孙长贵．实用临床微生物学检验与图谱[M]．北京：人民卫生出版
社，2011．

[8]李敏，刘文恩．临床微生物学检验[M]．第4版．北京：中国医药科技出版
社，2019．

[9]刘运德，楼永良．临床微生物学检验技术[M]．北京：人民卫生出版社，2015．

[10]李伟，黄彬．分子诊断学[M]．第4版．北京：中国医药科技出版社，2019．

[11]吕世静，李会强．临床免疫学检验[M]．第4版．北京：中国医药科技出版社，
2020．

[12]刘风翔，何帅，张礼豪，等．拉曼光谱技术在病原微生物检测中的应用[J]．
光谱学与光谱分析，2022，42(12)：3653－3658．

[13]李庆梅，张亮亮，张洪，等．基于纳米技术的病原微生物核酸快速检测研究进
展[J]．临床检验杂志，2019，37(7)：491－494．

[14]李锐，刘建华．质谱技术在临床微生物检测中的应用进展[J]．标记免疫分析
与临床，2018，25(7)：1081－1084．

[15]中国临床微生物质谱应用专家共识．中国临床微生物质谱共识专家组[J]．中
华医院感染学杂志，2016，26(010)：前插1－前插4．

[16]周庭银，章强强．临床微生物学诊断与图解[M]．第4版．上海：上海科学技
术出版社，2017．

[17]尚红，王毓三，申子瑜．全国临床检验操作规程[M]．第4版．北京：人民卫

生出版社，2015.

[18]Nader Rifai，Carey-Ann Burnham，Andrea Rita Horvath，et al. Clinical Microbi-ology[M]. 上海：上海科学技术出版社，2022.

[19]裴晓方，于学杰. 病毒学检验[M]. 第2版. 北京：人民卫生出版社，2015.

[20]卢洪洲，钱雪琴，徐和平. 医学真菌检验与图解[M]. 上海：上海科学技术出版社，2018.